实用旅游全科护理

SHIYONG LǙYOU QUANKE HULI

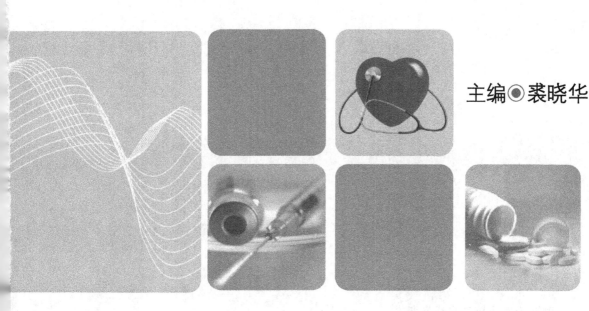

主编◉裘晓华

U0340511

郑州大学出版社

郑州

图书在版编目(CIP)数据

实用旅游全科护理/裘晓华主编. —郑州:郑州大学出版社,2019.5
ISBN 978-7-5645-5961-8

Ⅰ.①实… Ⅱ.①裘… Ⅲ.①护理学-基本知识 Ⅳ.①R47

中国版本图书馆 CIP 数据核字（2019）第 025324 号

郑州大学出版社出版发行

郑州市大学路40号 邮政编码:450052
出版人:张功员 发行部电话:0371-66966070
全国新华书店经销
北京虎彩文化传播有限公司印制
开本:787 mm×1 092 mm　1/16
印张:23
字数:616 千字
版次:2019 年 5 月第 1 版 印次:2019 年 5 月第 1 次印刷

书号:ISBN 978-7-5645-5961-8　　定价:58.00 元

作者名单

主　编　裴晓华

副主编　袁惠萍　张维珍

编　委　（以姓氏笔画为序）

王　芳　王　彦　王思思　王崇宇

刘　刚　刘苗生　芮秋琴　杨　琳

邱　静　张维珍　袁惠萍　梁　娜

裴晓华

编写人员名单

编写人员名单 （以姓氏笔画为序）

王　芳　浙江舟山群岛新区旅游与健康职业学院

王　彦　浙江舟山群岛新区旅游与健康职业学院

王思思　浙江舟山群岛新区旅游与健康职业学院

王崇宇　浙江舟山群岛新区旅游与健康职业学院

刘　刚　浙江舟山群岛新区旅游与健康职业学院

刘苗生　浙江舟山群岛新区旅游与健康职业学院

芮秋琴　浙江舟山群岛新区旅游与健康职业学院

杨　琳　浙江舟山群岛新区旅游与健康职业学院

邱　静　浙江舟山群岛新区旅游与健康职业学院

张维珍　浙江大学舟山医院

袁惠萍　浙江大学舟山医院

梁　娜　浙江舟山群岛新区旅游与健康职业学院

裘晓华　浙江舟山群岛新区旅游与健康职业学院

前　言

　　随着社会经济的快速发展和人民生活水平的不断提高,人们日益注重自身的健康,以旅游的方式来实现健康养生保健。为响应"健康中国 2030"发展规划,适应新时期旅游与健康融合发展需求和提高人民群众的身体素质为目的,以培养具有较高旅游安全与常见疾病处置的复合型人才为目的,编写了《实用旅游全科护理》。本书旨在涵盖旅游过程中遇到健康问题时,如何正确应对疾病的处置、解决实际问题的指导性教材。我们改革了传统的以临床学科设置临床护理专业课程的模式,按照人的生命周期设置成人各阶段、各系统的护理课程。重点突出旅游过程中发生常见疾病的处置。

　　本教材分上、下两部分,共 19 章,内容涵盖在旅游过程中遇到的常见内科、外科、妇科和传染病各科患者的护理。内容丰富,语言精练,深入浅出,通俗易懂。增加二维码功能,拓展新技术及新思维,既精简了内容,又突出了重点。章节后设有案例分析和随堂练习,提高学生临床分析问题和解决问题的能力。

　　本教材紧密围绕高职高专高素质技能型紧缺护理人才的培养目标,精选和优化组合教学内容,详细阐述了成年人各系统的疾病护理和健康教育,侧重解决临床护理中的实际问题,并反映当今护理的新理论、新方法和新技术。在教材编写中,我们坚持"三基"(基本知识、基本技能、基础理论)的原则,注重教材的整体优化,从专业培养目标出发,融传授知识、培养能力、提高素质为一体,并注意前后内容的联系与衔接,避免重复和遗漏,更适合高职高专护理专业学生使用。

　　本教材旨在贴近临床,从培养护理专业学生临床思维能力着手,为了便于广大师生使用本教材,做以下说明:

　　1. 精选编写团队,保障教材质量　本教材是在浙江舟山群岛新区旅游与健康职业学院校本教材——《海岛地区全科护理》基础上改编,编者选自学校教师及临床一线医护工作者,他们既有丰富的临床经验,又有深厚的教学底蕴,既能保证教材质量,又符合学生学习特点。

2.每章设置学习目标,便于师生掌握教学重点　各章根据临床实际需求设计掌握、熟悉及了解三种学习目标,更有利于学生全面掌握知识点分层要求。

3.有些章节后设置典型案例分析和随堂练习,培养临床思维　各种疾病均编写案例分析,根据学习目标设置临床问题,供学生思考和讨论,以促进对书本知识的理解和运用,更有利于培养学生的临床分析问题、解决问题的能力。

4.以护理程序为核心,将整体护理理念应用到临床护理中　大部分章节按病因、发病机制、临床表现、辅助检查、诊断要点、治疗要点、护理评估、护理诊断/问题、护理措施、健康指导的标题编排。

5.利用互联网技术,拓展新知识　各章节中部分内容及相关知识拓展部分,以二维码的形式展现,既突出重点,又包含各领域的新技术、新进展和新思维,更有利于提高学生学习效率。

为了克服以往护理教材中重复过多的弊端,上篇中的第二至六章介绍了围手术期患者的护理、感染患者的护理、创伤患者的护理等,在下篇各系统患者护理中,如涉及感染、麻醉、手术前后等护理,则侧重介绍特殊护理,学生在学习中要注意前后知识点的有机联系。这样既突出重点又避免重复。

本团队力求教材内容科学、严谨、实用、全面,但由于时间仓促和水平有限,书中难免存在不足之处,恳请各位师生和读者不吝斧正。

裘晓华

2019 年 1 月

目 录

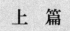

上 篇

下 篇

上 篇

第一章

体液失衡患者的护理

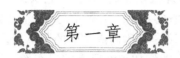

1. 掌握三种类型缺水、低钾血症、高钾血症、代谢性酸中毒的概念及患者的护理评估和护理措施。

2. 熟悉体液失衡的治疗原则。

3. 了解体液失衡的病因及发病机制。

4. 能全面准确地评估体液失衡患者,制订出合理的护理措施并给予健康指导。

第一节 正常成人的体液平衡与调节

一、概述

体液的主要成分是水和电解质,体液平衡对于机体细胞的新陈代谢起着至关重要的作用。体液可分为细胞内液和细胞外液两部分。一般来说正常成年人体液占全身体重的 60%,细胞内液占 40%,细胞外液占 20%。不同的人群,体液占体重的百分比因年龄、性别、胖瘦有所不同,如成人体液占体重 60%,儿童婴幼儿占 70% ~ 80%,新生儿可以达到 90%。在旅途过程中,更容易发生体液平衡失调,更需要合理健康指导。

二、水、电解质与酸碱平衡调节

(一)水的平衡及调节

水是机体生命活动所必需的物质。水平衡即水的摄入与排出之间的动态平衡,保证了细胞的正常新陈代谢,人体每天要通过不同的途径摄入一定量的水分,同时也要通过不同的方式排出一定量的水分,以保证体液的平衡。

(二)电解质及渗透压的平衡及调节

人体体液中的电解质主要来源于进食的各种食物。维持体液电解质平衡的阳离子主要是 Na^+ 和 K^+。Na^+ 是细胞外液主要的阳离子,它决定细胞外液的晶体渗透压,同时 Na^+ 浓度还决定和影响细胞外液的容量。正常成人每天需要氯化钠 $5\sim9$ g,血清中 Na^+ 正常浓度为 $135\sim150$ mmol/L。K^+ 是细胞内液主要的阳离子,其浓度决定细胞内液的晶体渗透压和细胞内的液体量。K^+ 能增加神经肌肉的兴奋性,维持细胞的正常代谢,但对心肌却有抑制作用。成人每天需要钾 $2\sim3$ g,血清中 K^+ 正常浓度为 $3.5\sim5.5$ mmol/L。

三、酸碱平衡及调节

体液适宜的酸碱度是保证人体各组织、器官和细胞进行新陈代谢的重要保证。人体血液的 pH 值维持在 $7.35\sim7.45$,依靠血液中的缓冲系统、肺和肾的调节共同维持酸碱平衡。

血液中的缓冲系统对酸碱的调节迅速而短暂,缓冲对主要有 HCO_3^-/H_2CO_3 和 PO_4^{2-}/HPO_4^-,前者对血浆 pH 值的调节起主要作用,其维持在 $20:1$ 时,血浆 pH 值维持在 7.4。

第二节　水、电解质紊乱患者的护理

一、水和钠代谢

钠是细胞外液主要的阳离子,在细胞外液中水和钠的关系非常密切,失水往往伴有钠的丢失。

【分类】

根据水和钠丢失的比例关系不同,缺水可分为高渗性缺水、低渗性缺水和等渗性缺水 3 种。

1. 高渗性缺水　是指患者水和钠同时丢失,但是水的丢失>钠的丢失,血清钠浓度>150 mmol/L。

2. 低渗性缺水　是指水钠同时丢失,但失钠比例多于失水,血清钠浓度<135 mmol/L。

3. 等渗性缺水　是指缺水和缺钠同时存在,水和钠丢失的比例相等。血清钠浓度 $135\sim150$ mmol/L。

【病因】

1. 高渗性缺水　水的摄入不足或水分丢失过多而导致缺水。

2. 低渗性缺水　含钠的消化液大量丢失或长期使用排钠利尿剂等致缺水。

3. 等渗性缺水　急性体液或消化液丢失等致缺水。

【护理评估】

1.健康史

(1)评估患者的年龄、性别、身高、体重及体型,了解患者的液体量。

(2)评估引起缺水的原因,患者有无发热、大面积烧伤、呕吐、腹泻、长期胃肠减压及饮食情况。

2.身体状况

(1)缺水的身体状况(表1-1)。

(2)水中毒的患者由于水过多导致脑细胞水肿、颅内压增高,患者出现头痛、烦躁、谵妄、昏迷,重者出现脑疝。另外水过多可导致肺水肿,出现呼吸困难,循环负荷加重。

表1-1　缺水的身体状况

程度	高渗性缺水	低渗性缺水	等渗性缺水
轻度	失水占体重的2%～4%。仅有口渴、尿少	血清钠在135 mmol/L以下,失NaCl约0.5 g/kg。轻度血容量不足,疲乏,头晕,尿量正常或略增、比重低	恶心、厌食、乏力、少尿,口渴不明显,失液量估计同高渗性脱水
中度	失水占体重的4%～6%。明显口渴、口干、尿少、尿比重高、皮肤弹性差、眼窝凹陷、精神萎靡	血清钠在130 mmol/L以下,失NaCl 0.5～0.75 g/kg,除上述表现外,皮肤弹性减低,眼球凹陷,恶心、呕吐,尿量减少,比重低,表情淡漠,血压下降	口渴、尿少等缺水症,脉搏细速、肢端湿冷、血压不稳定或下降。失液量估计同高渗性脱水
重度	失水占体重的6%以上。除以上症状外,出现中枢神经功能障碍(躁动、惊厥、昏迷),严重者血压下降,甚至休克	血清钠在120 mmol/L以下,失NaCl 0.75～1.25 g/kg,以上表现加重,少尿,并有休克,或出现抽搐、昏迷等	休克失液量估计同高渗性脱水

3.辅助检查　主要检查尿和血(表1-2)。

表1-2　3种缺水的辅助检查

检查项目	高渗性缺水	低渗性缺水	等渗性缺水
尿液	尿比重增高	尿比重常在1.010以下,尿比重增高 Na^+ 和 Cl^- 常明显减少	尿比重增高
血液	血清钠浓度>150 mmol/L,红细胞计数、血红蛋白量、血细胞比容轻度升高,血液浓缩	血清钠浓度<135 mmol/L(缺钠性低血钠),红细胞计数、血红蛋白量、血细胞比容及血尿素氮均有增高	血清钠基本正常,红细胞计数、血红蛋白量、血细胞比容均明显升高,血液浓缩

4.治疗原则及主要措施　治疗原发疾病,去除病因;根据缺水性质、程度补液。

(1)高渗性缺水　轻度缺水的患者,鼓励其饮水,无法口服者,静脉输入5%葡萄糖溶液或0.45%氯化钠溶液。中、重度患者除了补充水分外,要适当地补充一些钠盐。

(2)低渗性缺水　轻度缺钠的患者补充适量的等渗盐水即可;中、重度缺钠的患者应静脉输入3%～5%高渗盐水。

(3)等渗性缺水　轻、中度的患者静脉补充等渗盐水,补液量依据缺水的程度。当重度缺水时,如果一次输入大量的生理盐水,会提高血浆中氯离子的浓度,导致高氯性酸中毒,故重度等渗性缺水患者应补充平衡盐溶液。

【护理诊断/问题】

1.体液不足　与体液丢失过多或水、钠摄入不足有关。

2.有皮肤完整性受损的危险　与缺水、皮肤干燥有关。

3.知识缺乏　缺乏有关预防缺水的知识。

【护理措施】

1.去除病因积极控制原发病,以减少体液的继续丢失。

2.缺水患者实施液体疗法是维持患者体液平衡的主要措施。对缺水的患者,根据脱水的程度和性质,必须及时、正确地补充液体。补液要做到以下4个方面:补液总量、液体种类、输液方法、观察补液的效果。

3.水中毒的患者纠正体液量过多

(1)严密观察病情,每天测体重,记录液体出入量,注意观察脑水肿、肺水肿的发生。

(2)严格控制液体的入量,每天的液体入量不超过1 000 mL。

(3)水中毒严重的患者,可给予5%氧化钠高渗溶液,也可实施透析疗法排出体内多余水分。

【健康指导】

1.向患者强调体液平衡的重要性,告知患者正常成人每日需水量和尿量。

2.告诉患者补充液体合理方法,防止人为造成体液失衡。

3.注意口腔卫生,能口服者多饮水,避免口腔黏膜的损伤。

4.给予心理支持,鼓励患者和家属多沟通,避免社交隔离。

 临床案例分析

张先生,25岁,高热2 d未能进食入院,自述口渴、口干,尿少色黄。查体:口舌干燥,皮肤弹性差,眼窝凹陷,尿比重1.028,血清钠浓度为156 mmol/L。

请问:①该患者主要的护理诊断是什么? ②主要的护理措施是什么?

二、钾代谢紊乱

K^+是细胞内液主要的阳离子,人体98%的钾存在于细胞内。人体血清钾正常值为3.5~5.5 mmol/L。

【病因】

(一)低钾血症

血清钾<3.5 mmol/L。常见原因有以下几点。

1.摄入不足　长期进食不足或手术前后需要禁食而不能进饮食者,或因疾病本身导致不能进食者。

2.丢失过多　消化液中含有大量的K^+,长期呕吐、腹泻、持续胃肠减压,会丢失大量的K^+;长期应用肾上腺皮质激素、排钾利尿剂(如呋塞米)等。

3.分布异常　如大量输入葡萄糖和胰岛素,或进行高营养支持时,细胞内糖原和蛋白质合成加速,会促进钾向细胞内转移。

4.碱中毒　代谢性碱中毒时,由于细胞内 H^+ 移出,细胞外 K^+ 移入与之交换,同时因碱中毒,肾小管泌 H^+ 减少而使 K^+–Na^+ 交换活跃,尿排钾较多,出现低钾血症。

(二)高钾血症

血清钾>5.5 mmol/L。常见原因有以下几点。

1.摄入过多　如静脉补钾过浓、过快或过量或输入大量的库存血。

2.排出障碍　钾主要经肾脏随尿液排出体外,当急性肾衰竭时,导致钾在体内不能排出。

3.分布异常　严重组织损伤、溶血等使大量组织细胞破坏,细胞内的钾释放于细胞外液。

4.酸中毒　酸中毒时,由于细胞外液 H^+ 浓度升高,H^+ 部分会进入到细胞内以实现机体的代偿,同时部分 K^+ 会移出细胞引起高钾血症。

【护理评估】

(一)健康史

询问患者的病史及诊治经过。

(二)身体状况

1.低钾血症

(1)神经肌肉兴奋性降低　主要表现为肌无力,为最早的临床表现,如四肢肌肉软弱无力,严重者软瘫、抬头及翻身困难或呼吸困难、吞咽困难等。

（2）消化道症状　因胃肠平滑肌兴奋性降低，出现厌食、恶心、呕吐，甚至腹胀、便秘、肠麻痹等表现。

（3）中枢神经系统症状　因脑细胞代谢功能障碍，早期可有烦躁，严重时神志淡漠、嗜睡或意识不清。

（4）循环系统症状　心悸及心动过速、心律不齐、血压下降，严重时心室纤颤。

（5）反常性酸性尿　血清钾降低时，细胞内的 K^+ 移出，代偿细胞外的低钾，同时细胞外的 H^+ 和 Na^+ 移入细胞内，导致细胞外液呈碱性状态；同时，肾脏的远曲肾小管 Na^+–K^+ 交换减少，Na^+–H^+ 交换增多，导致反常性酸性尿。

2.高钾血症

（1）疲乏、无力、四肢软及感觉异常，多有神志模糊。

（2）严重的高钾血症会使微循环障碍，出现皮肤苍白、湿冷、青紫、低血压等。也可出现心动过缓、心律不齐，严重者导致心搏骤停，多发生在舒张期。

（三）辅助检查

1.血清钾测定　低钾血症，血清 K^+<3.5 mmol/L。高钾血症，血清 K^+>5.5 mmol/L。

2.心电图检查　低钾血症，T 波低平或倒置，ST 段下降，Q–T 间期延长或出现 U 波等。高钾血症，T 波高而尖，Q–T 间期延长，随之 QBS 波群增宽，P–R 间期延长。

（四）治疗原则

1.低钾血症　要积极治疗原发病，减少钾的丢失，根据缺钾程度制订补钾计划，轻者可口服 10% 的氯化钾，10 mL/次，3 次/d 进行补钾，严重者可通过静脉补钾。

2.高钾血症　去除各种引起高钾的病因，停用一切含钾药物及含钾丰富的食物，迅速降低血钾浓度。

【护理诊断/问题】

1.活动无耐力　与钾离子紊乱导致的肌无力有关。

2.有受伤的危险　与软无力、意识障碍有关。

3.潜在的并发症　心律不齐、心搏停止。

【护理措施】

钾代谢紊乱的患者，要注意观察病情，监测患者的心率、心律、心电图及意识状态，重点在于恢复血清钾至正常水平。

（一）低钾血症

1.减少钾的丢失　遵医嘱给予止吐药物治疗，以防钾离子继续丢失。

2.遵医嘱补钾

（1）口服补钾为最安全的补钾方法。鼓励患者进食富含钾的食物，如香蕉、番茄；也可口服含钾的药物，常选用 10% 氯化钾溶液，口服 10 mL/次，3 次/d。

（2）不能口服或严重缺钾的患者可经静脉补钾,为防止静脉补钾导致高钾血症的危险,静脉补钾必须遵循如下原则。①总量限制:补氯化钾 3～6 g/d;②浓度不高:补液中钾浓度不宜超过 40 mmol/L;③滴速勿快:补钾速度不宜超过 20 mmol/h;④见尿补钾:当尿量达到 40 mL/h 以上时,方可补钾;⑤严禁静脉直接推注。

3. 防止并发症的发生 严密观察病情,监测患者的呼吸、脉搏、血压、尿量,及时做血清钾测定和心电图检查,防止心律失常等的发生。

（二）高钾血症

1. 降低血清钾的水平 ①指导患者停用含钾的药物,避免进食含钾丰富的食物;②遵医嘱使用药物降低血清钾水平和对抗心律失常;③需要透析的患者,做好透析的护理。

2. 预防高钾血症 ①控制原发疾病,改善肾功能;②严重创伤、感染的外科患者应彻底清创,控制感染,提供足够热量,避免体内蛋白质、糖原的大量分解而释放钾离子;③大量输血时,少用或不用久存的库存血。

【健康教育】

1. 长时间禁食或有呕吐、腹泻、胃肠减压的患者,应及时给予补钾,以预防低钾血症的发生。

2. 肾功能减退或长期服用保钾利尿剂的患者,应限制含钾丰富的食物和含钾药物,定期监测血钾浓度,预防高钾血症的发生。

三、钙代谢紊乱

机体的钙 99% 以磷酸钙和碳酸钙的形式储存于骨骼当中,细胞外液中的钙只占人体钙总量的 0.1%,血清钙正常浓度为 2.25～2.75 mmol/L,血清中的钙离子具有维持神经肌肉稳定性的作用,外科的感染、肿瘤、甲状旁腺功能障碍时会导致钙代谢紊乱,多为低钙血症。

1. 低钙血症 血清钙<2.25 mmol/L。可发生在急性重症胰腺炎、坏死性筋膜炎、消化道瘘、甲状旁腺功能低下的患者。血清钙浓度低于 2.0 mmol/L 有诊断意义。低钙血症的患者应纠正原发疾病,出现明显症状的可用 10% 的葡萄糖酸钙 10～20 mL 或 5% 的氯化钙 5 mL 静脉注射,可重复注射。轻者也可长期服用钙剂并补充维生素 D。

2. 高钙血症 血清钙>2.75 mmol/L。主要见于甲状旁腺功能亢进、骨转移性癌的患者。积极处理原发病,通过低钙饮食、多饮水,促进钙的排泄,减低血钙浓度甲状旁腺疾病的患者可通过手术切除病变的组织予以治疗。

第三节 酸碱平衡失调患者的护理

人体 pH 正常值在 7.35～7.45,机体依赖于缓冲系统、肺脏和肾脏 3 个方面的共同作用,维持体液 pH 值的动态平衡。如果酸碱物质超量负荷,或超过了机体的代偿作用,上述的平衡状态将被破坏,引起酸碱失衡。pH 值<7.35 时为酸中毒,pH 值>7.45 时为碱中毒。HCO_3^- 反映代谢性因素,HCO_3^- 原发性降低或增高,称为代谢性酸中毒或代谢性碱中毒;HCO_3^- 反映呼吸性因素,H_2CO_3 原发性增高或降低,称为呼吸性酸中毒或呼吸性碱中毒。

【病因】

(一)代谢性酸中毒

1.酸性物质生成过多　如高热、脱水、休克等机体缺血缺氧下产生大量乳酸;糖尿病长期不能进食,体内脂肪分解过多,生成大量酮体。

2.碱性物质丢失过多　如腹、肠梗阻、消化道瘘使消化液中大量 HCO_3^- 丢失体外。

3.酸性物质排除障碍　如肾功能障碍时,体内生成的酸性物质不能经肾脏排出,同时肾脏对 HCO_3^- 的重吸收减少。

(二)代谢性碱中毒

1.酸性物质丢失过多是外科患者发生代谢性碱中毒时常见的原因,如持续胃肠减压、幽门梗阻等,使得大量 H^+、Cl^- 丢失。

2.长期服用大量碱性药物或因纠酸时补碱过量。

3.低钾血症时细胞内外 K^+ 与 H^+ 的互换转移以及肾的 H^+-Na^+ 交换加强。

4.利尿剂的使用。

(三)呼吸性酸中毒

1.通气不足如麻醉过深、中枢神经受损及气胸等均可导致肺通气不足。

2.气体交换障碍　如肺组织广泛纤维化、肺炎或通气血流比例失调。

3.呼吸性碱中毒　各种原因引起的通气过度,如高热、中枢神经系统疾病、疼痛、严重的创伤、感染、呼吸机辅助呼吸过度等。

4.其他　呼吸机使用不当。

【护理评估】

(一)健康史

询问患者的病史及诊治经过。

(二)身体状况

1.代谢性酸中毒

(1)呼吸系统酸中毒最突出的症状是呼吸加深加快。呼吸频率可达 40~50 次/min,有时呼吸有烂苹果气味。

（2）心血管系统酸中毒时 H^+ 增高,且酸中毒常伴血 K^+,还可刺激毛细血管扩张。患者常表现出心率加快、心音低弱、血压下降、面部潮红、口唇樱红色。

（3）中枢神经系统酸中毒严重时可影响脑细胞代谢,患者可有疲乏、头痛、眩晕、嗜睡等表现。

2.代谢性碱中毒 轻者可无明显症状,患者可有呼吸变浅变慢,意识障碍可表现为嗜睡、精神错乱,严重的患者可出现昏迷。代谢性碱中毒时常伴有血 K^+、血 Ca^{2+} 的降低,患者可出现肌无力、心律失常和抽搐等。

3.呼吸性酸中毒 患者可出现胸闷、烦躁不安、呼吸困难,继而血压下降、谵妄、昏迷。换气不足缺氧时可表现为头痛、头晕,严重者可导致脑水肿、脑疝,甚至呼吸心搏停止。

4.呼吸性碱中毒 患者常表现呼吸急促,随之出现眩晕、手足和口周针刺感、麻木感肌肉震颤或手足麻木抽搐,可发生头昏、晕厥、表情淡漠或意识障碍。

（三）辅助检查

代谢性酸中毒:血浆 pH 值<7.35,$HCO_3^-\downarrow$,$PaCO_2$ 一定程度降低或正常。代谢性碱中毒:血浆 pH 值↑,$HCO_3^-\uparrow$,$PaCO_2$ 正常;呼吸性酸中毒:血浆 pH 值↓,$PaCO_2\uparrow$,HCO_3^- 可正常;呼吸性碱中毒:血浆 pH 值↑,$PaCO_2$ 和 $HCO_3^-\downarrow$。

（四）治疗原则及主要措施

1.代谢性酸中毒 积极治疗原发病,轻度代谢性酸中毒可适当输液,经补液纠正缺水后,酸中毒多可好转。症状明显,及时补给5%碳酸氢钠溶液。用药量按公式估算:5% 碳酸氢钠(mL)=〔27-实测 CO_2CP 值(mmol/L)〕×体重(kg)×0.3。

2.代谢性碱中毒 碱中毒的纠正不宜过快,关键在于积极治疗原发病。轻者可通过输入等渗盐水予以纠正,严重者用稀释的盐酸溶液或盐酸精氨酸溶液纠正碱中毒。

3.呼吸性酸中毒积极治疗原发疾病和改善通气功能。给予吸氧,必要时行气管插管或气管切开。

4.呼吸性碱中毒治疗原发病,用纸袋罩住口鼻,增加呼吸道无效腔,以减少 CO_2 的呼出。

【护理诊断/问题】

1.低效型呼吸形态 与呼吸过深过快呼吸道梗阻有关。

2.急性意识障碍 与酸碱中毒抑制脑代谢活动有关。

【护理措施】

1.观察病情 通过血气分析实时监测水、电解质、酸碱失衡的动态变化。

2.改善患者的通气状况 遵医嘱积极控制原发病,解除呼吸道梗阻,指导患者深呼吸,减慢呼吸频率,必要时给予低流量吸氧。

3.正确补液 5%碳酸氢钠溶液纠正酸中毒时应注意以下几个问题。

（1）5％碳酸氢钠溶液用量在200 mL左右，可一次输入；若用量较大，首次先输入1/2量，以免纠正酸中毒过度。

（2）在用5％碳酸氢钠纠正酸中毒后应注意补充钙离子和钾离子，以免出现低血钙和低血钾。

 临床案例分析

王先生，体重60 kg，因频繁呕吐、腹泻而出现口渴、尿少、头晕、乏力而入院。BP 90/60 mmHg，P 105 次/min，神志淡漠，口唇干燥、樱红，眼窝凹陷，皮肤弹性差，呼吸深快。

请问：①该患者的主要护理诊断有哪些？②该患者的护理主要护理措施是什么？

（王　芳）

 章节练习

1. 简述高钾血症的标准及其治疗原则。
2. 简述缺水的分类及其治疗原则。

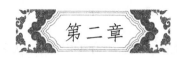

第二章

围手术期患者的护理

学习目标

　　1.掌握术前、术中、术后评估的内容及相应的护理措施;手术室无菌操作原则、手术前手术人员准备和患者准备的要求;各种麻醉的概念,麻醉期间和麻醉复苏过程中要监测的指标及护理要点。

　　2.熟悉手术分类、手术室人员、物品、环境管理要求及麻醉的主要并发症。

　　3.能正确完成术前手部消毒、穿手术衣、戴无菌手套,能协助医师进行术前患者的体位摆放,手术野消毒、铺巾。

　　4.能识别患者出现的麻醉并发症并及时协助处理。

　　围手术期(perioperative period)是指从决定采用手术治疗起,到与本次手术有关的治疗基本结束为止的一段时间。它包括3个阶段:手术前期、手术期和手术后期。围手术期护理是指在整个围手术期通过全面评估患者生理、心理、社会等方面状态,充分做好术前准备,以增加患者对手术耐受性,降低手术风险,预防或减少术后并发症,促进其早日康复。

第一节　手术前

　　手术根据时间限制一般可以分为3种类型:急症手术、限期手术和择期手术。①急症手术:见于急危重症患者,如刀刺伤、肝脾破裂等情况时,患者需要在最短的时间内进行必要准备后迅速接受手术;②限期手术:常见于恶性肿瘤患者,手术的时间选择可有一定期限,但仍应尽可能缩短术前准备时间;③择期手术:常见于良性肿瘤患者,具有较为充分的手术准备时间。

【术前护理评估】

1.健康史及相关因素

(1)现病史　本次发病的诱因、患者主诉、主要的症状和体征等。

（2）既往史　应详细了解患者各系统的疾病史，以及创伤史、手术史、过敏史、家族史、遗传史、用药史、个人史等，女性患者还应了解月经史和婚育史。

2.身体状况　主要评估患者心、脑、肺、肝、肾、血液及内分泌系统的功能状况。

【护理诊断/问题】

1.焦虑/恐惧　与不适应住院环境、担心手术过程、缺乏手术和麻醉的相关知识、担忧疾病预后、术后并发症及经济负担等有关。

2.知识缺乏　缺乏与手术、麻醉相关的知识及术前准备知识。

3.营养失调:低于机体的需要量　与因疾病或手术需要的禁食、进食不足、机体分解代谢增强、合成代谢降低等有关。

4.体液不足　与疾病或治疗导致的呕吐、腹泻、出血及液体摄取不足有关。

5.睡眠形态紊乱　与疾病导致的不适、担忧手术及疾病预后等有关。

【护理措施】

（一）术前宣教

根据患者年龄和文化程度等特点，为患者做好病区环境及责任医生、护士的介绍。

（二）一般准备与护理

1.呼吸道准备　有吸烟嗜好者，术前2周戒烟。有肺部感染者，术前给予有效治疗；痰液黏稠者，可用抗生素加糜蛋白酶雾化吸入，2~3次/d，并配合拍背或体位引流排痰；哮喘发作者，术前1d地塞米松0.5mg雾化吸入，2~3次/d，以减轻支气管黏膜水肿，促进痰液排出。

2.消化道准备　择期手术患者术前12h开始禁食，4h开始禁水，以防麻醉或手术过程重呕吐误吸导致吸入性肺炎或窒息。胃肠道手术患者术前1~2天开始进流质饮食，常规放置胃管。幽门梗阻患者术前3d每晚以生理盐水洗胃，排空胃内滞留物，减轻胃黏膜充血、水肿。结肠或直肠手术术前3d起口服肠道不吸收的抗生素，术前1d及手术当天清晨行清洁灌肠或结肠灌洗，以减少术后感染机会。对于一般手术患者，应督促其术前晚排便，以防麻醉后肛门括约肌松弛，导致粪便排出，增加术中术后污染机会。

3.术前适应性训练　多数患者不习惯在床上大小便，如术前没有做好训练，容易造成术后发生尿潴留和便秘，因此，术前必须指导患者学会使用便盆和尿壶在床上练习排便和排尿。此外，某些手术术中需采取特殊体位，如甲状腺手术采用颈部过伸位，应在术前指导患者在肩下垫枕头，以锻炼头后仰的颈部过伸位。

4.手术区皮肤准备　充分清洁手术区域皮肤，剃除或剪去手术区毛发，若切口不涉及头、面部、腋毛、阴毛，且切口周围毛发比较短少，不影响手术操作，可不必剃除毛发。如毛发影响手术操作，则应全部剃除。腹腔镜手术前应注意脐部的清洁，可使用汽油、石蜡油、碘伏等清洁脐部污垢。手术前1d助患者沐浴、洗头、修剪指甲，更换清洁衣服。

（1）一般皮肤准备范围　①颅脑手术:全部头皮，包括前额、两鬓及颈后皮肤。术前

3 d剪短头发,每日洗头1次(急症例外),术前2 h剃净头发,剃后用肥皂洗头,并戴清洁帽子。②颈部手术:上起下唇,下至胸骨角,两侧至斜方肌前缘。③胸部手术:上起锁骨及上臂上1/3,下至脐水平,前后胸范围均应超过腋中线5 cm以上。④腹部手术:上腹部手术,上起乳头连线,下至耻骨联合及会阴部,两侧至腋中线,并剃除阴毛,清洁脐部。下腹部及腹股沟区手术应包括大腿上1/3的皮肤,两侧至腋中线,剃除阴毛。⑤腹股沟手术:上自脐平线,下至大腿上1/3内侧,两侧至腋后线,包括会阴部,剃除阴毛。⑥肾手术:上起乳头连线,下至耻骨联合,前后均过腋中线。⑦会阴及肛周手术:阴部和会阴、臀部、腹股沟部、耻骨联合和大腿上1/3的皮肤,剃除阴毛。阴囊、阴茎部手术入院后每日温水浸泡,用肥皂水洗净,于术前1 d备皮范围同会阴部手术。⑧四肢手术:以切口为中心,上下20 cm以上,一般多准备患侧整个肢体。⑨颜面及口腔手术:颜面部以清洁为主,尽量保留眉毛,不予剃除;口腔手术入院后保持口腔清洁卫生,术前3 d用复方硼酸溶液漱口。⑩骨、关节、肌腱手术:手术前3 d开始皮肤准备。第1、2天先用肥皂水洗净患侧,并用70%～75%乙醇消毒后再用无菌巾包裹。第3天进行剃毛、清洗,70%～75%乙醇消毒后,用无菌巾包扎手术区,手术日晨重新消毒后,用无菌巾包扎。

(2)用物准备 用物托盘内放置剃毛刀、弯盘、治疗碗内盛肥皂液棉球数只、持物钳、毛巾、棉签、汽油或石蜡油、手电筒。一次性治疗巾、脸盆内盛热水。骨科手术还应准备软毛刷、70%～75%乙醇、无菌巾、绷带。

(3)操作方法 ①做好核对解释,将患者接到治疗室(如在病室内备皮时应用床帘或屏风遮挡),注意保暖及照明;②铺治疗巾于备皮区域下,暴露备皮部位;③用持物钳夹取肥皂液棉球涂擦备皮区域,一手绷紧皮肤,一手持剃毛刀,顺着毛发生长方向分区剃净毛发;④剃毕用手电筒照射,仔细检查是否剃净毛发,有无皮肤刮伤;⑤用毛巾浸热水清洗备皮区域毛发和皂液;⑥腹部手术者需用棉签蘸取汽油或石蜡油等清除脐部污垢和油脂;⑦四肢手术者,入院后应每日用温水泡洗手足20 min,并用肥皂水刷洗,剪去指(趾)甲和已浸软的胼胝。

(4)注意事项 ①剃毛刀片应锐利;②剃毛前应用肥皂液棉球湿润润滑患者皮肤;③剃毛时,应绷紧皮肤,剃毛刀和皮肤表面成45°,不能逆行剃除毛发,以免损伤毛囊;④剃毛后须检查皮肤有无割痕或发红等异常状况,一旦发现应详细记录并通知医师;⑤剃毛一般在手术前1日或当日进行。

5.休息与活动 术前充分的休息有利于提高术中患者的耐受性和促进术后的康复。术前适当活动有助于增加患者肺活量,促进全身血液循环,在病情允许的情况下可指导患者做四肢主动活动、床旁活动等。

6.其他准备 拟行大手术前,做好血型鉴定和交叉配血试验,备好一定数量的全血、血细胞或血浆;根据用药方案做药物过敏试验,手术前遵医嘱注射手术前用药;手术前护士全面检查术前准备情况,测量生命体征,若发现患者有体温、血压升高或女性患者月经来潮时,及时通知医师,必要时延期手术;需进行植皮、整形、关节手术者,手术区域皮肤用酒精消毒后,用无菌巾包扎;胃肠道及上腹部手术者,术前应留置胃管;嘱患者入手术室前拭去指甲油、卸妆、取下义齿、发夹、眼镜、手表、首饰和其他贵重物品;排尽尿液,估计手术时间在4 h以上或拟行盆腔手术者,应留置导尿并妥善固定,使膀胱处于空虚状态,以免术中误伤;备好手术需要的物品,如病历、X 射线片、CT 片、MRI 片、药品、引流瓶等,并随患者一同带入手术室。

(三)特殊准备与护理

1. 营养不良　术前血清白蛋白在 30～35 g/L 的患者应尽可能通过食疗补充蛋白质和能量。若血清白蛋白低于 30 g/L,则需静脉输注血浆、人体白蛋白等制剂,以改善患者的营养状况。

2. 水、电解质紊乱　因大出血或大量呕吐导致休克、脱水、水和电解质紊乱的患者遵医嘱由静脉途径补充液体,记录 24 h 出入液量,测体重,纠正水、电解质、酸碱平衡紊乱。

3. 心血管疾病　高血压患者血压在 160/100 mmHg 以下者可不做特殊准备。血压过高者,给予适宜的降压药物,使血压稳定在一定的水平,但不要求降至正常后才进行手术。对心律失常者,遵医嘱给予抗心律失常药,治疗期间观察药物的疗效和副作用。急性心肌梗死者 6 个月内不宜行择期手术,6 个月以上且无心绞痛发作者,可在严密监护下施行手术。心力衰竭者应在心力衰竭控制 3～4 周后再考虑手术。对严重贫血者,因携氧能力差可能影响心肌供氧,手术前可少量多次输血予以纠正。对长期低盐饮食和服用利尿剂者,应加强水、电解质监测,如发现异常应及时纠正。

4. 肝脏疾病　轻度肝功能损害不影响手术耐受性。但肝功能损害程度越重,手术耐受力越差,有活动性肝炎患者或肝功能严重受损表现为营养不良、腹水或黄疸者,一般除急症外不宜进行手术。

5. 肾脏疾病　手术创伤、麻醉药物等都会加重肾负担。依据 24 h 内肌酐清除率和血尿素氮测定值可将肾功能损害分为轻度、中度、重度 3 度。轻度、中度肾功能损害,经过适当的内科治疗多能较好地耐受手术;重度损害者需在有效透析治疗后才可耐受手术,但手术前应最大限度地改善肾功能。

6. 糖尿病　糖尿病患者易发生感染,术前应积极控制血糖及相关并发症(如心血管和肾脏病变)。

 临床案例分析

刘某,女,75 岁,2 年前行胃大部切除术,因发现切口处有肿块脱出半年入院。既往有习惯性便秘,Ⅱ型糖尿病 5 年,高血压 20 年,无药物过敏史,否认肝炎、梅毒等病史。入院检查:T 36.8 ℃,P 70 次/min,R 20 次/min,BP 160/95 mmHg。空腹血糖 8.8 mmol/L,其余辅助检查:血常规、大便常规、肝肾功能及电解质、凝血功能等结果均正常。腹部切口处可见一 6 cm×8 cm 肿块,站立时明显,可回纳,未见肠型和胃肠蠕动波。

请问:①你需要做好哪些术前评估? ②需要为患者做好哪些术前准备? ③需要教会患者哪些术前适应性锻炼?

第二节　麻　醉

在行手术之前,要做好患者的麻醉前病情评估和准备工作。以保障手术患者在围术期的安全,增强患者对手术和麻醉的耐受能力,避免或减少围术期的并发症。

一、麻醉前病情评估

为了提高麻醉的安全性,麻醉师应在麻醉前 1～3 d 访视患者,了解患者的病情,诊治经过。重点评估患者的各项体征。解答患者对麻醉的疑问,缓解患者对麻醉和手术的恐惧心理。做出全面的评估,以制定最佳的麻醉方案。

美国麻醉医师协会(American Society of Anesthesiologists,ASA)将手术前的患者情况分为 5 个级别,对病情的判断具有重要的参考价值。一般认为,Ⅰ～Ⅱ级患者对麻醉和手术的耐受性良好,风险较小;Ⅲ级患者的器官功能虽在代偿范围内但对麻醉和手术的耐受能力已减弱,风险较大,若术前准备充分,尚能耐受麻醉;Ⅳ级患者因器官功能已代偿不全,麻醉和手术的风险性很大,即使术前做了充分准备,围术期的死亡率仍很高;Ⅴ级患者为濒死患者,麻醉和手术都异常危险,不宜行择期手术。

二、麻醉前准备

【患者准备】

1.身体准备　麻醉前应尽量改善患者的状况,纠正紊乱的生理功能,治疗基础疾病,使患者各脏器功能处于较好状态。特别要注意做好胃肠道准备,以免手术期间发生胃内容物反流、呕吐或误吸而致窒息或吸入性肺炎。择期手术前,常规排空胃内容物,成年人应常规禁食 12 h,禁饮 4 h。婴幼儿术前禁饮 2～3 h,禁食 4～8 h。急诊手术的患者也应注意考虑胃排空问题。手术要求全麻者,术前应留置胃管,充分引流胃液,以减少麻醉诱导时可能出现的反流和误吸。

2.心理准备　术前应有针对性地消除其焦虑心理,耐心听取并解答其疑问。过度紧张者,可给予药物辅助治疗;有心理障碍者,应请心理专家协助处理。

【麻醉物品的准备】

为确保麻醉和手术能安全顺利地进行,防止发生意外事件,麻醉前必须准备好麻醉所需物品。①药品准备:包括麻醉药和急救药。②器械准备:包括吸引器、面罩、喉镜、气管导管、供氧设备、麻醉机、监护仪等,并保证仪器设备能够正常使用。

【麻醉前用药】

麻醉前用药可以稳定患者情绪,并在一定程度上确保麻醉顺利实施。另外,麻醉前用药还可以减少麻醉药用量,减轻麻醉药的毒副作用。一般根据医嘱,多在术前 30 min 应用。

三、局部麻醉患者的护理

局部麻醉简称局麻,又称部位麻醉,是麻醉药只作用于周围神经系统并使某些或某一神经阻滞。局麻患者神志清醒,而身体某一部位的感觉神经传导功能被暂时阻断,但运动神经功能保持完好或同时有程度不等的被阻滞状态的麻醉方法。适用于部位较表浅局限的手术。

【局麻药物的分类】

1.根据化学结构的不同　可分为酯类和酰胺类两大类。临床常用的酯类局麻药有普鲁卡因、氯普鲁卡因、丁卡因和可卡因等,酰胺类局麻药有利多卡因、布比卡因、依替卡因和罗哌卡因等。

2.根据局麻药作用的维持时间　可分为短效局麻药、中效局麻药和长效局麻药3 类。

【局部麻醉的方法】

1.表面麻醉　将渗透性能强的局麻药实施于黏膜表面,使局麻药穿透黏膜作用于神经末梢而产生的局部麻醉作用,称为表面麻醉。常用的表面麻醉药有 2% ~4% 利多卡因、0.5% ~1.0% 丁卡因。

2.局部浸润麻醉　将局麻药沿手术切口线分层注射于手术区的组织内,阻滞神经末梢而达到麻醉作用,称为局部浸润麻醉。最常用的是普鲁卡因,浓度一般为 0.5% ~1.0% ,用量大时可减至 0.25% ,成人 1 次最大剂量为 1 000 mg,同时与 1:200 000 的肾上腺素合用可减缓药物吸收,延长作用时间约持续 45 ~60 min。普鲁卡因过敏的患者可选用利多卡因或布比卡因。麻醉过程中应注意每次注药前应回抽,确认不在血管内方可注药,以防药液注入血管。药液内加用肾上腺素(2.5 μg/mL),可减缓药液吸收,延长作用时间。

3.区域阻滞　围绕手术区四周和底部注射局麻药,以阻滞支配手术区的神经干和神经末梢,称为区域阻滞麻醉。操作要点及注意事项与局部浸润麻醉相同,但不是沿切口注射局麻药,而是环绕被切除的组织(如小囊肿、肿块活检等)做包围注射,对于悬垂的组织,如舌、阴茎以及有蒂的肿瘤等,则环绕其基底部注射。

4.神经及神经丛阻滞　将麻醉药注射于神经干、丛、节的周围,阻滞相应区域的神经冲动传递而产生麻醉作用,称为神经阻滞或神经丛阻滞。常用的局麻药与局部浸润麻醉相同。临床常见臂丛神经阻滞、颈丛神经阻滞、肋间神经阻滞和指(趾)神经阻滞等。

【护理诊断/问题】

1.焦虑　与担心麻醉及手术安全性等有关。

2.潜在并发症　局麻药的毒性反应及过敏反应。

【护理措施】

1.一般护理　局麻药对机体影响小,一般无须特殊护理。门诊手术者若术中用药多、手术过程长应于术后休息片刻,经观察无异常后方可离院,并告知患者若有不适,立即就诊。

2.局麻药物不良反应及护理　局麻药不良反应包括局部性和全身性。主要有局部性的神经损害和全身性的高敏反应、过敏反应、中枢神经毒性和心脏毒性反应。

四、椎管内麻醉患者的护理

椎管内常用的麻醉部位包括蛛网膜下腔和硬脊膜外腔,局麻药注入后可使部分脊神经传导功能发生可逆性阻滞,达到麻醉效果。根据局麻药注入的腔隙不同分为蛛网膜下腔阻滞(简称腰麻)、硬脊膜外阻滞及腰麻-硬脊膜外联合阻滞,统称椎管内麻醉。椎管内麻醉时,患者神志清醒,镇痛效果确切,肌肉松弛良好,但对生理功能有一定的扰乱,也不能完全消除内脏牵拉反应。

【蛛网膜下腔阻滞】

蛛网膜下腔阻滞又称"腰麻",是将局麻药注入蛛网膜下腔,使脊神经根、根神经节及脊髓表面部分产生不同程度的阻滞,主要作用部位在脊神经根的前根和后根。腰麻是下肢及下腹部手术中最常用的麻醉方法。适用于持续 $2 \sim 3 \, h$ 以内的下腹部、盆腔、下肢和肛门会阴部手术。如患者存在有中枢神经系统疾病、败血症、穿刺部位皮肤感染、休克、脊椎外伤、严重凝血功能障碍、高血压合并冠心病、精神病等情况则不适合采用腰麻。

【蛛网膜下腔阻滞常用麻醉药】

蛛网膜下腔阻滞常用麻醉药包括普鲁卡因、丁卡因和布比卡因等。可根据手术种类和持续时间加以选择。普鲁卡因常用于简单、短时手术,如刮宫术、环扎术等。布比卡因和丁卡因常用于长时间手术,如膝关节、髋关节置换术或下肢血管手术等。

【硬脊膜外阻滞】

硬脊膜外阻滞是指将局麻药注入硬膜外间隙,阻滞脊神经,使其支配区域产生暂时性麻痹的麻醉方法。理论上讲,硬脊膜外阻滞可适用于除头部以外的任何手术,给药方式有单次法和连续法两种。因硬膜外麻醉不受手术持续时间的限制,最常用于横膈以下的各种腹部、腰部和下肢手术。硬脊膜外阻滞的禁忌证与腰麻相似。

【硬脊膜外阻滞常用药】

用于硬脊膜外阻滞的局麻药应该具备穿透性和弥散性强、毒副作用小、起效时间短、作用时间长等特点,临床最为常用的是利多卡因、丁卡因和布比卡因。

1. 利多卡因　优点是起效快,5~15 min发挥作用,在组织内浸透能力强,阻滞准确,麻醉效果好。缺点是作用持续时间较短,仅维持1~2 h左右,反复用药后可产生耐药性。临床常用浓度为1%~2%,成人1次最大用量为400 mg。

2. 丁卡因　一般10~15 min起效,维持时间可达2~3 h,常用浓度为0.25%~0.33%,成人1次最大用量为60 mg。

3. 布比卡因　4~10 min起效,作用时间较长,可维持4~6 h,最长可达15 h以上。常用浓度为0.5%~0.75%,但只有浓度达到0.75%时,才能取得满意的肌肉松弛效果。

【护理诊断/问题】

1. 焦虑　与患者担心麻醉和手术安全性有关。
2. 潜在并发症　低血压、呼吸抑制、恶心、呕吐、腰麻后头痛、尿潴留、全脊髓麻醉、局麻药毒性反应、神经损伤、硬膜外血肿、硬膜外脓肿等。

【护理措施】

（一）一般护理

1. 体位　为预防麻醉后头痛,常规术后去枕平卧6~8 h。
2. 病情观察　密切监测生命体征,防止麻醉后并发症的出现。
3. 心理护理　向患者介绍麻醉的过程,缓减其焦虑和恐惧程度。

（二）常见并发症的防治和护理

1. 蛛网膜下腔阻滞

（1）血压下降　由于交感神经阻滞,阻力血管和容量血管扩张所致。可通过加快输液速度,以增加血容量。若血压骤降可用麻黄碱15~30 mg静脉注射,以收缩血管,维持血压。

（2）恶心、呕吐　由低血压、迷走神经功能亢进、手术牵拉内脏等因素所致,可予以吸氧、升压、暂停手术以减少迷走刺激,必要时用甲氧氯普胺10 mg静脉注射。

（3）呼吸抑制　常见于胸段脊神经阻滞,表现为肋间肌和膈肌麻痹,胸式呼吸减弱,潮气量减少,咳嗽无力,甚至发绀。应谨慎用药,常规予以面罩吸氧,维持循环,紧急时行气管插管、人工呼吸。

（4）头痛　发生率为3%~30%,主要因腰椎穿刺时穿破硬脊膜和蛛网膜,致使脑脊液流失,颅内压下降,颅内血管扩张刺激所致。因此麻醉时,宜用细针穿刺,避免反复穿刺,提高穿刺技术,缩小针刺裂孔,保证术中、术后输入足量液体。

（5）尿潴留　主要因支配膀胱的第2、3、4骶神经被阻滞后恢复较迟、下腹部、肛门或会阴部手术后切口疼痛、下腹部手术时膀胱的直接刺激以及患者不习惯床上排尿体位等所致,一般经针刺足三里、三阴交、阳陵泉、关元和中极等穴位,或热敷下腹部、膀胱区有助于解除尿潴留。

2.硬膜外阻滞

（1）全脊椎麻醉　是硬膜外麻醉最危险的并发症，系硬膜外阻滞时穿刺针或导管误入蛛网膜下腔而未及时发现，致超量局麻药注入蛛网膜下腔而产生异常广泛的阻滞。

（2）穿刺针或导管误入血管　发生率为0.2%～2.8%。足月妊娠者硬膜外间隙静脉怒张，更易刺入血管，导致毒性反应发生，出现抽搐或心血管症状。因此在注药前必须会后，确保导管内无回血。一旦发生，应立即吸氧，静脉注射地西泮或硫喷妥钠控制惊厥，同时维持通气和有效循环。

（3）硬膜外脓肿　多因无菌操作不严格或穿刺针经过感染，将细菌带入硬膜外腔引起感染而形成脓肿。患者表现为脊髓和神经根受刺激和压迫的症状并伴感染症状。应密切观察患者有无全身感染症状及肌无力或截瘫表现。一旦明确诊断，应立即应用抗生素，并尽早行椎板切开引流。

（4）硬膜外间隙出血、血肿和截瘫　若硬膜外穿刺和置管时损伤血管，可引起出血，血肿压迫脊髓可并发截瘫。CT或MRI可明确诊断并定位。如若发生应尽早行硬膜外穿刺抽除血液，必要时切开椎板，清除血肿。对凝血功能障碍或在抗凝治疗期间患者禁用硬膜外阻滞麻醉。置管动作宜细致轻柔。

五、全身麻醉患者的护理

全身麻醉是麻醉药作用于中枢神经系统并抑制其功能，以使患者全身疼痛消失的麻醉方法。全身麻醉是临床最常使用的麻醉方法，其安全性、舒适性均优于局部麻醉和椎管内麻醉。按给药途径的不同，全身麻醉可分为吸入麻醉和静脉麻醉。

【常用全身麻醉药】

1.常用吸入麻醉药

（1）氟烷　氟烷的优点是术后恶心、呕吐发生率低，因其可降低心肌氧耗量，适用于冠心病患者的麻醉。缺点是安全范围小，须有精确的挥发器；有引起氟烷性肝炎的危险；肌松作用不充分，需要肌松者应与肌松剂合用。氟烷麻醉期间禁忌用肾上腺素和去甲肾上腺。

（2）恩氟烷　恩氟烷的优点是不刺激气道，不增加分泌物，肌肉松弛效果好，可与肾上腺素合用。缺点是对心肌有抑制作用，在吸入浓度过高时可产生惊厥，深麻醉时抑制呼吸和循环，因此有严重心脏病、癫痫、颅内压过高者慎用。

（3）异氟烷　异氟烷的优点是肌松良好，麻醉诱导及复苏快，无致吐作用，循环稳定。缺点是价格昂贵，有刺激性气味，高浓度时可使脑血管扩张，颅内压升高，对心肌抑制较轻，但可使外周血管阻力明显降低、心率增快。

（4）氧化亚氮　又称笑气。其优点是麻醉诱导及复苏迅速，镇痛效果强，不刺激呼吸道黏膜。缺点是麻醉作用弱，使用高浓度时易产生缺氧。此外氧化亚氮会使体内的气体容积增大，因此有肠梗阻、气腹、气胸的患者不宜使用。

（5）七氟烷　七氟烷的优点是诱导迅速，无刺激性气味，麻醉深度容易掌握。缺点是遇碱石灰不稳定。对脑血管有舒张作用,可引起颅内压增高。对心肌有轻度抑制作用,可降低外周血管阻力。对呼吸有较强的抑制作用。

(6)地氟烷　地氟烷的优点是神经肌肉阻滞作用较其他氟化烷类吸入麻醉药强,在体内生物转化少对机体影响小,血、组织溶解度低,麻醉诱导及复苏快。缺点是对呼吸有轻度抑制作用,对呼吸道有轻度刺激,沸点低,室温下蒸汽压高,需用特殊的电子装置控制温度的蒸发器,药效较低,价格昂贵。

2. 常用静脉麻醉药

(1)巴比妥类　临床麻醉中最常用的是超短效的硫喷妥钠和硫戊巴比妥钠,主要用于静脉诱导。硫喷妥钠有较强的中枢性呼吸抑制作用和抑制心肌、扩张血管作用,可使咽喉及支气管敏感性增加。因此哮喘、循环抑制和严重低血压者禁用。

(2)氯胺酮　氯胺酮属分离性强镇痛静脉麻醉药,其特点是体表镇痛作用强,麻醉中咽喉反射存在,但复苏慢。临床主要用于体表小手术的麻醉以及全身麻醉的诱导。主要副作用为一过性呼吸暂停、眼压和颅内压增高,因此有癫痫、高眼压、颅内压增高者应慎用。

(3)地西泮类　临床常用的是咪达唑仑,其作用强度为地西泮的 $1.5 \sim 2$ 倍,诱导剂量为 $0.2 \sim 0.3 \ mg/kg$,静脉注射后迅速起效。在使用过程中注意使用剂量和注射速度,因其具有一定的呼吸抑制作用,对有呼吸系统疾病的患者应尤其注意呼吸管理。

(4)丙泊酚　丙泊酚属于超短效静脉麻醉药,临床主要用于全身麻醉的诱导与维持以人工流产等短小手术的麻醉。复苏迅速,苏醒后无后遗症。

(5)辅助性麻醉镇痛药　临床最常用的是芬太尼,属于人工合成的强镇痛药,作用强度是吗啡的 $50 \sim 100$ 倍,大剂量用药可出现呼吸抑制。常用于心血管手术者的麻醉。

(6)肌松药　根据作用机制的不同主要分为去极化机松药和非去极化肌松药两类。去极化肌松药以琥珀胆碱为代表,起效快肌松完全且短暂,主要用于全麻时的气管插管。非去极化肌松药以筒箭毒碱为代表,非去极化肌松药主要用于麻醉中辅助肌松。常用的非去极化肌松药有维库溴铵、哌库溴铵、阿曲库铵、罗库溴铵及泮库溴铵。

【全身麻醉方法】

1. 吸入麻醉方法　吸入麻醉是指经呼吸道吸入麻醉药物,从而产生全身麻醉下效果。吸入麻醉的实施包括麻醉前准备、麻醉诱导、麻醉维持和麻醉复苏。

(1)麻醉前准备　主要包括:①患者身心准备;②麻醉前评估;③麻醉方法的选择;④相应设备的准备和检查;⑤合理的麻醉前用药;⑥根据吸入麻醉诱导本身特点向患者做好解释工作及呼吸道的准备。

(2)麻醉诱导　麻醉诱导是患者从意识清醒转入麻醉状态的阶段,此时机体各器官功能受麻醉药影响出现亢进或抑制,是麻醉过程中的危险阶段。实施吸入麻醉诱导前,应监测心电图、血压和血氧饱和度,并记录麻醉前的基础值。麻醉诱导分为吸入诱导法和静脉诱导法。

(3)麻醉维持　麻醉维持期间应满足手术要求,维持患者无痛、无意识、肌肉松弛及器官功能正常,抑制应激反应,及时纠正水、电解质紊乱及酸碱平衡失调,补足血容量。

常用的麻醉维持方法包括吸入麻醉药维持、静脉麻醉药维持、复合麻醉药维持,目前低流量吸入麻醉是维持麻醉的主要方法。术中应根据手术特点、术前用药情况以及患者对麻醉和手术刺激的反应来调节麻醉深度。

(4)麻醉复苏　是患者从麻醉状态转向清醒的阶段。手术结束后,用高流量纯氧来快速冲尽患者及回路里的残余麻醉药。

2.静脉麻醉方法　静脉麻醉是将麻醉药物经静脉注入血液循环,通过循环作用于中枢神经系统而产生全身麻醉效果。其最突出的优点是无须经气道给药,不污染手术间。缺点是:①无任何一种静脉麻醉药能单独满足麻醉的需要;②麻醉深度不易调节;③药物代谢受肝肾功能影响;④个体差异较大,容易产生耐药;⑤无法连续监测血药浓度变化,长时间使用后可导致体内药物蓄积。

(1)氯胺酮分离麻醉　分次肌内注射法通常仅用于小儿短小手术的麻醉,常用量为 $4 \sim 10$ mg/kg。静脉给药法适用范围同肌肉给药法,但剂量小。通常首次量为 $1 \sim 2$ mg/kg,追加量为首次量的 $1/2 \sim 3/4$。

(2)丙泊酚静脉麻醉　用于麻醉诱导时,按 $2 \sim 2.5$ mg/kg 缓慢静脉注射,同时严密观测血压,若血压下降明显,应立即停药或在肌松药辅助下行气管内插管。也可用于静脉麻醉,丙泊酚诱导后,按 $2 \sim 12$ mg/(kg·h)持续给药,同时加用麻醉镇痛药和肌肉松弛药。

【护理诊断/问题】

1.潜在并发症　恶心呕吐、窒息、麻醉药过敏、麻醉意外、呼吸道梗阻、低氧血症、低血压、高血压、心律失常、心搏骤停、坠积性肺炎等。

2.有受伤的危险　与患者麻醉后未完全清醒或感觉未完全恢复有关。

3.疼痛　与手术、创伤和麻醉药物作用消失有关。

【护理措施】

(一)并发症的观察、预防和处理

1.呕吐与窒息　嘱患者取平卧位,头偏向一侧,放松情绪、深呼吸,以减轻紧张感,对呕吐频繁者,除保持胃肠减压通畅及时吸除胃内潴留物外,必要时遵医嘱予以甲氧氯普胺 10 mg 经静脉或肌内注射,缓解呕吐。一旦患者发生呕吐,立即清理口腔等处的呕吐物,以免因口腔内残存物造成误吸。

2.麻醉药过敏　普鲁卡因、丁卡因和利多卡因等均有引起变态反应的可能;故在术前应对部分麻醉药品常规做皮肤过敏试验。一旦发生麻醉药过敏,应配合医生做抗过敏处理。

3.麻醉意外　护士应根据手术方式、麻醉类型和患者病情等准备麻醉物品、麻醉药品、抢救器械及药物等,以保证一旦患者出现麻醉意外时抢救所需。麻醉过程中,应随时观察患者的呼吸状态和生命体征。

4.上呼吸道梗阻　主要原因为舌后坠、口腔分泌物或异物、喉头水肿等引起的机械性梗阻。护理措施:①密切观察患者有无舌后坠、口腔内分泌物积聚、发绀或呼吸困难征象;②对舌后坠者应托起其下颌,将其头后仰,置入口咽或鼻咽通气管;③清除咽喉部分泌物和异物,严重者行气管切开以解除梗阻。

5.下呼吸道梗阻　护理措施:①及时清除呼吸道分泌物和吸入物;②注意观察患者有无呼困难、发绀,若发现异常应及时报告医生并配合处理;③注意避免患者因变换体位而引起导管扭折。

6.低氧血症　当患者吸入空气时,其 SpO_2 <90%、PaO_2 <60 mmHg 或吸入纯氧时 PaO_2 <90 mmHg 即可诊断为低氧血症。护理措施:①密切观察患者的意识、生命体征和面色等,注意有无呼吸急促、发绀、烦躁不安、心动过速、心律不齐、心律失常、血压升高等低氧血症征象;②监测血气分析结果,加强监测 SpO_2 和 PaO_2 的变化;③若患者出现低氧血症,应予以有效吸氧,必要时配合医师行机械通气治疗和护理。

7.低血压　当麻醉患者的收缩压下降超过基础值的30%或绝对值<80 mmHg 时,即为低血压。护理措施:①密切观察患者的生命体征、心电图及血气分析等变化,注意患者有无脏器功能障碍等表现;②调整麻醉深度,补充血容量,一旦发现患者低血压,应根据手术刺激的强度,调整麻醉深度,并根据失血量,快速补充血容量;③患者血压骤降,经快速输血、输液仍不能纠正时,应及时遵医嘱使用血管收缩药,以维持血压。因术中牵拉反射引起低血压者,应及时解除刺激,必要时静脉注射阿托品。

8.高血压　当麻醉患者的收缩压高于基础值的30%或高于 160 mmHg 时,即为高血压。护理措施:①完善高血压患者的术前准备并有效控制高血压;②密切观察血压变化,注意避免发生高血压危象;③用药护理:对因麻醉过浅或镇痛剂用量不足所致高血压者,可根据手术刺激程度调整麻醉深度和镇痛剂的用量,若为合并顽固性高血压,应按医嘱应用降压药和其他心血管药物。

9.心律失常和心搏骤停　对心、肺等并发症引起的频发房性期前收缩患者,应按医嘱予以毛花苷丙治疗。对因手术牵拉内脏或心眼反射引起的心动过缓、心搏骤停,应立即停止手术,静脉注射阿托品,并立即实施心肺复苏。

10.坠积性肺炎　护理措施:保持吸道通畅,予以雾化吸入稀释痰液,促进排痰。密切观察,定期监测血常规,一旦发生感染应立即遵医嘱及时、合理应用抗生素予以控制,同时予以吸氧和全身支持治疗等。

(二)防止意外伤害

患者在麻醉恢复期过程中应注意适当防护,必要时予以约束,防止患者发生坠床、碰撞及不自觉地拔出输液或引流管等意外伤害。

(王　彦)

第三节　手术后患者的护理

【术后护理评估】

（一）一般情况评估

了解麻醉种类、手术方式、手术是否顺利、术中出血量、补液输血量、尿量、用药情况；引流管安置的部位、名称及作用。

（二）身体状况评估

1.麻醉恢复情况　评估患者神志、呼吸和循环功能、肢体运动及感觉和皮肤色泽等，综合判断麻醉是否苏醒及苏醒程度。

2.呼吸　观察呼吸频率、深浅度和节律性。注意呼吸道是否通畅。

3.循环　监测血压的变化，脉搏的频率、强弱及节律性。评估皮肤颜色及温度，观察患者肢端血液循环情况。

4.体温　一般术后 24 h 内，每 4 h 测体温 1 次，以后根据病情延长测量间隔时间。由于机体对手术创伤的反应，术后患者体温可略升高，一般不超过 38 ℃，1~2 d 后逐渐恢复正常。

5.疼痛　评估疼痛部位、性质、程度、持续时间、患者的面部表情、活动、睡眠及饮食情况，用国际常用的疼痛评估法对疼痛做出正确的评估。

6.排便情况　评估患者有无尿潴留，观察尿液量、性质、颜色和气味等有无异常。评估肠蠕动恢复情况，询问患者有无肛门排气，观察患者有无恶心、呕吐、腹胀、便秘等症状。

7.切口状况　了解切口部位，包扎情况。评估切口有无渗血、渗液、感染及愈合不良等情况。

8.引流管与引流物　评估术后是否有引流管，引流管的种类、数量、位置、作用。观察引流是否通畅，引流物量、颜色、性质等。

【护理诊断/问题】

1.疼痛　与手术创伤、特殊体位等因素有关。

2.低效型呼吸形态　与术后卧床、活动量少、切口疼痛、呼吸运动受限等有关。

3.体液不足　与术中出血、失液或术后禁食、呕吐、引流等有关。

4.舒适的改变　与术后疼痛、恶心、呕吐、腹胀、尿潴留、呃逆等有关。

5.知识缺乏　缺乏术后康复有关的知识。

6.潜在并发症　术后出血、切口感染或裂开、肺部感染、泌尿系统感染或深静脉血栓形成等。

【护理措施】

（一）体位

根据麻醉及患者的全身状况、术式、疾病的性质等选择卧式。①全麻未清醒者：取平卧位，头偏向一侧，使口腔分泌物或呕吐物易于流出，避免误吸。②蛛网膜下腔麻醉者：取平卧或头低卧位 6～8 h，防止脑脊液外漏而致头痛。③硬脊膜外阻滞者：平卧 6 h 后根据手术部位安置体位。④颅脑手术者：如无休克或昏迷，可取 15°～30°头高脚低斜坡卧位。⑤颈、胸部手术者：取高半坐卧位，以利于呼吸和引流。⑥腹部手术者：取低半坐卧位或斜坡位，以减少腹壁张力，便于引流，并可使腹腔渗血渗液流入盆腔，避免形成膈下脓肿。⑦脊柱或臀部手术者：取俯卧位或仰卧位。⑧腹腔内有污染者：在病情许可的情况下，尽早改为半坐位或头高脚低位。

（二）维持呼吸与循环功能

1. 生命体征的观察　定时监测生命体征。病情不稳定或特殊手术者，应送入重症监护病房，及时发现呼吸道梗阻、伤口、胸腹腔以及胃肠道出血和休克等早期表现，并对症处理。

2. 保持呼吸道通畅

（1）防止舌后坠　患者麻醉清醒喉返射恢复后，应去除口咽通气管，以免刺激诱发呕吐及喉痉挛。舌后坠者将下颌部向前上托起，或用舌钳将舌拉出。

（2）促进排痰和肺扩张　主要有吸氧、定期翻身、有效咳嗽、吸痰等。

（三）营养支持

补充患者禁食期间所需的液体和电解质，若禁食时间较长，需提供肠外营养支持以促进合成代谢。

（四）饮食护理

1. 非腹部手术　体表或肢体的手术，全身反应较轻者，术后即可进食；手术范围较大，全身反应明显者，待反应消失后方可进食。局部麻醉者，若无任何不适，术后即可进食。椎管内麻醉者，若无恶心、呕吐，术后 3～6 h 可进食；全身麻醉者，应待麻醉清醒，无恶心、呕吐方可进食。一般先给予流质，以后逐步过渡到半流质或普食。

2. 腹部手术　尤其消化道手术后，一般需禁食 24～48 h，待肠道蠕动恢复、肛门排气后开始进食少量流质，逐步递增至全量流质，至第 5～6 天进食半流质，第 7～9 天可过渡到软食，第 10～12 天开始普食。术后留置由空肠营养管者，可于术后第 2 天自营养管滴入营养液。

（五）休息与活动

1. 休息　保持室内安静，减少对患者的干扰，保证其安静休息，充足的睡眠。

2.活动 早期活动可增加肺活量、减少肺部并发症、改善血液循环、促进切口愈合、预防深静脉血栓形成、促进肠蠕动恢复和减少尿潴留的发生。原则上,大部分患者术后24~48 h内可试行下床活动。有休克、心力衰竭、出血、极度衰弱等情况者,有制动要求的手术患者,则不宜早期活动。根据患者的耐受程度,逐步增加活动范围及活动量。下床前应将各种引流管固定好,虚弱患者离床活动时,需要有两人协助以保证安全。每次活动以不使患者过度疲劳为原则。

(六)术后不适的护理

1.疼痛护理 术后24 h内疼痛最为剧烈,2~3 d后逐渐缓解。若疼痛呈持续性或减轻后又加剧,需警惕切口感染的可能。在选用镇痛措施前,首先应观察患者疼痛的时间、部位、性质和规律,评估患者的疼痛程度。减轻疼痛措施包括:①小手术后,口服止痛片对皮肤和肌肉性疼痛有较好的效果。②大手术后,1~2 d内常需哌替啶肌内或皮下注射(婴儿禁用),必要时可4~6 h重复使用或术后使用镇痛泵。

2.发热 术后24 h内体温过高(>39.0 ℃),常为代谢性或内分泌异常、低血压、肺不张和输血反应等。但若术后3~6 d仍持续发热,则提示存在感染或其他不良反应。若持续高热,应警惕是否存在严重的并发症如腹腔内残余脓肿等。高热者采用物理降温,必要时可应用解热镇痛药物。

3.恶心、呕吐 常见原因是麻醉反应,待麻醉作用消失后自然停止。护士应观察患者出现恶心呕吐的时间、呕吐持续时间及呕吐物的量、色、质并做好记录。稳定患者情绪,协助其取合适体位,头偏向一侧,防止发生吸入性肺炎或窒息。遵医嘱使用镇静、止吐药物,如阿托品、奋乃静或氯丙嗪等。

4.腹胀 术后早期的腹胀主要是由于胃肠蠕动受抑制所致,随着胃肠蠕动功能恢复、肛门排气后,症状可自行缓解。若术后数日仍未排气,且伴有严重腹胀,肠鸣音消失,可能为腹腔内炎症或其他原因所致肠麻痹。若腹胀伴阵发性绞痛,肠鸣音亢进,甚至有气过水声或金属音,应警惕机械性肠梗阻。

5.呃逆 术后呃逆主要由于神经中枢或膈肌直接受到刺激所致,多为暂时性。手术后早期发生者,可经压迫眶上缘、抽吸胃内积气和积液、给予镇静或解痉药物等措施得以缓解。

6.尿潴留 若患者术后6~8 h尚未排尿或者虽有排尿,但尿量甚少,次数频繁,耻骨上区叩诊有浊音区,基本可确诊为尿潴留,应及时处理。先可稳定患者的情绪,若无禁忌,可协助其坐于床沿或站立排尿。其次帮助患者建立排尿反射,采用诱导排尿法,如听流水声、下腹部热敷、轻柔按摩。用镇静止痛药解除切口疼痛,或用氨甲酸胆碱药,有利于患者自行排尿。上述措施均无效时,可在严格无菌操作下导尿,第1次导尿量超过500 mL者,应留置导尿管1~2 d,有利于膀胱逼尿肌收缩功能的恢复。有器质性病变,如骶前神经损伤,前列腺肥大者也需留置导尿。

(七)切口及引流管护理

1.切口护理 观察切口有无出血、渗血、渗液,敷料有无脱落,局部有无红、肿、热、痛等征象。若切口有渗血、渗液或敷料被大小便污染，应及时更换，以防切口感染。若腹壁切口裂开，应先用无菌纱布或无菌巾覆盖。四肢切口大出血时，先用止血带止血，再通知医师紧急处理。

切口的愈合分为三级。①甲级愈合：切口愈合优良，无不良反应。②乙级愈合：切口处有炎症反应，如红肿、硬结、血肿、积液等，但未化脓。③丙级愈合：切口化脓需切开引流处理。

缝线拆除时间依据患者年龄、切口部位、局部血液供应情况而定。一般头、面、颈部手术后 4~5 d 拆线；胸部、上腹部、背部、臀部为 7~9 d 拆线；下腹部、会阴部为 6~7 d 拆线；四肢为 10~12 d 拆线（近关节处可适当延长），减张缝线为 14 d，必要时可间隔拆线。青少年患者因新陈代谢旺盛，愈合快，可缩短拆线时间；年老体弱、营养不良、糖尿病者则宜酌情延迟拆线时间。

2. 引流管护理　引流的种类较多，常置于切口、体腔（如胸、腹腔等）和空腔器官内（如胃肠减压管、导尿管等）。不同的引流管应做好区分标识并妥善固定。定期观察引流是否有效，引流管是否通畅，有无阻塞、扭曲、折叠和脱落，并记录观察引流物的量、色、质。乳胶引流管一般于术后 1~2 d 拔除；单腔或双腔橡皮引流管多用于渗液较多、脓液稠厚者，大多要 2~3 d 才能拔除。胃肠减压管一般在胃肠道功能恢复、肛门排气后，即可拔除。

（八）手术后并发症的预防及护理

手术后并发症可分为两类，一类是各种手术都可能发生的并发症，如术后出血、切口感染、切口裂开、尿路感染、肺不张、深静脉血栓形成等。另一类是与手术方式相关的特殊并发症。

1. 术后出血

（1）常见原因　术中止血不完善、结扎线脱落、凝血功能障碍等是术后出血的常见原因。表现为切口敷料被血液渗湿，及时打开、检查伤口，发现有血液持续性涌出，或在拆除部分缝线后看到出血点，可明确诊断。

（2）护理　①严密观察患者的生命体征、手术切口，若切口敷料被血液浸湿，可怀疑于术切口出血，应打开敷料检查切口以明确出血状况和原因。②注意观察引流液的性状、量和颜色变化。如胸腔手术后，若胸腔引流血性液持续超过 100 mL/h，提示有内出血。③未放置引流管者，可通过严密的临床观察，评估有无出血。④腹部手术后腹腔内出血，早期由于出血量不大，临床表现不明显，尤其未放置引流管者。只有通过密切观察，必要时行腹腔穿刺方可早期发现。⑤少量出血时，一般经更换切口敷料、加压包扎或全身使用止血剂即可止血。出血量大时，应加快输液速度，遵医嘱输血或血浆，做好再次手术止血准备。

（3）预防　一旦确诊为术后出血，应迅速建立静脉通道，及时通知医师，完善术前准备，再次手术止血。

2. 切口感染　指清洁切口和可能污染切口并发感染，发病率为 3%~4%。

（1）常见原因　有切口内残留无效腔、血肿、异物或局部组织供血不良，患者合并有贫血、糖尿病、营养不良或肥胖等基础疾病。切口感染常发生于术后 3～4 d。患者主诉切口疼痛加重或减轻后又加重,伴体温升高、脉搏加速、血白细胞计数和中性粒细胞比例增高。切口有红、肿、热、痛或波动感等典型体征。

(2)护理 切口已出现早期感染症状时,采取有效措施加以控制,如勤换敷料、局部理疗、有效应用抗生素等。已形成脓肿者,及时切开引流,争取二期愈合,必要时可拆除部分缝线或置引流管引流脓液,并观察引流液的性状和量。

(3)预防 ①术前完善皮肤和肠道准备。②注意手术操作技术的精细,严格止血,避免切口渗血、血肿。③加强手术前、后处理,改善患者营养状况,增强抗感染能力。④保持切口敷料的清洁、干燥、无污染。⑤正确、合理应用抗生素。⑥医护人员在接触患者前、后,要严格执行洗手制度,更换敷料时严格遵守无菌技术,防止医源性交叉感染。

3.切口裂开

(1)常见原因 包括切口处组织营养不良,愈合能力差、切口缝合不当、切口感染或腹腔内压力骤升等情况。切口裂开多见于腹部及邻近关节处。腹部切口裂开常发生于术后 1 周左右或拆除皮肤缝线后 24 h 内,患者在突然增加腹压,如起床、用力大小便、咳嗽、呕吐时,自觉切口剧痛和松开感。

(2)护理 对切口完全裂开者,加强安慰和心理护理,使其保持镇静。立即用无菌生理盐水纱布覆盖切口,并用腹带包扎。禁食、胃肠减压。立即通知医师,护送患者入手术室重新缝合处理。若有内脏脱出,切勿在床旁还纳内脏,以免造成腹腔内感染。

(3)预防 对年老体弱、营养不良、低蛋白血症易发生此并发症,应加强预防措施。

4.肺不张

(1)常见原因 由于术后呼吸运动受限、呼吸道分泌物聚积及排出不畅等引起。表现为术后早期发热、呼吸和心率加快,血气分析示氧分压下降和二氧化碳分压升高。胸部 X 射线检查见典型肺不张征象。

(2)护理 ①协助患者翻身、拍背及体位排痰,以解除支气管阻塞,使不张的肺重新膨胀。②鼓励患者自行咳嗽排痰,对咳嗽无力或不敢用力咳嗽者,可在胸骨切迹上方用手指按压刺激气管,促使咳嗽。对因切口疼痛而不愿咳嗽者,可用双手按住季肋部或切口两侧,以限制腹部(或胸部)活动幅度,再于深吸气后用力咳痰,并做间断深呼吸。若痰液黏稠不易咳出,可使用蒸汽、超声雾化吸入或使用糜蛋白酶、沐舒坦等化痰药物,使痰液稀薄,利于咳出。痰量持续增多时,可用橡皮管或支气管镜吸痰,必要时行气管切开。③保证摄入足够的水分。④全身或局部使用抗生素治疗。

(3)预防 术前锻炼深呼吸;停止吸烟,术前积极治疗原有的慢性肺部感染;术后取平卧位头偏一侧;鼓励患者深呼吸等注意保暖,防止呼吸道感染。

5.尿路感染 术后指导患者尽量自主排尿,预防和及时处理尿潴留是预防尿路感染的关键。护理:①鼓励患者多饮水,保持尿量每天在 1 500 mL 以上。②根据细菌药敏试验结果,合理选用抗生素。③残余尿在 500 mL 以上者,应留置导尿管,并严格遵守无菌技术,防止继发二重感染。

6.深静脉血栓形成

(1)常见原因 于下肢,患者主诉小腿轻度疼痛和压痛或腹股沟区疼痛和压痛,体检示患肢凹陷性水肿,腓肠肌挤压试验或足背屈曲试验阳性。

（2）护理　①抬高患肢制动。②忌经患肢静脉输液。③严禁局部按摩,以防血栓脱落。④发病3 d以内者,先用尿激酶8万U/次,溶于低分子右旋糖酐500 mL内进行溶栓治疗,继之抗凝治疗。发病3 d以上者,先用肝素静脉滴注,停用肝素后第2天起口服华法林,持续3~6个月抗凝、溶栓治疗。治疗期间均需加强出、凝血时间和凝血酶原时间的监测。

（3）预防　①鼓励患者术后早期离床活动,卧床期间进行肢体主动和被动运动,如腿部自主伸屈活动或被动按摩腿部肌肉、屈腿和伸腿等,每日4次,每次10 min,以促进静脉血回流,防止血栓形成。②高危患者,下肢用弹力绷带或穿弹性袜以促进血液回流。③避免久坐,坐时避免跷脚,以免妨碍血液循环。④血液高凝状态者,可口服小剂量阿司匹林、复方丹参片或用小剂量肝素,也可用低分子右旋糖酐静脉滴注,以抑制血小板凝集。

【健康指导】

1. 休息与活动　保证充足的睡眠,活动量循序渐进,一般出院后2~4周可从事一般性工作和活动。

2. 康复锻炼　告知患者康复锻炼的知识,指导术后康复锻炼的具体方法。

3. 饮食与营养　恢复期患者合理摄入均衡饮食,避免辛辣刺激食物。

4. 服药和治疗　术后继续药物治疗常是手术治疗的延续过程,患者应遵医嘱按时、按量服用。

5. 切口护理　①闭合性切口:拆线后用无菌纱布覆盖1~2 d;②开放性切口:遵医嘱定期到医院复查,更换敷料。

6. 就诊和随访　告知患者恢复期可能出现的症状,有异常立即返院检查。

 临床案例分析

胡某,腹外疝切除术后伤口疼痛逐渐减轻,于术后第4天主诉伤口疼痛加重,测生命体征:T 39 ℃,P 98次/min,R 24次/min,BP 130/72 mmHg,予以伤口换药,见切口处红肿,触之皮温升高,有硬结。

请问:①患者目前的诊断及护理问题? ②应采取哪些护理措施?

（王 彦）

 章节练习

一、单项选择题

1. 关于胃肠道手术的术前准备下列哪项不妥（　　　）

　A. 术前1~2 d开始进流质　　　　　　　B. 术前12 h开始禁食

　C. 术前4~6 h开始禁饮

D. 幽门梗阻患者术前1周开始生理盐水洗胃

E. 结肠或直肠手术前3d起口服肠道不吸收的抗生素

2. 清除脐部污垢常用(　　)

A. 洗必泰　　　　　　　　　　　B. 乙醇

C. 肥皂水　　　　　　　　　　　D. 乙醚

E. 汽油

3. 巡回护士的职责不包括(　　)

A. 接患者入手术室　　　　　　　B. 安置手术患者体位

C. 管理器械台　　　　　　　　　D. 协助手术人员穿手术衣

E. 与手术护士清点器械物品

4. 下列哪项不属于准洁净区(　　)

A. 准备间　　　　　　　　　　　B. 敷料间

C. 洗涤室　　　　　　　　　　　D. 内走廊

E. 更衣室

5. 切口感染常发生于术后(　　)

A.1～2d后　　　　　　　　　　B.3～4d后

C.5～6d后　　　　　　　　　　D.7～8d后

E.9～10d后

二、简答题

1. 请简述术后促进排痰和肺扩张的护理措施。

2. 请简述术后预防深静脉血栓形成的措施。

答案:1.D　2.E　3.C　4.E　5.B

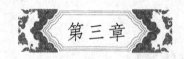

第三章

感染患者的护理

学习目标

1.掌握外科各种感染的病因、发病机制和分类及外科各种感染的护理评估和处理原则。

2.熟悉外科各种感染的护理诊断和护理措施。

3.运用所学知识,结合病情及病史对各种感染患者进行护理评估,制订护理计划。

第一节 概 述

感染是指由于病原微生物的入侵,导致人体出现局部或全身性的炎症反应。外科感染是指需要外科治疗的感染,常发生在创伤、手术、器械检查或留置导尿之后。外科感染的特点:①常为多种细菌引起的混合感染;②大部分患者有明显而突出的局部症状和体征,严重时可有全身表现;③大多需清创、引流、切开等外科处理。

【病因】

1.病原微生物的入侵及其致病性取决于其黏附因子、病菌毒素和病菌数量。

2.机体的防御功能减弱取决于局部屏障受损和全身抗感染能力降低。

3.环境及其他因素的影响取决于环境、其他因素等。

【发病机制】

(一)感染后的炎症反应

致病菌侵入组织并繁殖,产生多种酶与毒素,导致炎症介质的生成,通过释放促炎症细胞因子协助炎症及吞噬过程。炎症反应的作用是使入侵微生物局限化并最终被清除,局部出现红肿、热、痛等炎症的特征性表现。部分炎症介质、细胞因子和病菌毒素等还可进入血液循环,引起全身反应。

（二）感染的转归

病程演变受致病菌、人体抵抗力及治疗措施等诸多因素影响。有炎症消退、炎症局限、炎症扩散和转为慢性感染 4 种方式。

【分类】

（一）按致病菌种类和病变性质分类

1. 非特异性感染　又称化脓性或一般性感染，占外科感染的大多数。其特点是：①一种致病菌可以引起不同的化脓性感染；②不同的致病菌也可引起同一种感染；③各种疾病具有共同的病理变化、临床表现和防治原则。常见疾病有痈、丹毒、急性淋巴结炎、急性乳腺炎、急性阑尾炎、急性腹膜炎等，手术后感染多属此类。常见致病菌有金黄色葡萄球菌、大肠埃希菌、乙型溶血性链球菌、铜绿假单胞菌等。

2. 特异性感染　是指由一些特殊的病菌、真菌等引起的感染。其特点是：①一种致病菌只能引起特定的感染；②感染的病程演变和防治措施各有特点。可引起特异性感染的致病菌包括结核杆菌、破伤风梭菌、产气荚膜杆菌、炭疽杆菌、白念珠菌、新型隐球菌等。

（二）按病变进程分类

1. 急性感染　病变以急性炎症为主，病程多在 3 周以内。
2. 慢性感染　病程持续超过 2 个月的感染。
3. 亚急性感染　病程介于急性与慢性感染之间。

（三）按微生物来源分类

1. 外源性感染　病原菌来自环境或他人。
2. 内源性感染　病原菌来自人体本身，通过破损的皮肤或黏膜侵入人体。

（四）按感染发生的条件分类

分为机会性感染、二重感染和医院内感染等。

【护理评估】

1. 健康史　了解患者的病史及诊治经过。
2. 身体状况　全面评估患者全身各组织器官的表现。
3. 辅助检查　详见辅助检查。

【处理原则】

局部治疗与全身性治疗并重。消除感染因素和毒性物质（如脓液、坏死组织），积极控制感染，促进和提高人体抗感染和组织修复能力。

1. 局部处理　做好局部用药、保护感染部位,配合物理治疗,必要时行手术治疗。具体如下:①保护感染部位。②局部用药,进行积极治疗。③物理治疗:可以局部热敷或采用超短波、红外线照射等物理疗法,以改善血液循环、促进炎症消退或局限。④手术治疗:脓肿形成后应及时切开引流使脓液排出。深部脓肿可在超声、CT 引导下穿刺引流。脏器感染或已发展为全身性感染时应积极处理染病灶或切除感染器官。

2. 全身治疗　加强营养支持、应用抗生素控制感染。

【护理诊断/问题】

1. 疼痛　与炎症刺激有关。
2. 体温过高　与感染有关。

【护理措施】

1. 疼痛的护理　①保护感染部位:局部制动,避免受压,肢体感染者,抬高患肢;②药物镇痛:疼痛严重者,遵医嘱给予镇痛剂。

2. 控制感染　做好创面护理,合理应用抗菌药物。①创面护理:早期局部热敷、超短波或红外线照射;对切开引流者,每日更换敷料,保持创口清洁。对厌氧菌感染者,予以3% 过氧化氢溶液冲洗创面和湿敷。②合理应用抗菌药物:遵医嘱合理应用抗菌药物,协助行细菌培养及药物敏感试验,注意观察药物的不良反应。

3. 高热的护理　当体温超过38.5 ℃时应采取物理或药物降温,鼓励患者多饮水,必要时可静脉输液,补充机体所需的液体量和热量,纠正水、电解质和酸碱平衡失调,并监测24 h 出入量。

4. 心理护理　向患者及家属耐心解释外科感染的治疗方法、护理措施,争取患者及家属积极配合治疗。

【健康指导】

1. 预防指导　注意个人卫生,保持皮肤清洁。
2. 知识宣教　向患者及家属讲解外科感染的病因、临床特点、治疗方法及护理措施,减轻患者的恐惧与焦虑。有感染病灶存在时应及时就医,防止感染进一步发展。

第二节　浅部软组织化脓性感染

浅部软组织化脓性感染是指发生于皮肤、皮下组织、淋巴管、淋巴结、肌间隙及周围疏松结缔组织处,由化脓性致病菌引起的各种感染。常见的有疖、痈、急性蜂窝织炎、丹毒、急性淋巴管炎、脓肿。

【病因】

1. 致病菌　疖和痈的致病菌以金黄色葡萄球菌为主;急性蜂窝织炎、丹毒、急性淋巴管炎及淋巴结炎的主要致病菌为溶血性链球菌、金黄色葡萄球菌等。

2. 人体抵抗力　取决于患者的局部因素和全身因素。

3. 环境　与环境温度过高有关。

【临床表现】

（一）疖

疖是单个毛囊及其周围组织的急性化脓性感染。多个疖同时或反复发生在身体各部位,称为疖病。好发于毛囊及皮脂腺丰富的部位。脓栓脱落、脓液排出后,炎症可消退愈合。注意鼻、上唇及其周围部位的疖被挤压时,致病菌可经内眦静脉、眼静脉进入颅内,引起化脓性海绵状静脉窦炎,眼部及其周围出现进行性肿胀,患者可有寒战、发热、头痛等症状,可危及生命,因此被称为"危险三角区"。

（二）痈

痈指邻近的多个毛囊及其周围组织的急性化脓性感染,也可由多个疖融合而成。中医称为"疽",好发于颈部、背部等皮肤厚韧的部位。颈后痈俗称为"对口疮",背部痈称为"搭背"。早期为小片皮肤肿硬、色暗红,界限不清,其中可有多个脓点,疼痛较轻。随着病情进展,皮肤硬、肿范围增大,脓点增大增多,中心处破溃流脓,破溃处呈"火山口"状,其内含坏死组织和脓液。病灶可向周围和深部组织浸润,伴区域淋巴结肿痛。患者多有寒战、发热、食欲减退和全身不适等症状。唇痈易引起颅内化脓性海绵静脉窦炎。

（三）急性蜂窝织炎

急性蜂窝织炎指皮下、筋膜下、肌间隙或深部疏松结缔组织的急性弥漫化脓性感染。

1. 一般性皮下蜂窝织炎　局部皮肤和组织红肿、疼痛,边界不清,并向四周蔓延,中央部位常出现缺血性坏死。深部组织的急性蜂窝织炎,皮肤红肿不明显,但有局部组织肿胀和深压痛,全身症状明显。

2. 产气性皮下蜂窝织炎　多发生在被肠道或泌尿道的内容物所污染的会阴部或下腹部伤口。病变进展快,局部可触及皮下捻发音,蜂窝组织和筋膜出现坏死,伴进行性皮肤坏死,脓液恶臭,全身症状严重。

3. 颌下蜂窝织炎　发生在口底、颌下、颈部等处的蜂窝织炎可致喉头水肿而压迫气管,引起呼吸困难甚至窒息。

（四）丹毒

丹毒是皮肤网状淋巴管的急性非化脓性感染。好发于下肢与面部。起病急,开始即有畏寒、发热、头痛、全身不适等。下肢丹毒反复发作可导致下肢淋巴水肿,在含高蛋白的淋巴液刺激下局部皮肤粗厚,肢体肿胀,甚至发展成"象皮肿"。

（五）急性淋巴管炎和淋巴结炎

急性淋巴管炎分为网状淋巴管炎和管状淋巴管炎。丹毒即为网状淋巴管炎。管状淋巴管炎多见于四肢,以下肢更常见,常因足癣而致。以皮下浅筋膜为界,可分为浅、深两种。全身反应常因致病菌毒力和原发感染程度不同而有所差异。患者常有寒战、发热、头痛、乏力和食欲减退等全身症状。

1. 淋巴结炎　急性淋巴结炎初期,局部淋巴结肿大、疼痛和触痛,与周围软组织分界清楚,表面皮肤正常。感染加重时形成肿块,往往为多个淋巴结融合所致,疼痛加剧、触痛加重,表面皮肤发红、发热,脓肿形成时有波动感,少数可破溃流脓。

2. 急性淋巴管炎　浅层急性淋巴管炎,在病灶表面出现一条或多条"红线",中医称"红丝疗",触之硬而有压痛。深层急性淋巴管炎,无表面红线,但患肢肿胀,有压痛。

(六)脓肿

脓肿是急性感染后,病灶局部组织发生坏死、液化而形成的脓液积聚,周围有一完整的脓腔壁将其包绕。浅部脓肿,局部隆起,有红、肿、热、痛的典型症状,与正常组织界限清楚,压之剧痛,可有波动感。深部脓肿,局部常无波动感,红肿也多不明显,在病变区可出现凹陷性水肿。在压痛或波动明显处,用粗针穿刺,如抽出脓液,即可确诊。小而浅表的脓肿,多不引起全身反应,大而深的脓肿,由于局部炎症反应和毒素吸收,可有明显的全身症状。

【处理原则】

主要是针对原发病灶的处理。应用抗菌药物,休息和抬高患肢。形成脓肿或痈已破溃及颌下急性蜂窝织炎,应及早切开引流,但唇痈不宜采用此法。

【护理诊断/问题】

1. 疼痛　与炎症刺激有关。
2. 体温过高　与感染有关。
3. 潜在并发症　颅内化脓性海绵状静脉窦炎、脓毒症、窒息。

【护理措施】

1. 颅内感染　避免对"危险三角区"的疖进行挤压。观察患者有无寒战、高热、头晕、头痛等症状,尽早发现并控制颅内化脓性感染等严重并发症。

2. 窒息　特殊部位如口底、颌下、颈部等的蜂窝织炎可影响患者呼吸。应严密观察患者有无呼吸费力、呼吸困难,甚至窒息等症状以便及时发现和处理,警惕突发喉头水肿或痉挛,做好气管插管或气管切开等急救准备。

3. 脓毒症　监测患者生命体征的变化,注意患者有无突发寒战、高热、头痛、意识障碍等,警惕脓毒症的发生。发现异常及时报告医生并配合救治。

【健康指导】

1. 疖　避免挤压未成熟的疖,尤其是"危险三角区"的疖,以免感染扩散引起颅内化脓性海绵状静脉窦炎。

2.丹毒　接触丹毒患者后要洗手,防止传染。与丹毒相关的足癣、溃疡、鼻窦炎等应积极治疗以避免复发。

 临床案例分析

张女士,20 岁,因"寒战、发热、头痛、呕吐 1 h"入院。张女士自述 1 d 前曾挤压上唇部一红肿的结节。查体:T 39.2 ℃,P 110 次/min,R 25 次/min,BP 100/80 mmHg。上唇肿胀明显。血常规检查显示 WBC $18×10^9$/L,N 85%。

请问:①张女士发生了何种并发症?②应如何对张女士进行健康指导?

第三节　手部急性化脓性感染

临床上常见的手部急性化脓性感染有甲沟炎、脓性指头炎、急性化脓性腱鞘炎、滑囊炎和掌深间隙感染等。手部的解剖特点决定了手部感染的特殊性。

【病因和病理】

主要致病菌为金黄色葡萄球菌。甲沟炎多因轻微创伤引起,如刺伤或逆剥倒刺等。指头炎可发生于手指末节皮肤刺伤后,也可由甲沟炎扩展、蔓延所致。急性化脓性腱鞘炎多因深部刺伤感染后引起,亦可由附近组织感染蔓延而发生。

【护理评估】

(一)健康史

了解患者受伤史,如有无刺伤、擦伤、小的切割伤、剪指甲过深、逆剥倒刺等,伤后的病情变化和就诊前的处理情况。

(二)身体状况

1.甲沟炎　是甲沟及其周围组织的化脓性感染。甲沟炎常先发生在一侧甲沟皮下,出现红、肿、热、痛。若病变发展,可蔓延至甲根或对侧,并可向甲下蔓延形成甲下脓肿。

2.指头炎　是手指末节掌面皮下组织的化脓性感染。早期患指有针刺样疼痛,轻度肿胀。因末节手指软组织分隔为密闭的腔隙,内压增高,疼痛剧烈。当指动脉受压时,出现搏动性跳痛,患指下垂时加重,夜间尤甚。可有发热、全身不适等,后期因神经末梢受压,指头疼痛反而减轻。若不及时处理,可发生末节指骨坏死和骨髓炎。

3.急性化脓性腱鞘炎　是手指屈肌腱鞘的急性化脓性感染。患指除末节外,呈明显均匀性肿胀,患指所有关节轻度弯曲,被动伸指时疼痛加剧,皮肤高度紧张,整个腱鞘均有压痛。如不及时切开减压,可发生肌腱坏死,患指功能丧失。

4.急性化脓性滑囊炎　①桡侧滑囊炎:多因拇指腱鞘炎引起,表现为拇指微屈、肿胀、不能外展和伸直,拇指和鱼际区压痛明显。②尺侧滑囊炎:多因小指腱鞘炎引起,表现为小指和环指呈半屈曲位,试行伸直可引起剧烈疼痛。小鱼际和小指腱鞘区肿胀、压痛,以小鱼际与掌横纹交界处最为明显。

5. 手掌深部间隙感染　①掌中间隙感染:多因中指和环指的腱鞘炎蔓延所致。掌心凹陷消失,局部隆起,皮肤紧张、发白,压痛明显,中指、环指、小指呈半屈状,被动伸指疼痛加剧,手背肿胀严重。②鱼际间隙感染:多因示指腱鞘感染后引起。掌心凹陷存在,鱼际和拇指指蹼明显肿胀并有压痛,拇指外展略屈。不能对掌,示指半屈,活动受限。

【辅助检查】

1. 实验室检查　参见本章第一节。
2. 影像学检查　B超检查可显示肿胀的腱鞘和积存的液体,X射线检查:可明确有无指骨坏死和骨髓炎。

【处理原则】

1. 体位　早期应悬吊前臂、平置患手,以减轻疼痛。
2. 物理疗法　当指尖发生疼痛,肿胀并不明显时,可用热盐水多次浸泡,每次约20 min,亦可外敷药物。
3. 切开减压　出现搏动性跳痛即应切开减压,不可待波动感出现后才手术,以免发生指骨缺血、坏死。甲下脓肿应给予拔甲。

【护理诊断/问题】

1. 疼痛　与炎症刺激、局部肿胀致神经纤维受压有关。
2. 体温过高　与感染有关。
3. 潜在并发症指骨坏死。

【护理措施】

1. 缓解疼痛　患处制动,抬高患肢,以缓解疼痛。指头炎疼痛严重者给予止痛药。
2. 病情观察　密切观察患手的局部肿胀、疼痛和肤色。警惕腱鞘组织坏死或感染扩散的发生。脓性指头炎时,应密切观察有无指骨坏死或骨髓炎等并发症。
3. 控制感染　遵医嘱给予理疗、热敷、外用药物、全身应用抗生素等。拔甲或切开引流后,应观察伤口渗出情况和引流液体的量、性状,及时更换敷料保持敷料清洁干燥。
4. 心理护理　由于手部感染可出现难以忍受的患指疼痛,向患者及家属耐心解释疼痛的原因及缓解疼痛的方法。理解、关心、体贴患者,消除患者的焦虑。

【健康指导】

1. 宣传教育　剪指甲不宜过短,如手指有微小创口,应涂3%碘酊,并用无菌纱布包扎。
2. 康复指导　炎症开始消退时,指导患者活动患处附近的关节,以尽早恢复手部功能。亦可同时理疗,以免手部固定过久而影响关节功能。

临床案例分析

李某,30 岁。因右手中指末节肿胀、疼痛 1 d 就诊。患者自述 2 d 前右手中指末节被竹刺所伤,当时伤口有少量出血。拔除后,未做任何处理,昨日开始出现右手中指末节局部肿胀逐渐加重,皮肤苍白,有搏动性跳痛,夜间疼痛难忍。今日前来就诊。

请问:①该患者发病的主要原因是什么? 如不及时处理可引发什么后果? ②应对李某进行哪些健康指导?

第四节　全身性感染

全身性感染是指致病菌侵入人体血液循环,并在体内生长繁殖或产生毒素而引起的严重的全身性感染或中毒症状,通常指脓毒症和菌血症。脓毒症是指因感染引起的全身性炎症反应,如体温、循环、呼吸等明显改变的外科感染的统称。菌血症是脓毒症中的一种,即血培养检出致病菌者。

【病因及发病机制】

导致全身性感染的主要原因是致病菌数量多、毒力强、机体的抗感染能力低下。常见致病菌包括革兰氏染色阴性杆菌、革兰氏染色阳性球菌、无芽孢厌氧菌和真菌。

【病理生理】

全身炎症反应导致组织细胞损伤时,可引起全身各组织器官功能发生功能障碍,甚至衰竭。

【护理评估】

1. 健康史了　解患者的病史及诊治经过。
2. 身体状况　评估体格检查。
3. 辅助检查　参见本章第一节。

【处理原则】

处理原发感染灶、控制感染和全身支持疗法。

1. 局部处理　寻找和处理原发感染灶,包括清除坏死组织和异物、消灭无效腔、充分引流脓肿。尽早消除与感染相关的因素。

2. 控制感染　在未获得培养结果前,根据原发感染灶的性质,及早、联合应用足够剂量的抗生素。再根据细菌培养及药物敏感试验结果,调整有效抗生素。对于真菌性脓毒症,应尽量停用广谱抗生素,改用抗真菌药物。

3. 全身支持疗法　补充血容量、输注新鲜血、纠正低蛋白血症。控制高热,纠正电解质紊乱和维持酸碱平衡等。

【护理诊断/问题】

1.体温过高　与全身性感染有关。
2.营养失调:低于机体需要量　与机体分解代谢升高有关。
3.焦虑　与突发寒战、高热、头痛及心率、脉搏、呼吸等的改变有关。
4.潜在并发症　感染性休克,水、电解质紊乱。

【护理措施】

(一)控制感染,维持正常体温

1.病情观察　严密观察患者的面色和神志,监测生命体征等,及时发现病情变化。在患者寒战、高热发作时,采集标本,行细菌或真菌培养,以确定致病菌。
2.医护配合　遵医嘱及时、准确地执行静脉输液和药物治疗,以维持正常血压、心排血量及控制感染。
3.对症护理　高热患者,给予物理或药物降温,纠正水、电解质失衡。

(二)营养支持

鼓励患者进食高蛋白质、高热量、含丰富维生素、高糖类的低脂肪饮食,对无法进食的患者可通过肠内或肠外途径提供足够的营养。

(三)心理护理

关心、体贴患者,给患者及家属心理安慰和支持。

【健康指导】

注意个人日常卫生,保持皮肤清洁。加强饮食卫生,避免肠源性感染。发现身体局部感染灶应及早就诊,以免延误治疗。

 临床案例分析

李某某,男,78 岁。因反复无痛镜下血尿10 余年,导尿管拔除后出现发热伴血尿、尿频、尿急、尿痛4 d入院,初步诊断:泌尿系感染并出血、慢性支气管炎急性发作、膀胱癌术后、高血压病Ⅱ期、糖尿病。住院期间,行机械通气给氧治疗,留置深静脉插管和胃管、导尿管。住院第15 天出现中度热,痰黏稠不易咳出,湿化瓶液培养有无硝不动杆菌,痰培养有弗氏柠檬酸杆菌复合菌。第17 天出现呼吸、循环衰竭,气管插管人工通气,随后反复高热,最高达40.3 ℃。

请问:①该患者出现了什么情况? ②目前的护理诊断与措施有哪些? ③该如何配合治疗?

第五节　有芽孢厌氧菌感染

一、破伤风

破伤风是指破伤风梭菌经皮肤或黏膜伤口侵入人体，在缺氧环境下生长繁殖、产生毒素而引起的一种特异性感染。常继发于各种创伤后，亦可发生于不洁条件下分娩的产妇和新生儿。

【病因及发病机制】

1.破伤风梭菌　为革兰氏染色阳性厌氧芽孢杆菌，平时存在于人畜的肠道，随粪便排出体外，广泛分布于自然界，尤以土壤中为常见。

2.伤口　破伤风梭菌污染伤口后并不一定发病，缺氧环境是发病的首要因素。窄而深的伤口更易形成一个适合该菌生长繁殖的缺氧环境，如同时存在其他需氧菌感染，后者消耗伤口内残留的氧气，使本病更易发生。

3.机体抵抗力　当机体抵抗力弱时，更有利于破伤风的发生。

【病理生理】

在缺氧环境中，破伤风梭菌的芽孢发育为增殖体，迅速繁殖并产生大量外毒素，即痉挛毒素和溶血毒素，是导致破伤风病理生理改变的原因。

【护理评估】

（一）健康史

了解患者的病史及诊治经过。

（二）身体状况

1.潜伏期　通常为7~8 d，约90%的患者在伤后2周内发病，但也可短至24 h或长达数月、数年。偶见患者在摘除体内留存多年的异物后出现破伤风症状。潜伏期越短者，预后越差。

2.前驱期　全身乏力、头晕、头痛、失眠、多汗、烦躁不安、打呵欠、咀嚼无力、局部肌肉发紧、扯痛，并感到舌和颈部发硬及反射亢进等。前驱症状一般持续1~2 d。

3.发作期

（1）阵发性痉挛　典型症状是在肌肉紧张性收缩的基础上，呈现阵发性强烈痉挛。通常最先受影响的肌群是咀嚼肌，随后顺序为面部表情肌，颈、背、腹、四肢肌，最后为膈肌。以形成"苦笑面容""角弓反张"等特殊阵发性痉挛表现。开始时患者自觉咀嚼不变，甚至张口困难（牙关紧闭）。面部表情肌痉挛，表现为蹙眉、口角下缩，形成"苦笑面容"。颈部肌肉收缩,出现颈项强直、头后仰。当背、腹肌同时收缩,因背部肌群较为有力,出现腰部向前凸,头、足后屈,形成"角弓反张"。四肢肌收缩,肢体可出现屈膝、弯肘、半握拳等痉挛姿态。膈肌受影响后,患者出现面唇青紫,呼吸困难,甚至呼吸暂停。膀胱括约肌痉挛时可引起尿潴留。在肌肉紧张性收缩的基础上,任何轻微的刺激,如光、声、接触、饮水等均可诱发全身性的阵发性痉挛。发作时患者神志清楚,表情痛苦,每次发作时间由数秒至数分钟不等。

(2)伴随症状　发作时患者呼吸急促、面色发绀、口吐白沫、手足抽搐、头频频后仰、全身大汗。

(3)并发症　呼吸道分泌物淤积、误吸可导致肺炎、肺不张。强烈的肌肉痉挛可引起骨折、关节脱位、舌咬伤等。缺氧中毒时间过长,可引起心力衰竭,甚至心脏骤停。

病程一般为3~4周。如积极治疗,不发生特殊并发症者,发作的程度可逐渐减轻。但某些肌群的肌紧张与反射亢进可持续一段时间。

(三)辅助检查

伤口渗液涂片检查可见大量革兰氏染色阳性的破伤风梭菌。

【处理原则】

清除毒素来源、中和游离毒素、控制和解除痉挛及防治并发症等。

1.清除毒素来源　在良好麻醉、控制痉挛的基础上,进行彻底的清创术。清除坏死组织和异物后,敞开伤口,充分引流,局部可用3%过氧化氢溶液冲洗。

2 中和游离毒素　破伤风抗毒素(TAT)与破伤风免疫球蛋白(TIG)可中和血中的游离毒素,而不中和已与神经组织结合的毒素,故应早期用。TIG用法为3 000~6 000 U肌内注射,一般只用一次。TAT常规用量为2万~5万U加入5%葡萄糖溶液500~1 000 mL中,静脉缓缓滴注,无须连续应用。

3.控制和解除痉挛　根据病情可交替使用镇静及解痉药物,以减少患者的痉挛和痛苦。病情轻者可使用地西泮10 mg肌内注射或静脉注射,2~3次/d;苯巴比妥钠0.1~0.2 g,肌内注射;也可用10%水合氯醛20~40 mL口服或灌肠。病情较重,可用冬眠1号合剂(氯丙嗪、异丙嗪各50 mg,哌替啶100 mg)加入5%葡萄糖溶液250 mL中缓慢静脉滴注,但低血容量时忌用。抽搐严重者,可静脉注射硫喷妥钠0.1~0.25 g,使用时需警惕喉头痉挛,维持呼吸道通畅。

4.防治并发症　主要预防并发症发生,改善通气等。应尽早进行气管切开,以改善通气,清除呼吸道分泌物,必要时行人工辅助呼吸。选用合适的抗生素,预防其他继发感染。补充水和电解质以纠正因消耗、出汗及不能进食等导致水和电解质失衡。

【护理诊断/问题】

1.有窒息的危险　与持续性喉头痉挛及气道堵塞有关。

2.有受伤害危险　与强烈肌肉痉挛有关。

3.体液不足的危险　与反复肌痉挛消耗大量出汗有关。

4.潜在并发症　肺不张、肺部感染、尿潴留、心力衰竭等。

【护理措施】

1.保持呼吸道通畅

(1)配合医生急救　病室内备气管切开包及氧气吸入装置,急救药品和物品准备齐全。对抽搐频繁、持续时间长、药物不易控制的严重患者,应配合医生尽早行气管切开。气管切开患者应注意做好呼吸道管理,包括气道雾化、湿化、冲洗等护理。

(2)协助排痰　在痉挛发作控制后,协助患者翻身、叩背,以利排痰,必要时吸痰,防止痰液堵塞,痰液黏稠时给予雾化吸入。

(3)避免误吸　患者进食时避免呛咳、误吸。频繁抽搐者,禁止经口进食。

2.病情观察　每4 h测量体温、脉搏、呼吸1次,根据需要测量血压。观察并记录痉挛、抽搐发作的次数,持续时间及有无伴随症状,发现异常及时报告医生,并协助处理。

3.控制痉挛的护理

(1)用药护理　遵医嘱使用镇静、解痉药物。在每次发作后检查静脉通路,防止因抽搐使静脉通路堵塞、脱落而影响治疗。

(2)减少外界刺激　医护人员要做到走路轻,语声低,操作稳,避免光、声、寒冷及精神刺激。使用器具无噪声,护理治疗安排集中有序,可在使用镇静剂30 min内进行,减少探视,尽量不要搬动患者。

4.保护患者,防止受伤　使用带护栏的病床,必要时加用约束带,防止痉挛发作时患者坠床和自我伤害,应用合适的牙垫,以防舌咬伤。剧烈抽搐时勿强行按压肢体,关节部位放置软垫,以防肌腱断裂、骨折及关节脱位。床上置治疗气垫,防止压疮。

5.加强营养　应争取在痉挛发作的间歇期,协助患者进高热量、高蛋白、高维生素饮食,进食应少量多次,以免引起呛咳、误吸。

6.防止交叉感染

(1)环境要求　将患者置于单人隔离病室,室内遮光、安静、温湿适宜。

(2)严格隔离消毒　破伤风梭菌具有传染性,应严格执行消毒隔离制度。设专人护理,医护人员进入病房穿隔离衣,戴口罩、帽子、手套,身体有伤口者不能参与护理;患者用过的碗、筷、药杯等用0.1%~0.2%过氧乙酸浸泡后,再煮沸消毒。患者排泄物应严格消毒处理后处理,伤口处更换的敷料必须焚烧。尽可能使用一次性物品,室内的物品未经处理不得带出隔离间。

7.并发症的护理　遵医嘱使用抗生素,防止肺部感染等并发症发生。加强心电监护,注意防治心力衰竭。

【健康指导】

破伤风是可以预防的疾病。创伤后早期彻底清创,改善局部血液循环是预防破伤风发生的关键。还可采取人工免疫,人工免疫包括主动和被动两种方法。

1.主动免疫法　是健康时有效的预防方法。皮下注射破伤风类毒素3次。每次均为0.5 mL。首次皮下注射后,间隔4~6周再进行第一次皮下注射,再间隔6~12个月后皮下注射第三针。以后每5年强化注射1次(0.5 mL)。

2.被动免疫法　破伤风抗毒素易引起过敏反应,注射前必须进行过敏试验。如有过敏反应,应按脱敏法注射。①注射破伤风抗毒素:对伤前未接受自动免疫的伤员,尽早皮下注射破伤风抗毒素1 500~3 000 U,因为破伤风的发病有一潜伏期,对尽早注射有预防作用,但其作用短暂,有效期为10 d左右。因此对深部创伤,潜在厌氧菌感染可能的患者,可在1周后追加1次量。②注射人体破伤风免疫球蛋白(TIG);人体破伤风免疫球蛋白由人体血浆中免疫球蛋白提纯而成,效能>TAT 10倍以上,无过敏反应,注射后被动免疫可持续3~4周,剂量为250 U,做深部肌内注射。

3.加强劳动保护　防止木刺伤、锈钉刺伤及其他可能引起破伤风的损伤。要正确处理深部感染如化脓性中耳炎等,避免不洁接产,以防止新生儿破伤风及产妇产后破伤风等。

二、气性坏疽

气性坏疽通常指由梭状芽孢杆菌所致的以肌坏死或肌炎为特征的急性特异性感染。

【病因和病理】

1.梭状芽孢杆菌　为革兰氏染色阳性的厌氧芽孢杆菌,芽孢抵抗力非常强。已知梭状芽孢杆菌有多种,引起本病的主要是产气荚膜杆菌、水肿杆菌、腐败杆菌和溶组织杆菌等,常为多种细菌的混合感染。致病因素主要与其产生的外毒素及酮有关。

2.伤口　缺血、缺氧的伤口更有利于其生长繁殖。

3.机体抵抗力　梭状芽孢杆菌广泛存在于泥土和人畜粪便中,故容易侵入伤口,但是是否致病,还与机体的抵抗力有关。

【护理评估】

(一)健康史

了解患者的病史及诊治经过。

(二)身体状况

1.潜伏期　发病一般在伤后1~4 d,最短6~8 h,长可达5~6 d。

2.发作期

(1)症状　①疼痛:患部出现"胀裂样"剧痛,止痛剂不能奏效;②肿胀:患处肿胀明显,肿胀与创伤所能引起的程度不呈比例,并迅速向上下蔓延;③全身症状:可发生溶血性贫血、黄疸、血红蛋白尿、高热、脉速、呼吸急促、出冷汗等中毒症状,全身情况可在12~24 h内全面迅速恶化。

(2)体征　伤口中有恶臭的浆液性或血性渗出物,可渗湿厚层敷料,当移除敷料时可见气泡从伤口中冒出。伤口内肌肉坏死,红砖色,失去弹性,切面不可出血;伤口周围皮肤表现为水肿、发亮,很快变为紫红、紫黑,并出现大小不等的水疱。皮下组织积气,可有捻发音。

（三）辅助检查

1.实验室检查 由于溶血毒素的作用,红细胞计数和血红蛋白降低,白细胞计数增加。上口渗液涂片检查可见大量革兰氏阳性梭状芽孢杆菌,同时可行渗出物细菌培养。

2.X 射线检查 显示伤口肌群间有气体。

【处理原则】

预防的关键是尽早彻底清创,包括清除失活、缺血的组织、去除异物。对深而不规则的伤口充分敞开引流,避免无效腔存在,对疑有气性坏疽的伤口,可用 3% 过氧化氢或1：1 000 高锰酸钾等溶液冲洗、湿敷。治疗越早越好,可以挽救患者的生命,减少组织的坏死或截肢率。

1.急症清创 术前静脉滴注大剂量青霉素、输血等。准备时间应尽量缩短。清创范围应达正常肌组织,切口敞开、不予缝合。如整个肢体已广泛感染,应果断进行截肢,以挽救生命。如感染已部分超过关节截肢平面,其上的筋膜腔应充分敞开,术后用氧化剂冲洗、湿敷,经常更换敷料,必要时还要再次清创。

2.应用抗生素 首选青霉素,常见产气荚膜梭菌对青霉素大多敏感,但剂量需大,每日应在 1 000 万 U 以上。大环内酯类(如琥乙红霉素、麦迪霉素等)和硝咪唑类(如甲硝唑、替硝唑)也有一定疗效。

3.高压氧治疗 提高组织间的含氧量,造成不适合细菌生长繁殖的环境,可提高治愈率减轻伤残率。

4.全身支持疗法 包括输血,纠正水、电解质失衡,营养支持与对症处理等。

【护理诊断/问题】

1.疼痛 与局部组织创伤、炎症刺激及肿胀有关。

2.组织完整性受损 与细菌感染组织坏死和毒素吸收有关。

3.体温过度 与组织感染、坏死有关。

4.悲伤 与失去部分组织、截肢有关。

5.潜在并发症 感染性休克。

【护理措施】

1.疼痛护理 疼痛剧烈者,遵医嘱给予麻醉镇痛剂或采用自控镇痛泵。对截肢后出现幻觉疼痛者,应给予耐心解释,解除其忧虑和恐惧。

2.监测病情变化 观察伤口和生命体征的变化,预防并发症的产生。警惕感染性休克的发生。如已发生感染性休克,按休克护理。

3.控制感染,维持正常体温 动态观察和记录体温、脉搏等变化,高热者给予物理或药物降温。遵医嘱应用抗菌药物。

4.伤口护理　对开放或截肢后敞开的伤口,应用3%过氧化氢溶液冲洗、湿敷,及时更换伤口敷料。

5.防止交叉感染　参见破伤风患者的护理。

6.心理护理　①截肢前:对需要截肢的患者,向患者及家属解释手术的必要性和可能出现的并发症,使患者及家属能够接受截肢的现实;②截肢后:耐心倾听患者诉说,安慰并鼓励患者正视现实,介绍一些已经截肢的患者与之交谈,使其逐渐适应自身形体变化和日常活动。

【健康指导】

指导患者对患肢进行自我按摩及功能锻炼,以便尽快恢复患肢的功能。对伤残者,指导其正确使用假肢和适当训练。帮助其制订出院后的康复计划,使之逐渐恢复自理能力。

 临床案例分析

陈先生,32岁,因头晕、头痛、咀嚼无力3 d,张口困难1 d就诊。经询问得知陈先生10 d前旅游时右脚曾被生锈的铁钉刺伤,伤口较深,当时只做简单包扎止血,未做其他处理。查体:神志清、牙关紧闭、苦笑面容、颈项强直、全身肌群阵发性痉挛。初步诊断为"破伤风"。

请问:①如何为陈先生安置病室? ②为避免诱发陈先生抽搐发作,实施护理操作应注意哪些问题?

(王　彦)

 章节练习

一、单项选择题

1.急性感染一般病程在(　　)

A.1周　　　　　　　　　　　　　B.2周

C.3周　　　　　　　　　　　　　D.1个月

E.2个月

2.皮肤的多个相邻毛囊和皮脂腺的急性化脓性炎症称(　　)

A.痈　　　　　　　　　　　　　　B.疖

C.丹毒　　　　　　　　　　　　　D.急性淋巴管炎

E.急性蜂窝织炎

3.口底、颌下及颈部蜂窝织炎最严重的后果是(　　)

A.全身感染　　　　　　　　　　　B.发热

C.呼吸困难、窒息　　　　　　　　D.吞咽困难

E. 化脓性脑膜炎

4. 破伤风患者最早发生强直性收缩的肌肉是(　　)

  A. 咀嚼肌 　　　　　　　　　　B. 背腹肌

  C. 颈项肌 　　　　　　　　　　D. 四肢肌群

  E. 膈肌

5. 预防气性坏疽最重要的措施是(　　)

  A. 污染伤口的彻底清创 　　　　　B. 注射气性坏疽抗毒血清

  C. 高压氧治疗 　　　　　　　　　D. 输入新鲜血

  E. 大量使用抗生素

二、简答题

1. 请简述感染的转归过程。

2. 请简述控制破伤风患者痉挛的护理措施。

答案:1. C 　2. A 　3. C 　4. A 　5. A

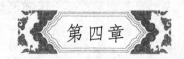

第四章

损伤患者的护理

学习目标

1. 掌握创伤和烧伤患者的护理措施;掌握毒蛇咬伤后的急求原则和措施。
2. 熟悉创伤和烧伤、冷伤患者的症状体征。
3. 了解创伤、烧伤、冷伤患者的处理原则以及观察指标。
4. 运用所学知识,为创伤及烧伤患者进行健康指导。

损伤(injure)是各种致伤因子作用于人体,造成组织结构破坏和生理功能障碍统称为损伤。按照引起损伤的原因可以分为以下几类。①机械性损伤:又称创伤,为损伤最常见的原因;②物理性损伤;③化学性损伤;④生物性损伤:除可引起局部机械性损伤外,还可经伤口带入毒素和致病微生物。

第一节 创 伤

创伤(trauma)为机械因素加于人体所造成的组织或器官的破坏。创伤一词的外延不如损伤一词广泛,多见于工伤、自然灾害、交通事故和战伤等。

【病因及分类】

1. 按照损伤处皮肤或黏膜完整性分类

(1)闭合性创伤 损伤处皮肤或黏膜完整性保持良好,无开放性伤口,常伴有深部器官损伤。包括挫伤,扭伤,挤压伤,挤压综合征,爆震伤(冲击伤)。

(2)开放性创伤 受伤部位皮肤或黏膜完整性遭到破坏,深部组织经伤口与外界相通。开放性伤口包括擦伤,刺伤,切割伤,裂伤,撕脱伤,火器伤。

2. 按受伤部位分类 颅脑伤,胸部伤,腹、骨盆、脊柱脊髓和四肢伤等。

【病理生理】

1. 伤口修复过程 伤口的愈合是通过结缔组织修复、伤口收缩和上皮再生而实现的,包括三期:①炎症反应期;②组织增生期;③组织塑形期。

2.影响伤口愈合的因素 主要是全身因素和局部因素。

【护理评估】

(一)健康史

应询问病史及了解诊治经过。

(二)身体状况

1.局部表现 一般均有疼痛、肿胀、瘀斑和功能障碍,开放性创伤者还可见伤口出血合并重要的神经、血管及内脏损伤等表现。

2.全身反应

(1)发热 一般在38 ℃左右;继发感染,患者将出现高热。

(2)全身炎症反应综合征(SIRS) SIRS 必须具有以下两项或两项以上的体征:①体温>38 ℃或<36 ℃;②心率>90 次/min;③呼吸>20 次/min 或 $PaCO_2$<32 mmHg;④白细胞数>12.0×10^9/L 或<4.0×10^9/L 或幼稚细胞>10%。SIRS 不一定由致病菌引起,严重创伤等非感染因素也可诱发。

(3)其他 因失血、失液,患者可有口渴、尿少、疲倦、失眠等。

(4)并发症 常见有化脓性感染和创伤性休克(TAT、MOSF);SIRS 严重者可致多器官功能障碍综合征(MODS)。

【辅助检查】

1.实验室检查 血常规和血细胞比容检查可了解失血情况及感染情况;尿常规可提示泌尿系统有无损伤;血气分析和电解质化验可了解体液平衡失调状况。

2.穿刺及导尿检查 胸腹腔穿刺检查可判断内脏受损破裂情况;导尿检查可帮助诊断尿道、膀胱损伤。

3.影像学检查 X 射线、CT、MRI 是损伤患者常用的检查方法。

【护理措施】

(一)急救护理

急救原则:第一抢救生命,第二恢复功能,第三顾全解剖完整性。

1.抢救生命 迅速抢救至安全处,行紧急现场急救。

2 呼吸、循环支持 维持呼吸道通畅。

3.包扎伤口及止血带应用 上肢扎在上臂的上 1/3 处,下肢扎在大腿的中上部近腹股沟处。成人上肢 40 kPa,下肢 60～90 kPa;小儿上肢 20 kPa,下肢 40 kPa。40～60 min 松开 3 min。

4.包扎封闭体腔伤口 休克、气胸等抢救。

5.其他　妥善固定骨折,稳妥转运患者。预防感染,预防破伤风。

(二)软组织闭合性损伤的护理

1.一般护理　抬高患肢15°~30°、包扎固定、局部制动;高热量、高蛋白、高维生素、易消化饮食;必要时遵医嘱静脉营养及补液。

2.病情观察　注意局部症状、体征的演变;密切观察生命体征的变化;了解深部组织器官损伤情况。

3.治疗配合　①小范围软组织创伤24 h内给予局部冷敷、24 h后热敷和理疗。②对血肿较大者,应在无菌操作下穿刺抽吸,并加压包扎。③必要时可遵医嘱外敷中西药物,以消肿止痛。④病情稳定后,可指导患者配合理疗、按摩和功能锻炼,促进功能恢复。

(三)软组织开放性损伤的护理

软组织开放性损需要进行清创术和换药。

【清创和换药】

伤口护理的主要内容是清创和换药,清除开放伤口内的异物,切除坏死、失活或严重污染的组织、缝合伤口,使污染伤口变为清洁伤口,使开放伤口变为闭合伤口,尽量达到一期愈合,有利受伤部位的功能和形态恢复;清创后放置或去除引流物,更换敷料和包扎等,这一过程称为换药,也称为更换敷料或上药。

(一)清创术及其护理

1.术前准备　备皮、药物过敏试验、配血、输液、局部X射线摄片检查,准备手术器械和消毒用品等。

2.清创术步骤　①选择体位和麻醉方式;②清洗消毒伤口:等渗盐水、3%过氧化氢溶液交替冲洗伤口;③清创:检查伤口,去除异物、血块,清洗伤口;④修复组织:一期缝合;⑤包扎:保护伤口、减少污染、固定敷料。

3.术后病情观察　注意观察生命体征的变化,警惕活动性出血等情况的发生;观察伤口情况;注意伤肢末梢循环情况。

4.治疗配合　①防治感染:注射破伤风抗毒血清;②防治休克:按医嘱给予输液、输血;③伤口护理:保持敷料干燥,及时换药、抬高患肢、适当制动;④功能锻炼:促进功能恢复和预防并发症。

(二)换药及其护理

进一步观察清创缝合处理后的伤口、延期处理的开放性创伤、软组织感染切开引流、手术切口感染等,由于局部组织病理反应,使创面出现渗液、化脓、坏死或组织缺损等,应予适当处理。

1.换药目的　观察伤口,去除坏死组织,清洁创面,引流通畅,促进组织生长。

2.换药原则　无菌原则,清除失活坏死组织,保持、促进肉芽生长,促进伤口愈合。

3.常见伤口的处理

（1）清洁伤口用碘伏消毒，刺激小，效果好；对于清洁、新生肉芽创面，还可加用凡士林油纱覆盖以减轻换药时患者的痛苦，并减少组织液渗出、丢失。

（2）血供丰富，感染机会小的伤口可用生理盐水简单湿润一下，无菌辅料包扎即可。

（3）对于有皮肤缺损的伤口，缺损区用盐水反复冲洗，周围可用碘伏常规消毒，消毒后，用盐水纱布或凡士林纱布覆盖，盐水纱布有利于保持创面的新鲜、干燥，凡士林纱布有利于创面的肉芽生长。

（4）感染或污染伤口的护理原则是引流排脓，必要时拆开缝线，扩大伤口，彻底引流，伤口内用双氧水和生理盐水反复冲洗，有坏死组织的应给予清创，也可以用抗生素纱布填塞伤口内，伤口的周围最好用碘酒 2 遍、乙醇 3 遍脱碘消毒。

（5）压疮、化脓性骨髓炎等感染伤口：碘伏消毒创口周围，而创口以双氧水、生理盐水冲洗，庆大霉素敷料覆盖。

（6）开放性骨折行外固定的患者换药原则是首先碘伏消毒（同时清理切除坏死组织），其次使用双氧水消毒，然后生理盐水冲洗，最后呋喃西林填塞覆盖创面，等待其肉芽生长，行游离皮瓣覆盖。

（7）久溃不愈的伤口，可以采用中药换药，通常早期用八二丹或九一丹红油膏，拔腐去脓，后期用生肌散红油膏收口，效果良好。

 临床案例分析

患者车祸导致左下肢、骨盆等处损伤，伤后约 30 min 由 120 送往医院就诊，左侧大腿中部扎有止血带，左小腿中断开放性双骨折，软组织大片挫裂伤，伴出血。患者面色苍白、痛苦状，诉头晕、眼黑，盆部及左下肢疼痛无法活动。测血压 80/50 mmHg，脉率130 次/min。

请问：①该患者需要哪些急救措施？②应该做哪些重要检查？病情观察注意哪些重要内容？③如何准备清创手术？

第二节　烧　伤

烧伤（burn）是由热力（火焰、热水、蒸汽及高温金属）、电流、放射线以及某些化学物质作用于人体所引起的局部或全身损害，其中以热力烧伤最为常见。

【临床分期及病理生理】

临床上根据烧伤创面引起全身病理生理变化的阶段性，一般将烧伤病程经过分为急性液渗出期（休克期）、感染期、修复期。各期之间紧密关联并互相重叠，并非截然分开。

【护理评估】

(一)健康史

了解受伤时的情况及诊治经过。

(二)身体状况

通过对烧伤程度、烧伤病程的估计,全面了解患者的身体状况、并发症发生的可能性和危险性、病情的严重性和预后。

1.烧伤面积的计算　九分法:头颈部9%,双上肢9%×2,躯干部9%×4,双下肢9%×4,会阴部1%。

2.烧伤深度的计算

(1)Ⅰ度烧伤　伤及表皮浅层。表面红斑状、干燥、烧灼感,3~7 d脱屑痊愈,短期内有色素沉着,不留瘢痕。

(2)Ⅱ度烧伤　又分为浅Ⅱ度烧伤:伤及表皮的生发层及真皮乳头层。局部红肿明显,疼痛剧烈,有大小不一的水疱,疱壁较薄,内含淡黄色澄清液体,水疱皮剥脱后创面红润、潮湿,2周左右愈合,不留瘢痕。深Ⅱ度烧伤:伤及真皮层,可有小水疱,疱壁较厚、基底苍白与潮红相间、湿润,痛觉迟钝,3~4周愈合,愈后留瘢痕。

(3)Ⅲ度烧伤　又称焦痂型烧伤,患处呈皮革状黑色焦痂或苍白,可有流液现象。由于大部分神经末梢损毁,局部无疼痛感觉;Ⅲ度烧伤因皮肤及其附件已全部烧毁,无上皮再生来源,必须靠植皮而愈合。

3.烧伤严重程度的分级　轻度烧伤:总烧伤面积<10%,无Ⅲ度烧伤;中度烧伤:总烧伤面积10%~29%,Ⅲ度烧伤<5%;重度烧伤:总烧伤面积30%~49%,Ⅲ度烧伤5%~14%;特重烧伤:总烧伤面积>50%,Ⅲ度烧伤>15%。

4.小儿烧伤程度判断　小儿由于生理上的特点,休克、全身性感染的发生率和病死率明显高于成人:小儿烧伤面积的估计:头颈为9+(12-年龄);下肢为46-(12-年龄)。躯干和上肢与成人的面积估计方法相同。

【辅助检查】

1.实验室检查　较严重的烧伤可发生血管内凝血、红细胞破坏,故患者有红细胞、血红蛋白减少及血红蛋白尿;感染时白细胞、中性粒细胞百分率明显增高;分解代谢增强、肾功能损害,可引起尿素氮变化。

2.影像学检查　X射线胸片检查有助于了解肺部有无损伤及感染。

3.其他　尿量可了解全身血容量及肾功能状况。检查血中电解质、血气分析了解有无水、电解质和酸碱平衡紊乱。

【护理措施】

(一)现场急救护理

1.迅速脱离热源。

2.抢救生命 首先处理窒息、心搏骤停、大出血、休克、开放性或张力性气胸等危急情况;创面的早期护理。

3.预防休克 稳定患者情绪、镇静和止痛,尽早实施补液。

4.保护创面 暴露的体表和创面立即用无菌敷料或干净床单覆盖包裹。

5.尽快转运 大面积烧伤早期应避免长途转运,待病情平稳后再转运。途中应建立静脉输液通道,保持呼吸道通畅。

6.心理护理 给予心理支持,增强患者的信心。

(二)处理原则

1.早期及时输液,维持呼吸道通畅,积极纠正低血容量休克。

2.深度烧伤组织是全身性感染的主要来源,应早期切除,自、异体皮移植覆盖。

3.及时纠正休克,控制感染,维护重要脏器功能,防治多系统器官功能衰竭。

4.重视形态、功能的恢复。

(三)烧伤患者的补液护理

急性渗出期(休克期)的补液治疗:

1.早期补液 方案第一个 24 h 补液量=体重(kg)×烧伤面积(%)×1.5(小儿1.8)mL,晶体∶胶体=2∶1;第二个 24 h 补液量为第一个 24 h 计算量的一半。第三个 24 h 补液量根据病情变化决定。每日另外要补充生理需水量 2 000 mL。

2.液体的种类与安排 补液原则是先晶后胶、先盐后糖、先快后慢、胶晶液体交替输入。

3.补液疗效 观察尿量、中心静脉压及生命体征等。

(四)创面护理

1.早期清创 患者休克基本控制后,在良好的麻醉和无菌条件下应尽早进行简单清创。清创顺序一般自头部、四肢、胸腹部、背部、会阴部进行。浅Ⅱ度创面的完整水疱予以保留,已破损、撕脱及深度创面上的水疱予以去除。然后再进一步处理。

2.包扎疗法 适用于四肢Ⅰ度、Ⅱ度烧伤。每日检查有无松脱、臭味或疼痛;注意肢端末梢循环情况;敷料浸湿后及时更换;注意抬高患肢,保持关节各部位尤其手部的功能位和髋关节外展位。

3.暴露疗法 适用于Ⅲ度烧伤、特殊部位(头面部、颈部、会阴部)及特殊感染(铜绿假单胞菌、真菌)的创面、大面积创面。病房应具备以下条件:室内清洁,有必要的消毒和隔离条件;室温 28~32 ℃,湿度 60%~70%;便于抢救治疗。

4.烧伤体位的护理　纠正不良的舒适体位(如握拳位),维持并固定肢体于功能位。如颈部烧伤应取后伸位,四肢烧伤取伸直位,手部固定在半握拳的姿势且指间垫油纱以防粘连。

【健康指导】

1.避免用热水和刺激性强的肥皂刺激愈合的创面,避免阳光直射,局部发痒时不能用手抓挠。

2.及时指导　患者进行相应部位的功能性锻炼,以主动运动为主,辅助运动为辅,改善瘢痕挛缩和肌肉萎缩造成的躯体功能障碍。

3.心理-社会状况评估　患者预后适应工作和生活自理能力。

第三节　冷　伤

机体遭受低温侵袭所引起的局部或全身性损伤称冷伤(coldinjury)。当身体较长时间处于低温和潮湿刺激时,就会使体表的血管发生痉挛,血液流量因此减少,造成组织缺血缺氧,细胞受到损伤,尤其是肢体远端血液循环较差的部位,如手指、脚趾。

冷伤分冻结性冷伤和非冻结性冷伤两大类。

1.非冻结性冷伤　由10 ℃以下至冰点以上的低温加以潮湿条件所造成,包括冻疮、战壕足、浸渍足(手)等。

2.冻结性冷伤　由冰点以下的低温所造成,包括局部冻伤或全身冻伤(又称冻僵)。

【病因】

1.气候因素　寒冷的气候,包括空气的湿度、流速以及天气骤变等。潮湿和风速都可加速身体的散热。当手指、脚趾、耳朵、鼻子等长时间暴露在冰冷或恶劣的气候环境中,或者接触冰雪,因而产生皮肤或皮下组织冻结伤害。

2.局部因素　如鞋袜过紧、长时间站立不动及长时间浸在水中均可使局部血液循环发生障碍,热量减少,导致冷伤。

3.全身因素　如疲劳、虚弱、紧张、饥饿、失血及创伤等均可减弱人体对外界温度变化调节和适应能力,使局部热量减少导致冷伤。

【临床表现】

局部冷伤多见于末梢暴露部位,如手、脚、耳郭、鼻尖等处,患处刺痛并逐渐发麻、皮肤感觉僵硬,呈现苍白或有蓝色斑点、患处移动困难或迟钝。根据损伤程度和表现,临床上可将其分为四度。

1.一度冷伤　损伤深度达皮肤浅层,表现为瘀斑、轻度肿胀、局部麻木、痒痛。

2.二度冷伤　损伤皮肤全层,瘙痒或灼痛,局部出现水疱,肿胀明显。

3.三度冷(冻)伤　深达皮下组织,早期出现水肿和大水疱,相继皮肤由苍白变为蓝色或黑色而发生坏死,局部感觉丧失。

4.四度冷(冻)伤　伤及肌肉或骨骼,局部发生干性或湿性坏疽,创周肿胀并可有水疱,知觉完全丧失,常伴有畏冷发热等全身症状。2周后坏死组织分界线形成,坏死组织脱落形成肉芽创面,不易自行愈合,常需植皮和截肢。

【护理措施】

针对不同程度的冷伤其救护方法也有差别。

1.一度冷伤　可让患者主动活动,并按摩受冷部位,促进血液循环。可以用辣椒、艾蒿、茄杆煮水熏洗、浸泡,再涂以冻疮膏即可。

2.二、三度冷伤　应尽快脱离低温环境,保暖、促进肢体复温,不可用雪擦、火烤或温水浸泡,否则会加重冻伤。

3.二度冷伤的水疱　可在消毒后刺透,使黄水流出再包扎,伤口已破溃者按感染伤口处理。

4.全身体温过低的伤员　为促进复温,可采用全身浸浴法,浴水温度保持35～42℃;给予冷伤患者热饮料及止痛治疗。

5.严重冻伤的治疗方法

(1)对于全身冻僵者,要迅速复温。先脱去或剪掉患者湿冷的衣裤,在被褥中保暖,也可用25～30℃的温水进行淋浴或浸泡10 min左右,使体温逐渐恢复正常。但应防止烫伤。冻伤的肢体应迅速在温水中使之温暖,水的温度不超过40.5℃,避免烫伤失去知觉的组织。

(2)若下肢冻伤但需步行去医院时,不要解冻。外伤(如行走)可进一步加重解冻组织的损害,被冻的时间越长,对以后组织的损害越大。若受冻部分不立即解冻,则应轻轻地清洁,保持干燥,用无菌绷带保护,直至温暖解冻,这种较为稳定的办法是可行的。

(3)预防感染很重要,干性坏疽感染较轻。但湿性坏疽,浸泡时会增加感染的机会;要应用抗生素、破伤风类毒素等。

(4)温暖后,肢体应保持干燥,暴露于暖空气中,尽可能做到无菌。大多数患者有脱水和血液浓缩;应口服或静脉滴注补液,并恢复电解质到正常水平。治疗目标是恢复血液循环,使细胞损害减至最小。

【健康指导】

1.冷伤后,不宜用热水温暖或用火烘烤,因为被冻伤的组织先发生血管收缩,而后出现血管痉挛,阻碍血液流通。当用火去烤冻伤处,或者用热水去烫,表面的血管扩张,而深部的血管仍处于痉挛状态。由于血液回流不畅,皮下组织缺氧,代谢产物不能排出,会使冷伤加重,甚至发生溃烂。

2.局部冻伤之后,用手揉搓或慢慢加温为宜。禁用冷水浴、用雪擦或者捶打等方法。

3.在冻伤的急性期,避免伤肢运动。急性炎症一旦消散,应尽早活动指(趾)关节,防止关节僵直,有助于肌张力恢复,保护肌肉和韧带的灵活性。

4.冻伤处皮肤瘙痒,但不能用手抓搔,否则易使表皮破溃感染。

5.重伤员应注射破伤风类毒素,预防破伤风发生。

6. 在温暖的环境中可给患者少量热酒,促进血液循环及扩张周围血管。但寒冷环境中不宜饮酒,以免增加身体热量丢失。

（刘苗生）

章节练习

1. 伤后 12～24 h 的污染伤口应（　　）

A. 清创后一期缝合　　　　　　　　　B. 清创后湿敷

C. 清创后暴露　　　　　　　　　　　D. 清创后一期缝合加橡皮片引流

E. 按感染伤口处理

2. 关于清创术哪项有错（　　）

A. 一般在伤后 6～8 h 内进行

B. 清除污物,切除失活组织,彻底止血

C. 对伤后 12 h 以内伤口,经彻底清创,可一期缝合

D. 对污染重的伤口,清创后可延期缝合

E. 对颜面部创伤口,超过 24 h,不考虑清创缝合

3. 烧伤休克期造成休克的主要原因是（　　）

A. 大量红细胞丧失　　　　　　　　　B. 大量水分蒸发

C. 大量体液从血管渗出　　　　　　　D. 疼痛

E. 败血症

4. 有关损伤的急救和转运,下列哪项是错误的（　　）

A. 外露骨折断端应及时复位

B. 开放性伤口用无菌纱布覆盖,缠上绷带

C. 四肢动脉大出血时可上止血药

D. 脊柱骨折的伤员必须卧板床

E. 已明确无颅脑及腹部内脏损伤而剧痛的患者,可注射止痛剂

5. 按急救顺序对机械性损伤患者最先采取的措施是（　　）

A. 重点检查　　　　　　　　　　　　B. 抢救生命

C. 包扎伤口　　　　　　　　　　　　D. 输血、止血

E. 固定和搬运

答案:1. D　2. E　3. C　4. A　5. B

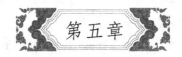

第五章

肿瘤患者的护理

学习目标

1. 掌握肿瘤患者的临床表现、护理评估重点、常见护理诊断、护理措施、健康指导及肿瘤持续状态的抢救配合与护理。

2. 熟悉肿瘤的概念、病因及诱因。

3. 了解肿瘤的辅助检查、治疗要点。

4. 运用所学知识,结合病情及病史对肿瘤患者进行护理评估,制订护理计划。

肿瘤是机体细胞在不同始动因素长期作用下,发生过度增值及异常分化所形成的新生物。一旦形成肿瘤后,病变不会因为病因的消失而停止发展,而是不受生理调节无限制的增长并破坏周围正常组织。恶性肿瘤是目前最常见的死亡原因之一。

【病因】

1. 外源性(致癌因素)　环境因素(物理、化学、生物)、不良生活习惯、慢性刺激与炎症(癌前病变)。

2. 内源性(促癌因素)　遗传因素、内分泌因素、免疫因素、心理-社会因素。

【病理】

1. 分类　根据恶性程度分为3种。

(1)良性肿瘤　良性肿瘤的瘤细胞在形态和功能上接近于相应组织的正常细胞,肿瘤多呈缓慢、膨胀性生长,压迫周围的正常组织,可以形成包膜,所以分界清楚,患者常出现压迫和阻塞等症状,但瘤细胞不会形成转移,因此,良性肿瘤大多数可被完全切除而不复发,对人体危害较小。

(2)恶性肿瘤　恶性肿瘤生长较快,呈浸润性破坏性生长,可破坏所在器官,并发生转移而危及生命。

(3)交界性肿瘤　分化基本正常但可浸润性生长,切除后易复发,可出现转移,生物学行为介于良性与恶性之间。

2.分化程度　所有恶性肿瘤根据细胞的分化程度又可以分为高、中、低分化3个等级,分化越低,恶性程度越高,越容易发生转移。

3.一般恶性肿瘤的发展　经历3个阶段癌前期(10年)、原位癌(3~5年)、浸润癌。

4.恶性肿瘤转移方式恶性肿瘤不仅向周围侵犯,而且还可以经过多种方式向远处转移:直接蔓延、淋巴转移、血行转移及种植性转移。

5.恶性肿瘤临床分期　国际上对恶性肿瘤的临床分期采用TNM分期法:T代表原发肿瘤,N代表淋巴结,M为远处转移,根据肿块大小、浸润程度在字母后标以数字0~4,表示肿瘤的发展程度。

【治疗】

良性肿瘤完整切除、交界性肿瘤必须彻底切除;恶性肿瘤常采用以手术为主的综合治疗,方法有:早期手术切除原发灶为主的根治手术;部分晚期肿瘤可以行姑息手术;中期手术辅以局部放疗及全身化疗或内分泌治疗等;晚期则主要是支持治疗。

(一)手术治疗

早期手术切除是肿瘤治疗的最主要和有效方法,手术治疗的目标是无瘤原则,即要把肿瘤及其可能侵犯的组织完整切除,不遗留任何肿瘤细胞。

1.预防性手术　对于那些有潜在恶性趋向的疾病和癌前病变做相应的切除术,以期防止癌症发生。

2.诊断性手术　细针吸取、针穿活检、咬取活检、切取活检、切除活检。如果临床上拟诊为黑色素瘤时,都不应做针穿、咬取或切取活检,应该在准备彻底切除时做切除活检。

3.治愈性(根治性)手术　治愈性手术是以彻底切除肿瘤为目的。凡肿瘤局限于原发部位和邻近区域淋巴结,或肿瘤虽已侵犯临近脏器但尚能与原发灶整块切除者皆应施行治愈性手术。治愈性手术最低要求是切缘在肉眼和显微镜下未见肿瘤。

4.姑息性手术　晚期癌瘤已失去手术治愈的机会,但在许多情况下,为了减轻症状、延长寿命,或为下一步其他治疗创造条件,可采用各种姑息性手术。

5.远处转移癌和复发性癌瘤切除术　转移癌瘤和复发癌瘤手术效果比较差,必须与其他治疗配合进行。

6.重建与康复手术　为了提高肿瘤病者的生存质量,重建和康复手术越来越受到重视。由于外科技术特别是显微外科技术的进步,使肿瘤切除后的器官重建有很大的进展。头面部肿瘤切除术后常用血管皮瓣进行修复取得成功。舌再造术、口颊和口底重建、肛门再造使患者生活质量大大提高。

(二)化学药物治疗

化学药物治疗简称化疗,即用化学合成药物对肿瘤进行全身性治疗,在预防和消除肿瘤远处转移方面优于手术和放疗,化疗是目前治疗肿瘤及某些自身免疫性疾病的主要手段之一,但在治疗中,患者普遍有明显的恶心、呕吐等副作用。

1. 常用药物　细胞毒类;抗代谢类、抗生素类、生物碱类、激素类等。

2. 给药方式　全身性用药和局部用药(外用、介入)。

3. 化疗方法　按化疗的剂量和疗程分为常规疗法(一般每周期用药 5 d,休息 3 周,然后开始下一个周期,连续 6 个周期)、大剂量冲击疗法(一次大剂量,临床很少用)。化疗药物的细胞毒作用常伴有不同程度的组织脏器损伤和恶病质现象,导致患者生存质量下降,甚至因不能耐受而被迫中止治疗。

(三)放射线治疗

用放射线(如放射性同位素产生的 α、β、γ 射线、中子、质子和各类 X 射线)治疗癌症。可以分为全身照射、局部照射和体内放疗等多种方式。

(四)生物治疗

生物治疗涉及一切应用生物大分子进行治疗的方法,包括细胞素治疗、抗细胞素治疗、免疫保护治疗、毒素导向治疗、单克隆抗体治疗、寡核苷酸药物治疗、基因治疗及基因疫苗治疗等。

(五)其他治疗

如内分泌治疗、热疗、冷冻疗法和中医中药治疗等。

【预防】

肿瘤的预防分为三级:一级预防是指采用有效措施,减少或消除各种致癌因素对人体产生的致癌作用;二级预防是指利用普查和早期诊断的方法,发现早期恶性肿瘤,进行早期治疗,取得良好疗效;三级预防是指在治疗恶性肿瘤时,设法预防复发和转移,防止并发症和后遗症。

【护理评估】

(一)健康史

询问患者病史及诊治经过。

(二)身体状况

1. 局部表现　可有肿块、疼痛、梗阻、溃疡、出血或转移症状等。

2. 全身表现　早期多无明显的全身症状,恶性肿瘤中晚期患者常出现非特异性的全身症状,如贫血、低热、消瘦等,发展至全身衰竭时可表现为恶病质。

(三)辅助检查

1. 常规检查　血、尿、大便以及血沉等。

2. 肿瘤标记物　血清学肿瘤标记物包括酶类、激素等,免疫学肿瘤标记是通过已知抗体检查体内是否存在某种肿瘤产生的相关物质。

3. 影像学检查 X 射线、CT 扫描、超声显像,造影、ECT、MRI 等。

4. 内镜检查 食管镜、支气管镜、膀胱镜、阴道子宫镜等。

5. 病理学检查 通过对细胞和组织的观察确定肿瘤性质,是目前确定诊断的最可靠方法。

【护理诊断】

1. 恐惧 与惧怕癌症,对治疗和预后的忧虑,害怕在短期内死亡等。

2. 营养失调 与食欲减退、放化疗后副作用、手术禁食等都可造成营养缺乏。

3. 疼痛 与肿瘤侵犯邻近神经干或神经末梢等因素有关。

4. 潜在并发症 与放射性皮炎、食管炎、膀胱炎、急性肾衰等损害有关。

【护理措施】

(一)一般护理

给予高蛋白、高糖类、高维生素,清淡、易消化的饮食;鼓励多饮水,保证 2 500 mL/d 以上;必要时输血或白蛋白。

(二)疼痛护理

肿瘤疼痛是常见症状之一,特别是肿瘤晚期难以控制的疼痛,对肿瘤患者威胁很大。止痛护理可分为药物镇痛护理和非药物镇痛护理。

(三)放疗护理

1. 放疗患者感染的预防 病室通风和空气消毒;监测体温及白细胞计数。放疗前要做好定位标志,放疗前后患者应静卧 30 min;减少活动、多休息,逐渐增加日常活动量。

2. 防止皮肤、黏膜损伤 保护照射野皮肤;穿棉质、柔软、宽松内衣并勤更换;避免各种刺激;凡是潮湿不透风的部位,放疗引起的皮肤反应多较重。

3. 脏器功能障碍的预防和护理 观察照射器官的功能状态变化,若发现严重不良反应时,应暂停放疗。

(四)化疗护理

1. 药物漏渗血管外 可表现局部皮下或深部组织红肿、疼痛,甚至坏死、溃疡,可经久不愈。

2. 避免血栓性静脉炎 化疗前应为患者长期治疗考虑,使用血管一般由远端向近端,由背侧向内侧,左右臂交替使用。

3. 胃肠道反应及护理 大多数患者在用药后 3~4 h 出现厌食、恶心、顽固性呕吐、腹痛、腹泻,出现反应的时间、程度与患者体质有关。临床常采取下列措施以改善反应症状:调节饮食。

4.骨髓抑制及护理　应定时为患者进行血细胞计数和骨髓检查,每周查血常规2次,当白细胞低于$3.0×10^9/L$,血小板低于$80×10^9/L$时,停止化疗。若进一步低下,应予以保护性隔离,并采取预防并发症的措施。

(五)心理护理

进行分期心理护理。

【健康指导】

告诉患者治疗以后的3年内每3个月要复查一次,3年后每半年复查一次,5年后每一年复查一次。

 临床案例分析

李某,男性,55岁,曾做多年矿工,有20年吸烟史,主诉咳嗽,痰中带血丝1年余,加重2个月,患者1年前无明显诱因下出现咳嗽,不甚剧烈,痰少,痰中带血丝,无畏寒、高热,无胸痛,无午后潮热,无夜间盗汗。近2个月来,咳嗽咳痰症状加重,痰中带血。

请问:①恶性肿瘤的护理原则是什么？该患者最有效的治疗方法是什么？②该患者发生肺癌的危险因素有哪些？如何进行癌症的三级预防？

(刘苗生)

 章节练习

1.确诊恶性肿瘤,最重要的依据是(　　　)
　　A.症状和体征　　　　　　　　　　B.有关的化验阳性
　　C.B超检查　　　　　　　　　　　D.CT检查
　　E.病理学检查

2.关于放射疗法的护理,下列哪一项是错误的(　　　)
　　A.要了解患者以前是否接受过放射治疗
　　B.术后患者应待伤口完全愈合,全身情况基本恢复后才开始放射治疗
　　C.放射对骨髓有抑制作用,应每月检查一次白细胞和血小板
　　D.若血小板降至$80×10^9/L$时应暂停放射治疗
　　E.若白细胞,血小板下降可少量多次输新鲜血

3.恶性肿瘤化学疗法护理,下列哪一项不恰当(　　　)
　　A.若静脉给药,应从大静脉开始,以减少药液刺激
　　B.抗癌药配制药时应核对无误,注意有效期
　　C.给药途径有口服,肌内注射和静脉滴注
　　D.配制的药液必须在短时间内应用,不可久置
　　E.使用抗癌药前应了解患者血常规,肝肾功能

4.男性,50岁,直肠癌患者,发现血尿,经检查诊断为肿瘤转移,该种转移属于(　　)

  A.血行转移   B.淋巴道转移

  C.直接浸润   D.种植性转移

  E.多种渠道转移

5.女性,55岁,发现右乳肿块10 d。检查:右乳外上象限可扪及直径约5 cm肿块,质硬,与皮肤广泛粘连,固定;腋窝可扪及成串肿块淋巴结,固定。患者可能的诊断为(　　)

  A.乳房纤维腺瘤   B.乳腺癌

  C.乳腺炎   D.乳腺囊性增生

  E.乳房结核

答案:1.E　2.C　3.A　4.A　5.B

第六章

器官移植患者的护理

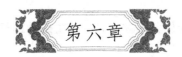学习目标
1. 掌握器官移植病护理评估要点及器官移植持续状态的护理措施。
2. 熟悉器官移植的免疫及抗排斥治疗。
3. 了解肾移植的辅助检查、适应证和禁忌证。
4. 运用所学知识,结合病情及病史对肾移植患者进行护理评估,制订护理计划。

器官移植(organ transplantation)是指通过手术的方法将某一个体的器官移植到自己体内或另一个体的体内,继续发挥原有的功能。临床上用于以替换相应生命器官因致命性疾病而丧失的功能,达到治愈目的。献出移植器官的个体称为供者,供者可以是活体或者尸体;接受移植器官的个体叫作受者。用于移植的器官叫作移植物;但是移植物移植后在受者体内会发生排斥反应。

1954年12月23日美国医生罗纳德·哈里克的第一例肾移植开创了器官移植的先河,现在医学上已经能做很多器官的移植手术。

【分类】

(一)根据移植物来源分类

1. 自体移植 以自身的细胞、组织或器官进行移植,无排斥反应,可永久存活。器官如原位植回称为再植,如断肢再植。

2. 同质移植 同卵双生的孪生兄弟,其组织器官相互移植,亦能永久存活而不产生排斥反应。

3. 同种异体移植 供体和受体属同一种,如人的组织或器官移植给另一人,短时期内可存活,但以后可能有排斥反应,使得移植物不能永久存活。

4. 异种异体 移植以不同种族动物的组织,有强烈的排斥反应,如将鸡皮移至人体上。

(二)根据解剖位置分类

1. 原位移植   移植于原来解剖部位,叫作原位移植,如原位肝移植,必须先切除原来有病的器官。

2. 异位移植   移植于其他位置则称为异位移植或辅助移植,原来的器官可以切除也可以保留。

【器官移植术前准备】

(一)供者的准备

1. 一般情况   年龄一般选择 18～60 岁的供者,无心血管、肝和肾脏疾病,无系统性红斑狼疮等免疫方面的疾病,无血液病、恶性肿瘤、结核病、全身性的感染,身体健康,能承受大手术等。

2. ABO 血型   ABO 血型抗原不仅在红细胞且在移植物的内皮细胞表达。因此,为避免超急性排异反应的发生,供者与受者的血型应当完全相同

3. 淋巴细胞毒交叉配合试验   交叉配合是指受体的血清与供体的淋巴细胞之间的配合试验,是临床移植前必须检查的项目。淋巴细胞毒交叉配合试验<10% 或为阴性才能施行肾移植。

4. 主要组织相容性系统   配型器官移植中引起排异反应的主要原因是主要组织相容性复合体不相符。在组织或器官移植中,供者与受者之间组织是否相容都是由其组织特异性决定的。

(二)受者的准备

主要包括心理准备、常规检查、免疫抑制药物的应用、预防感染和其他准备,如透析或灌肠等。

(三)病室的准备

1. 消毒隔离(层流无菌)病房。

2. 病室定期通风,保持室内干燥,不利于细菌繁殖,室内每天用食醋熏蒸消毒,或用电子灭菌灯照射 1 h。

3. 工作人员入室需换鞋、穿隔离衣,戴好帽子、口罩,避免频率出入,如有感冒,不得入室。

4. 患者所用衣、被需高压灭菌,严格无菌操作规程,做好消毒隔离,控制参观与探视人员。

5. 病房设专用药柜。

【免疫抑制治疗】

理想的免疫抑制治疗:移植物不被排斥,药物毒副作用尽可能减少。基本原则是联

合用药,药物种类包括环孢素或他克莫司、霉酚酸酯或硫唑嘌呤、皮质类固醇激素,目前应用的抗淋巴细胞药有 OKT3、舒莱等。

【排斥反应及其护理】

(一)受者对移植器官抗原的特异性免疫应答反应

1.超急性排斥反应发生于开放血流数分钟至移植后 24 h 内。

2.加速血管排斥反应多在移植后 1 周内。

3.急性排斥反应多在移植后 1 个月内。

4.慢性排斥反应发生在移植后数月至数年。

发生排斥反应要准确使用免疫抑制药物,观察体温、血压,治疗可采用 MP 静脉冲击治疗、ALG/ATG 等。

(二)排斥反应主要表现

1.突然出现寒战、高热。

2.移植物局部肿大、胀痛。

3.移植器官功能减退,如肾移植后无尿、肝移植后黄疸加深、转氨酶升高。

4.患者精神萎靡、食欲下降。

(三)排斥反应护理措施

1.为预防急性排斥反应,遵医嘱正确使用免疫抑制剂。

2.向患者介绍和解释有关排斥反应的表现及处理方法,以便早期发现,及时处理。

3.严密监测生命体征,每小时 1 次,尤其注意心电图 QRS 波低电压的表现(与使用免疫抑制剂有关)。

4.准确记录 24 h 出入水量与尿量。

5.定期抽血测定体内环孢霉素 a 的浓度(于用药前 1 h 进行),以便及时观察疗效和药物毒性反应。

6.每天抽血测定白细胞计数、T 细胞计数等,以利早发现使用免疫抑制剂的不良反应,如发现白细胞过低,通知医师对症处理,必要时可配合使用升白细胞药物。

7.术后密切观察病情,患者若有细微的情绪改变,如失眠、烦躁等症发生,均应及时通知医师,考虑是否有排斥反应发生。

8.向患者解释实施某些特殊检查的目的,以取得其配合,如心脏移植患者术后行心内膜活检,以诊断排斥反应。

9.一旦发现排斥反应,应遵医嘱积极对症处理,如镇静、镇痛、抗感染、维护各重要器官功能等,必要时做好术前准备,以便切除无功能移植物。

【其他并发症的护理】

(一)出血

为防止移植器官的血管堵塞,移植术前、术中需要用抗凝血治疗,加以抗免疫激素的使用,所以很容易发生出血,尤其是胃肠道黏膜,与抗凝药物应用有关。

1.常见的出血表现　要严密观察排泄物、体液和渗出液的颜色,检测血色素和凝血各项指标,防止出血。

2.护理措施

(1)评估引起出血的潜在因素,以便重点预防。

(2)严密监测患者血循环改变情况,如心率、血压,测量生命体征 1 次/h。

(3)注意伤口引流液的颜色及量的变化,如引流液>100 mL/h,且为血红色液体,则要注意是否有活动性出血,应通知医师及时处理。

(4)观察是否有消化道出血的表现及注射部位有无出血迹象,注意有无口、鼻出血、呕血、便血等。

(5)嘱患者术后早期勿过度活动,以免引起创口出血。

(6)为防止消化道出血,术后遵医嘱可适当应用保护胃黏膜及抗酸药物,如雷尼替丁、氢氧化铝凝胶等。

(7)准确记录 24 h 出入水量,尤其是注意尿量、尿比重的改变。

(8)如有大量活动性出血,应进行如下紧急处理:①及时通知医师。②嘱患者绝对卧床休息,减少外界不良刺激。③关心、安慰患者,稳定患者情绪,必要时给予适当镇静剂,同时各种抢救工作忙而不乱。④遵医嘱快速输液、输血,以补充血容量,防止休克。⑤遵医嘱及时使用止血药物,必要时做好手术止血的术前准备。

(二)感染

由于抗免疫反应药物的使用,可以使患者的免疫防御功能下降,很容易发生感染,大量广谱抗生素应用又使菌群失调,如肠道霉菌感染、伪膜性肠炎、口腔白念珠菌感染等。

预防和治疗感染的护理措施包括:

1.评估引起感染的危险因素,并选择性地向患者及家属宣教。

2.对移植术后患者实施保护性隔离措施。

(1)安置患者于隔离单间,有条件者入住层流净化间,以减少交叉感染的机会。

(2)病室定期通风,保持室内干燥,不利于细菌繁殖,室内每天用食醋熏蒸消毒,或用电子灭菌灯照射 1 h。

(3)工作人员入室严格无菌操作规程,做好消毒隔离,控制参观与探视人员。

3.观察并保持伤口敷料干燥,如有渗湿,及时更换。

4.保持引流通畅,定期挤压引流管,必要时负压抽吸,勿使管道扭曲、打折,及时更换引流袋,并取引流、分泌物做细菌培养。

5.各输液管道、三通接头、延长管等无菌接头不宜反复打开,以免污染。

6. 口腔护理,3 次/d,观察口腔黏膜有无异常,如发现白斑或溃疡,及时涂片寻找霉菌。

7. 鼓励患者咳嗽、咳痰,痰稠者行雾化吸入;发现呼吸急促、肺部啰音者应及时行 X 射线检查。

8. 监测生命体征 1 次/h,观察感染早期征象,正确采集标本(做细菌培养或抹片),为确定感染提供参考依据。

9. 加强营养支持,增加抗感染能力。

10. 合理使用抗生素、激素及免疫抑制剂确保疗效可靠,同时注意观察药物的不良反应,防止长时间用药产生的并发症。

【护理评估】

(一)健康史

了解受体患者的疾病史和急、慢性疾病的诊治情况,了解其身体是否符合肾脏移植。

(二)身体状况

1. 术前评估

(1)全身情况　包括发育、营养、生命体征、是否贫血等掌握体格检查结果、各器官系统的功能状态。

(2)局部　肾区有无疼痛、压痛、叩击痛以及疼痛的性质、范围、程度。

(3)辅助检查　实验室检查、影像学检查、特殊检查、咽拭子细菌培养及尿培养。

(4)身体-心理状况　由于肾移植手术不同于一般手术,免疫抑制剂药物使用,造成患者机体内环境变改变,并发症多,花费多,抑郁、悲观、消极、意志力低下等,与患者和家属沟通十分重要。

2. 术后评估

(1)术中情况　血管吻合、出血、补液、输血及尿量情况,病肾是否切除,肾植入部位等。

(2)生活护理　观察生命体征是否平稳,饮食原则是高热量、高维生素、低脂、低盐、易消化食物,多饮水。蛋白质摄入要根据移植肾的功能情况加以控制。

(3)移植肾功能　尿量、尿素氮、肌酐值变化及移植肾区局部情况。

(4)并发症观察　排斥反应及其护理是肾移植患者最关键的观察点,按照第一节【排斥反应及其护理】进行观察。

(5)心理和认知情况　移植后患者对移植肾的认同程度;患者及家属对肾移植后治疗、康复、保健知识的了解和掌握情况。

【护理诊断/问题】

1. 恐惧、焦虑　与对移植手术不了解及家庭经济状况有关。

2. 疼痛　与手术切口及术后急性排斥反应有关。

3.体液失调　与移植肾功能变化有关。

4.高感染危险性　与免疫系统受抑制有关。

5.高伤害危险性　与术后胃肠出血或穿孔有关。

【护理措施】

1.了解患者一般情况,术前 1 d 再血液透析 1 次;遵医嘱使用抗生素、免疫抑制剂及其他药物。

2.了解手术经过、术中尿量、输液量、用药情况,及时执行术后各项医嘱。密切观察生命体征的变化,定时测量体温、脉搏、呼吸、血压、中心静脉压。

3.观察伤口渗血、渗液情况,及时更换敷料,保持局部清洁干燥。

4.保持引流管通畅,防止引流管屈曲、扭折、受压,每天按无菌操作更换远端引流管及引流袋,腹腔引流保持引流负压,密切观察引流液的性质、量,并详细分别记录。

5.保持输液通畅,根据尿量调节输液速度,保持出入平衡。根据临床经验,尿量小于300 mL/h 者,给予排尿量相等的补液,平衡盐:5% GS = 1:1;尿量>300 mL/h,补液量为尿量的 70%,平衡盐:5% GS = 2:1。

6.准确记录每小时尿量、颜色及输液量,8 h 小结 1 次,24 h 总结 1 次,下床活动后,每晨测体重 1 次。

7.基础护理:保持床铺清洁、干燥;保持全身皮肤完整;口腔护理 2 次/d,餐前餐后漱口;会阴冲洗 2 次/d;床上浴 1 次/d。

8.严格执行消毒隔离制度:保持病室干燥,定时开窗通风;室内每天紫外线照射3 次,每次 30 min 或使用空气消毒喷雾剂每 4 h 1 次;每天消毒液擦拭家具、用物 1 次,拖地 2 次;隔离期间,工作人员进入室内应穿工作服、戴口罩、帽子;限制探视,允许探视者应按要求穿隔离衣,戴口罩、帽子。

9.肠蠕动及肾功能恢复后,根据病情恢复饮食,给予高蛋白质、高糖类、高维生素。易消化饮食,鼓励多喝水。

10.移植侧下肢禁测血压、静脉注射,避免过度屈曲。

【健康教育】

1.合理安排生活和活动

(1)合理安排作息时间,保持良好的心态,术后半年可恢复正常工作。

(2)适当体育锻炼,饮食适量、均衡维持理想体重避免体重剧增,同时注意保护移植肾不被挤压和碰撞。

(3)避免服用和使用一切能提高机体免疫力的保健品和药物,以免诱发排斥反应的发生。

2.正确服药　一般术后第 3 天开始服用免疫抑制剂,服药时要听从护士的指导。免疫抑制剂因个体不同服用的剂量不同,多由患者自己服用。服药的药量、时间、方法遵医嘱给予严格指导,避免患者因剂量不准而引起排斥反应或中毒。不可漏服或多服,漏服发现后要及时补上,服用剂量医生根据体重、全血浓度及移植时间来调整。

3.自我监测

(1)每天定时测量体重、体温及血压。逐日详细记录。

(2)记录24 h尿量。

(3)指导患者自我检查的方法,了解移植肾的大小和硬度,是否有压痛和肿胀。

4.预防感染主要措施

(1)手术后3个月内应该避免出入公共场所,必要时外出戴口罩。

(2)注意保暖、预防感冒。

(3)注意个人卫生:保持衣裤、被褥清洁干燥,居室保持通风。

(4)注意饮食卫生:不食冷、硬和不洁食物。

 临床案例分析

患者,男,38岁,因慢性肾小球肾炎、慢性肾功能衰竭(尿毒症期)3年,于2017年4月30日行同种异体肾移植术。手术过程顺利,术后第3天拔出肾周引流管,术后常规抗排斥治疗,5月12日,即手术第12天患者出现少尿、移植肾区胀痛、血肌酐持续升高,经积极抗排斥治疗后不能逆转,予血液透析治疗。6月3日11:45患者突感移植肾区剧烈疼痛,移植肾切口处有大量出血,立即予按压止血,但止血失败,血压下降为(70~50)/(40~20)mmHg,手脚湿冷等。护士立即予吸氧、压迫止血,血压监测不到,血氧饱和度波动在50%~70%。

请问:①目前患者主要存在有哪些护理诊断? ②应采取哪些护理措施?

(王崇宇)

 章节练习

一、单项选择题

1.确诊恶性肿瘤,最重要的依据是(　　)

A.症状和体征 　　　　　　　　B.有关的化验阳性

C.B超检查 　　　　　　　　　　D.CT检查

E.病理学检查

2.关于放射疗法的护理,下列哪一项是错误的(　　)

A.要了解患者以前是否接受过放射治疗

B.术后患者应待伤口完全愈合,全身情况恢复后才开始放射治疗

C.放射疗骨髓有抑制作用,应每月检查一次白细胞和血小板

D.若血小板降至$80×10^9/mm^3$时应暂停放射治疗

E.若白细胞、血小板下降可少量多次输新鲜血

3.恶性肿瘤化学疗法护理,下列哪一项不恰当(　　)

A.若静脉给药,应从大静脉开始,以减少药液刺激

B.抗癌药配制时应该核对无误,注意有效期

C.给药途径有口服、肌内注射和静脉滴注

D.配制的药液必须在短时间内应用,不可欠量

E.使用抗癌药前应了解患者血常规,肝肾功能

4.男性,50 岁,直肠癌患者,发现血尿,经检查诊断为肿瘤转移,该科转移属于(　　)

A.血行转移　　　　　　　　　　B.淋巴道转移

C.直接浸润　　　　　　　　　　D.移植性转移

E.多科渠道转移

二、简答题

1.按移植物来源,移植可分为几类?

2.器官移植的排斥反应有哪些临床表现?

答案:1.E　2.C　3.A　4.C

下　篇

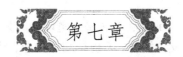

第七章

呼吸系统疾病患者的护理

第一节 肺 炎

肺炎是指终末气道、肺泡和肺间质的炎症,可由病原微生物感染、理化因素、免疫损伤等病因所致,其中以细菌引起的肺炎最常见。近年来,其发病率和病死率出现增加的趋势。导致发病率和病死率升高的原因可能是与社会人口不断老龄化、慢性病发病率增加、医院获得性肺炎发病率增高、病原体变迁、病原学诊断困难及不合理使用抗生素而致细菌耐药性增加有关。

【病因及发病机制】

感染是最常见的病因,可由细菌、病毒、真菌、寄生虫等感染所致,还存在理化因素、免疫损伤、过敏及药物等病因。

(一)病因与分类

1. 按病因分类

(1)细菌性肺炎 如肺炎链球菌(即肺炎球菌)、金黄色葡萄球菌、甲型溶血性链球菌等需氧革兰氏阳性球菌;肺炎克雷伯杆菌、流感嗜血杆菌、铜绿假单胞菌等需氧革兰氏阴性杆菌,棒状杆菌、梭形杆菌等厌氧杆菌等引起的肺炎。

(2)非典型病原体所致肺炎 如军团菌、支原体和衣原体等所致的肺炎。

(3)病毒性肺炎 如冠状病毒、腺病毒、流感病毒、呼吸道合胞病毒等所致的肺炎。

(4)真菌性肺炎 如白念珠菌、曲菌、放线菌等所致的肺炎。

(5)其他病原体所致肺炎　如立克次体、弓形虫(如鼠弓形虫)、原虫(如卡氏肺囊虫)、寄生虫(如肺包虫、肺吸虫)等引起的肺炎。

(6)理化因素所致肺炎　如放射性肺炎、化学性肺炎、变态反应等所致的肺炎。

2.按解剖分类

(1)大叶性(肺泡性)肺炎　致病菌多为肺炎链球菌。为肺实质炎症,常累及单个、多个肺叶或整个肺段,通常不累及支气管。X射线胸片典型表现为整叶肺实变。

(2)小叶性(支气管性)肺炎　病原体经支气管入侵,引起细支气管、终末细支气管和肺泡的炎症。病原体有肺炎链球菌、病毒及肺炎支原体等。常继发于支气管炎、支气管扩张、上呼吸道病毒感染以及长期卧床的危重患者。X射线胸片表现为沿肺纹理分布的不规则斑片状或大片阴影,边缘密度深浅不一,且不受肺叶和肺段限制,无实变征象。

(3)间质性肺炎　以肺间质炎症为主,病变累及支气管壁及其周围间质组织,有肺泡壁和肺间质水肿。常由细菌、支原体、衣原体、病毒或卡氏肺囊虫等引起。呼吸道症状较轻,异常体征较少。X射线胸片表现为弥漫性不规则条索状及网织状阴影。

3.按患病环境分类

(1)社区获得性肺炎　指在医院外罹患的感染性肺实质炎症,包括具有明确潜伏期的病原体感染而在入院后平均潜伏期内发病的肺炎。常见病原体为肺炎链球菌、支原体、衣原体、流感嗜血杆菌和呼吸道病毒等,非典型病原体所占比例在增加,耐药菌普遍。以吸入飞沫、空气或血源传播为传播途径。

(2)医院获得性肺炎　指患者入院时既不存在,也不处于潜伏期,而于入院48 h后在医院内发生的肺炎,也包括出院后48 h内发生的肺炎。其中以呼吸机相关性肺炎最为多见,其预防和治疗均较困难。常见病原体为肺炎链球菌、流感嗜血杆菌、金黄色葡萄球菌、铜绿假单胞菌、大肠埃希菌、肺炎克雷伯杆菌等。主要发病机制为误吸口咽部定植菌。

(二)发病机制(重点介绍肺炎链球菌肺炎)

病原菌是寄居在口腔及鼻咽部的一种正常菌群,机体免疫功能受损时,有毒力的病原菌入侵下呼吸道而致病。其致病力是由于病原菌对组织的侵袭作用,首先引起肺泡壁水肿,出现白细胞与红细胞渗出,含菌的渗出液经肺泡间孔(Cohn孔)向肺的中央部分扩展,甚至累及几个肺段或整个肺叶,引进肺炎发生。

【临床表现】

(一)症状

起病多急骤,高热、寒战、全肌肉酸痛,发病前常有受凉、淋雨、疲劳、醉酒、病毒感染史,可有上呼吸道感染的前驱症状。体温多在数小时内升至39～40 ℃,下午或傍晚达高峰,呈稽留热,脉率随之增速。患者可有患侧胸痛明显,放射至肩部或腹部,咳嗽或深呼吸时加剧,故患者常取患侧卧。早期干咳,痰少,为黏性或脓性黏痰,可带血或呈铁锈色。

(二)体征

患者呈急性热病容,面颊绯红,鼻翼扇动,皮肤灼热、干燥,口角及鼻周有单纯疱疹,严重者可有呼吸困难、发绀、心动过速、心律不齐。早期肺部体征无明显异常,肺实变时叩诊浊音、触觉语颤增强并可闻及支气管异常呼吸音;累及胸膜时可闻及胸膜摩擦音;消散期可闻及湿啰音。

本病自然病程大致 1～2 周。发病 5～10 d 后体温可自行骤降或逐渐消退;使用有效抗生素后可使体温在 1～3 d 内恢复正常。患者的其他症状与体征亦随之逐渐消失。

(三)并发症

并发症近年来已很少见。严重败血症或毒血症患者易发生感染性休克,常见于老年人。其他并发症包括胸膜炎、脓胸、肺脓肿、心包炎、脑膜炎和关节炎等。

【临床常见的肺炎】

1.肺炎链球菌肺炎　肺炎链球菌肺炎或称肺炎球菌肺炎是由肺炎链球菌引起的肺炎,其起病急骤,临床表现以高热、寒战、咳嗽、血痰和胸痛为特征,是最常见的社区获得性肺炎,约占社区获得性肺炎半数以上。本病常在冬季和初春季节高发,主要为散发,可借助飞沫传播,以青壮年和老年多见。

(1)病因及发病机制　肺炎链球菌为革兰氏染色阳性球菌,多成双或短链排列。菌体外有荚膜,其毒力大小与荚膜中的多糖结构及含量有关。肺炎链球菌在干燥痰中能存活数月,但若阳光直射 1 h,或加热至 52 ℃ 10 min 即可杀灭,对石炭酸等消毒剂亦较敏感。

肺炎链球菌是寄居在口腔及鼻咽部的一种正常菌群,机体免疫功能受损时,有毒力的肺炎链球菌入侵下呼吸道而致病。其致病力是由于有高分子多糖体的荚膜对组织的侵袭作用,首先引起肺泡壁水肿,出现白细胞与红细胞渗出,含菌的渗出液经肺泡间孔(Cohn孔)向肺的中央部分扩展,甚至累及几个肺段或整个肺叶,易累及胸膜,引起渗出性胸膜炎。肺炎链球菌不产生毒素,因而不会引起原发性组织坏死或形成空洞。其典型病理改变有充血期、红色肝变期、灰色肝变期及消散期。因早期应用抗菌药物治疗,此种典型的病理分期已很少见。本病以冬季与初春多见,常与呼吸道病毒感染相伴行。肺炎链球菌除引起肺炎外,少数可发生感染性休克,老年人及婴幼儿的病情尤为严重。

(2)实验室及其他辅助检查

1)血常规:血白细胞计数增高,中性粒细胞多在 80% 以上,并有核左移,细胞内可见中毒颗粒。年老体弱、酗酒、免疫功能低下者的白细胞计数可不增高,但中性粒细胞的百分比仍增高。

2)细菌学检查:痰直接涂片做革兰氏染色及荚膜染色镜检,如发现典型的革兰氏染色阳性、带荚膜的双球菌或链球菌,即可初步做出病原诊断。痰培养 24～48 h 可以确定病原体。部分患者可合并菌血症,故应用抗生素前做血培养,若合并胸腔积液,应抽取积液进行细菌培养。

3)X 射线检查:早期可见受累的肺段、肺叶稍模糊。随着病情进展,表现为大片炎症浸润阴影或实变影,在实变阴影中可见支气管充气征,肋膈角可有少量胸腔积液。在消散期,炎性浸润逐渐吸收,多数在起病 3~4 周后才完全消散。老年患者肺炎病灶消散较慢,容易出现吸收不完全而成为机化性肺炎。

(3)诊断要点　根据典型症状与体征,结合胸部 X 射线检查,易做出初步诊断。病原菌检测是确诊本病的主要依据。

(4)治疗要点

1)抗菌药物治疗:一经确诊即予抗菌药物治,不必等待细菌培养结果。抗菌药物疗程一般为 5~7 d,首选青霉素 G,用药途径及剂量视病情轻重及有无并发症而定;对于成年轻症患者,可用 240 万 U/d,分 3 次肌内注射,或用普卡因青霉素每 12 h 肌内注射 60 万 U;病情稍重者,宜用青霉素 G 240 万~480 万 U/d,分次静脉滴注,每 6~8 h 1 次;重症及并发脑膜炎者,每日 1 000 万~3 000 万 U,分 4 次静脉滴注。对青霉素过敏者,或耐青霉素或多重耐药菌株感染者,可用氟喹诺酮类、头孢噻肟或头孢曲松等药物,多重耐药菌株感染者可用万古霉素、替考拉宁等。

2)对症及支持治疗:患者应卧床休息,密切监测病情变化,注意预防休克发生。补充足够的蛋白质、热量及维生素,多饮水,每日 1 000~2 000 mL。剧烈胸痛者,可予少量镇痛药,如可待因 15 mg。中等或重症患者($PaO_2 < 60$ mmHg 或有发绀)应吸氧。若有明显麻痹性肠梗阻或胃扩张时应暂禁食、禁饮和胃肠减压,直至肠蠕动恢复;烦躁不安、谵妄、失眠者可用地西泮 5 mg 肌内注射或水合氯醛 1~1.5 mg 保留灌肠,禁用抑制呼吸的镇静药。

3)并发症的治疗:应用抗菌药物治疗后,高热常在 24 h 内消退,或数日内逐渐下降。若体温降而复升或 3 d 后仍不降者,应考虑肺炎链球菌的外部感染,如脓胸、心包炎关节炎等,应给予相应治疗;如并发感染性休克应按抗休克治疗原则治疗。

2.葡萄球菌肺炎　葡萄球菌肺炎是由葡萄球菌引起的急性肺化脓性炎症。其起病急骤,高热、寒战、胸痛,痰脓性,可早期出现循环衰竭。细菌耐药性高,若治疗不及时或不当,病死率高。好发于有血液病、艾滋病、慢性肝病、静脉吸毒或长期使用糖皮质激素、抗肿瘤药物和免疫抑制剂者。儿童患流感或麻疹时也易罹患。

(1)病因及发病机制　葡萄球菌为革兰氏染色阳性球菌。致病物质主要是毒素与酶,如溶血毒素、杀白细胞素、肠毒素等,具有溶血、坏死、杀白细胞及血管痉挛等作用。其中金黄色葡萄球菌的致病力最强,是肺化脓性感染的主要原因。葡萄球菌的感染主要有两种途径:一是继发于呼吸道感染;二是来自皮肤感染灶,为血源性感染。随着医院内感染的增多,医院获得性肺炎中葡萄球菌感染比例较高。近年耐甲氧西林金葡菌(MRSA)导致的肺炎治疗困难,病死率高。

(2)临床表现

1)症状:症状相似,但咳脓性痰,量多,毒血症状明显,严重者可早期出现周围循环衰竭、休克表现。

2)体征:可出现两肺散在性湿啰音,病变较大或融合时可有肺实变体征。

(3)实验室及其他辅助检查　外周血白细胞计数明显升高,中性粒细胞比例增加,核左移.痰涂片革兰染色可见大量成堆的葡萄球菌和脓细胞,有诊断意义。明确诊断最好在应用抗生素前采集血、痰、胸腔积液标本进行培养。胸部X射线显示肺段或肺叶实变,可形成空洞,或呈小叶状浸润。另一特征是病灶存在易变性,表现为一处炎性浸润消失而在另一处出现新的病灶,或很小的单一病灶发展为大片阴影。治疗有效时,病变消散,2~4周后完全消失。

(4)诊断要点 根据全身毒血症状,咳脓血痰,白细胞计数增高、中性粒细胞比例增加、核左移并伴有中毒颗粒及X射线表现,可做出初步诊断。细菌学检查是确诊的依据,可行痰、胸腔积液、血标本和肺穿刺物培养。

(5)治疗要点

1)抗菌治疗:选用敏感的抗菌药物,以早期、联合、足量、静脉给药为原则,不宜频繁更换抗菌药物,并应尽早清除引流原发病灶。治疗可首选耐青霉素酶的半合成青霉素或头孢菌素,如苯唑西林钠、氯唑西林、头孢呋辛钠等,联合氨基糖苷类如阿米卡星等,亦有较好疗效。青霉素过敏者,可用红霉素、克林霉素等;MRSA,则应选用万古霉素、替考拉宁等。临床选择抗菌药物时可参考细菌培养的药物敏感试验。

2)对症支持治疗:患者宜卧床休息,保证足够的热量与蛋白质,多饮水,保持呼吸道湿化及通畅,发绀者给予吸氧,同时防止多器官衰竭。

3.常见革兰氏阴性杆菌肺炎 革兰氏阴性杆菌肺炎多为肺炎杆菌(克雷伯杆菌)、铜绿假单胞菌等需氧菌感染。医院获得性肺炎多为革兰氏阴性杆菌所致,其中克雷伯杆菌为主要的致病菌,在机体免疫力减弱时易于发病。住院患者使用机械呼吸、湿化器、雾化器和各种导管也可引起细菌感染。肺部革兰氏阴性杆菌感染的共同点在于肺实变或病变融合,组织坏死后容易形成多发性脓肿;若波及胸膜;可引起胸膜渗出液或脓胸。

克雷伯杆菌肺炎:克雷伯杆菌常寄存于人体上呼吸道和肠道,是常见的条件致病菌,在机体免疫力减损时,经呼吸道进入肺内而感染。好发于中老年人、营养不良、慢性酒精中毒或全身衰竭的住院患者。临床表现为起病急骤,常伴有寒战、高热、咳嗽、咳痰、呼吸困难和胸痛症状。典型痰液为黏稠脓性、量多、带血呈砖红色、胶冻状,无臭味。胸部X射线显示有肺实变体征,有多发性蜂窝状肺脓肿。

铜绿假单胞菌肺炎:铜绿假单胞菌存在于正常人体的皮肤、呼吸道和肠道。老年人、有严重基础疾病和免疫力低下者易感。其感染途径可来自患者自身,亦可源于其他患者或带菌的医务人员,经手、飞沫或污染的器械传播。临床常表现为中等程度的发热、咳嗽、咳脓性或绿色痰,中毒症状明显,严重者可导致呼吸衰竭。

(1)诊断要点 根据病因、患病环境,结合痰液、支气管分泌液、血液病原菌检查和X射线表现可明确诊断。

(2)治疗要点 早期合理应用抗生素是治愈的关键,宜联合用药,以静脉给药为主。同时应给予营养支持、补充水分并引流痰液。

1)克雷伯杆菌肺炎治疗:首选头孢菌素类和氨基糖苷类药物,重症患者常联合用药,但其肾毒性危险增加,故应注意监肾功能。

2)铜绿假单胞菌肺炎治疗:有效抗菌药物为β-内酰胺类、氨基糖苷类及喹诺酮类。铜绿假单胞菌对两类药物有交叉耐药的菌株较少,故可联合用药,可选用头孢曲松+阿米

其他病原体
所致肺炎

卡星。抗感染同时应重视基础疾病的治疗,加强支持治疗和局部引流,提高肌体免疫力。

【诊断要点】

(一)症状和体征

一般起病急,可有短暂"上呼吸道感染"史,突然畏寒、发热、咳嗽、咳痰或伴胸闷、胸痛为典型表现。病变范围大者可有呼吸困难、发绀。早期肺部体征不明显,典型体征为胸部病变区叩诊呈浊音或实音,听诊有支气管呼吸音,可闻及湿啰音。

(二)胸部 X 射线表现

呈肺叶、段分布的炎性浸润影,高度提示为细菌性肺炎;若为非均匀浸润,呈斑片状或条索状阴影,密度不均匀,沿支气管分布,则多为细菌或病毒所致的支气管肺炎;而空洞性浸润常提示葡萄球菌或真菌感染。

(三)实验室及其他辅助检查

1.血常规　细菌性肺炎可见白细胞计数和中性粒细胞增高,并有核左移,或细胞内见中毒颗粒。年老体弱、酗酒、免疫功能低下者白细胞可不增高,但中性粒细胞比例仍高。病毒性肺炎和其他类型肺炎,白细胞计数可无明显变化。

2.病原学检查　痰涂片镜检及痰培养可帮助确定致病菌,其操作方法简便、无创,但采集标本时须严格按规范操作执行。

3.血清学检查补体结合试验用于衣原体感染;间接免疫荧光抗体多适用于军团菌肺炎等。

(四)评估严重程度

如果肺炎诊断成立,评估病情的严重程度对于决定治疗至关重要。肺炎的严重性决定于三个主要因素:局部炎症程度、肺部炎症的播散和全身炎症反应程度。

重症肺炎目前还没有普遍认同的诊断标准,许多国家制定了重症肺炎的诊断标准,虽然有所不同,但均注重肺部病变的范围、器官灌注和氧合状态。美国感染疾病学会/美国胸科学会(IDSA/ATS)几经修订,于 2007 年发表了成人 CAP 处理的共识指南,其重症肺炎主要标准:①需要有创机械通气;②感染性休克需要血管收缩剂治疗。次要标准:①呼吸频率≥30 次/min;②氧合指数(PaO_2/FiO_2)≤250;③多肺叶浸润;④意识障碍/定向障碍;⑤氮质血症(BUN≥20 mmol/L);⑥白细胞减少(WBC<$4.0×10^9$/L);⑦血小板减少(血小板<$10.0×10^9$/L);⑧低体温(T<36 ℃);⑨低血压,需要强力的体液复苏。符合 1 项主要标准或 3 项次要标准以上者可诊断为重症肺炎,考虑收入 ICU 治疗。

(五)确定病原体

明确病原体有助于临床治疗。目前常用的方法有:①痰涂片镜检及痰培养;②经纤维支气管镜或人工气道的吸引;③防污染样本毛刷;④支气管肺泡灌洗;⑤经皮细针吸检;⑥血和胸腔积液培养;⑦尿抗原试验。虽然目前有许多病原学诊断方法,仍有高达40%～50%的社区获得性肺炎不能确定相关病原体。因此也可根据各类肺炎的临床和放射学特征估计可能的病原体。

【治疗要点】

(一)抗感染治疗

抗感染治疗是肺炎治疗的最主要环节。肺炎的抗菌药物治疗应尽早进行,根据临床反应、细菌培养结果和药敏试验,选择体外试验敏感的抗菌药物治疗。重症肺炎的治疗应首先选择广谱的强力抗菌药物,并应足量、联合用药。抗菌药物治疗后48～72 h应对病情进行评价,治疗有效表现体温下降、症状改善、临床状态稳定、白细胞逐渐降低或恢复正常,而 X 射线胸片病灶吸收较迟。如72 h 后症状无改善,应仔细分析,进行必要的检查,再采取相应的处理。

(二)对症和支持治疗

除抗感染治疗外,还应根据患者的临床症状采取相应的对症处理如降温、祛痰、吸氧、维持水和电解质平衡等;同时还应给予营养支持和增强机体免疫力等支持治疗。

(三)预防并及时处理并发症

在肺炎的治疗过程中应积极预防并发症的发生,若出现严重败血症或毒血症可并发感染性休克,应及时采取抗休克治疗;若并发肺脓肿、呼吸衰竭等并发症时应及时给予相应的治疗。

【护理评估】

1.病史　询问患者的病史及诊治经过。
2.身体评估　评估患者目前的主要症状及体征。

【护理诊断/问题】

1.体温过高　与肺部感染有关。
2.清理呼吸道无效　与胸痛、气管及支气管分泌物增多黏稠、咳嗽无力有关。
3.潜在并发症　感染性休克。

【护理措施】

1.一般护理　高温、中毒症状明显者应卧床休息,保持室内空气新鲜,每天通风2 次,15～20 min/次,注意保暖。做好口腔护理,鼓励患者经常漱口,保持口腔湿润、舒适。高热时可采取物理降温措施,如温水擦浴、冰袋、冰帽等。宜逐渐降温,防止虚脱。必要时遵医嘱静脉补液以补充因发热而丢失的水分和盐,加快毒素排泄和热量散发。补液速度不宜过快,尤其是老年人和心脏病患者,避免发生急性肺水肿。口唇疱疹或局部涂抗病毒软膏,防止继发感染。

2.饮食护理　饮食宜给予清淡易消化的高热量、高维生素、高蛋白质的流质或半流质饮食,避免刺激性食物,戒烟、戒酒,鼓励患者多饮水,1 000~2 000 mL/d,以补充体液并利于稀释痰液。

3.病情观察　监测并记录生命体征,注意观察热型,协助医生明确诊断。尤其是儿童、老年人、久病体弱者应重点检测。发现感染性休克征兆时,立即通知医生,并备好抢救物品,积极配合抢教。迅速建立两条静脉通道,遵医嘱给予平衡液以维持有效血容量,降低血液黏滞度。可监测中心静脉压作为调整补液速度。

4.用药护理　遵医嘱应用抗生素、止咳、祛痰药,注意观察药物疗效及不良反应。促进有效排痰可采用咳嗽、深呼吸、胸部叩击、体位引流和机械吸痰等物理治疗措施。

【健康指导】

1.疾病预防指导　告知患者应避免上呼吸道感染、淋雨受凉、过度疲劳等诱因。平时应注意锻炼身体,保证充足的休息,增强营养。长期卧床者应经常改变体位、翻身、扣背,随时排出气道内痰液。

2.疾病知识指导　向患者及家属宣传肺炎的基本知识,讲解肺炎的病因和诱因。指导患者遵医嘱按疗程正确用药,定期随访,如出现高热、咳嗽、咳痰、胸痛等情况及时就诊。

临床案例分析

患者,男,38岁。发热、胸痛、咳嗽、咳铁锈色痰2 d,加重6 h入院。患者既往身体健康。2 d前,在旅行途中时遭雨淋后,出现发热、头疼、咳嗽、胸痛。查体:T 40.8 ℃,P 138 次/min,R 28/min,BP 110/76 mmHg。面色潮红,呼吸急促;胸廓呼吸运动减弱,语颤增强,呼吸音减弱,右下肺闻及干湿啰音,心律齐,无杂音。实验室检查:WBC $18×10^9$/L,N85%。X 射线检查:右下肺片状模糊阴影。

请问:①患者目前最可能的临床诊断是什么? ②为明确诊断还应做哪些检查? ③作为责任护士,您认为患者目前主要有哪些护理问题? 其相应护理措施有哪些?

第二节　慢性阻塞性肺疾病

慢性阻塞性肺疾病(chronil obstructive pulmonary disease,COPD)简称慢阻肺,是一种以气流受限为特征的肺部疾病,其气流受限不完全可逆,呈进行性发展,但是可以预防和治疗疾病。COPD 与气道和肺组织对烟草烟雾等有害气体或有害颗粒的慢性炎性反应增强有关,主要累及肺部,也可引起肺外各器官的损害,其急性加重和并发症影响着疾病的严重程度。

慢性阻塞性肺疾病与慢性支气管炎和肺气肿密切相关。通常,慢性支气管炎指在除外慢性咳嗽的其他已知原因后,患者每年咳嗽,咳痰3个月以上,并连续2年以上者。肺气肿则是指肺部终末细细支气管远端气腔出现异常持久的扩张,并伴有肺气泡壁和细支气管破坏而无明显的肺纤维化。当慢性支气管炎和肺气肿患者的肺功能检查出现持续气流受限时,则能诊断为 COPD;如患者仅有"慢性支气管炎"和(或)"肺气肿",而无持续气流受限,则不能诊断为 COPD。

COPD 是呼吸系统疾病中的常见病和多发病,其患病率和病死率均居高不下,居我国死亡原因的第 3 位,为农村死亡原因的首位。COPD 可导致肺功能进行性减退,严重影响患者的劳动力和生活质量,造成巨大的社会和经济负担。

【病因】

COPD 的病因及发病机制目前尚不完全清楚。危险因素可能是多种环境因素与个体易感因素长期相互作用的结果。如已知的遗传因素为 a_1-抗胰蛋白酶缺乏、吸烟、粉尘等环境因素污染所致。

(一)个体因素

慢性阻塞性肺疾病有遗传易感性,已知的遗传因素为 a_1-抗胰蛋白酶缺乏,与肺气肿形成有关。哮喘和气道高反应性均是慢阻肺的危险因素,气道高反应性可能与机体某些基因和环境因素有关。

(二)环境因素

1. 吸烟　是最重要的环境发病因素,吸烟量越大,COPD 患病率越高。

2. 职业粉尘和化学物质　当接触职业性粉尘(煤尘、棉尘和蔗尘等)及化学物质(烟雾、工业废气和室内空气污染等)的浓度过高或接触时间过长时,均可导致慢阻肺的发生。

3. 空气污染　空气中的烟尘或二氧化硫明显增加时,慢阻肺急性发作显著增多。大气中直径 2.5 ~ 10 μm 的颗粒物,即 PM 2.5 和 PM 10 可能与慢阻肺的发生有一定关系。

4. 感染因素　呼吸道感染也是慢阻肺发病和加剧的重要因素之一。病毒和(或)细菌感染是慢阻肺急性加重的常见原因。

【临床表现】

(一)病史

COPD 患者病史常具有以下一种或多种特征。

1. 危险因素　有吸烟史、职业性或环境有害物质接触史。

2. 既往史及家族史　包括哮喘史、过敏史、儿童时期呼吸道感染及其他呼吸系统疾病;慢阻肺有家族聚集倾向。

3. 发病年龄和发病季节　多于中年以后发病,症状好发于冬季寒冷季节,常有反复呼吸道感染及急性加重史,随着病情进展,急性加重愈渐频繁。

4. 并发症　慢阻肺后期出现低氧血症和(或)高碳酸血症,可合并慢性肺源性心脏病和右心衰竭。

(二)症状

慢性阻塞性肺疾病起病缓慢、病程较长。其特征性症状是慢性和进行性加重的呼吸困难、咳嗽和咳痰。慢性咳嗽和咳痰常先于气流受限多年而存在,但有些患者也可无慢性咳嗽和咳痰的症状。

1. 慢性咳嗽　通常为首发症状,随病程发展可终身不愈。初起咳嗽呈间歇性,晨间较重,夜间有阵咳或排痰。少数患者咳嗽不伴有咳痰,也有少数患者虽有明显气流受限但无咳嗽症状。

2. 咳痰　咳嗽后通常咳少量黏液性痰,一般为白色黏液或浆液性泡沫性痰,偶可带血丝,清晨排痰较多。急性发作期痰量增多,可有脓性痰。

3. 气短或呼吸困难　是慢性阻肺的标志性症状。早期在劳力时出现,后逐渐加重,以致在日常活动甚至休息时也感到气短,时患者体能丧失和焦虑不安的主要原因。

4. 喘息和胸闷　不是慢阻肺的特异性症状,部分患者特别是急性加重或重度患者出现喘息。

5. 其他症状　晚期患者有体重下降,食欲减退、外周肌肉萎缩和功能障碍、精神抑郁和(或)焦虑等。长时间的剧烈咳嗽可导致咳嗽性晕厥,合并感染时可咯血痰。

(三)体征

早期体征可不明显,随疾病进展出现以下体征。

1. 视诊　胸廓过度膨胀、前后径增大,肋间隙增宽,剑突下胸骨下角增宽。称为桶状胸。部分患者呼吸变浅,频率增快,严重者可呈前倾坐位,有缩唇呼吸等。

2. 触诊　双侧语颤减弱或消失。

3. 叩诊　肺部叩诊呈过清音,心浊音界缩小,肝下界和肝浊音界下降。

4. 听诊　双肺呼吸音减弱,呼气延长,部分患者可闻及湿啰音和(或)干啰音。

【实验室及其他辅助检查】

(一)肺功能检查

判断气流受限的主要客观指标,对 COPD 诊断、严重程度评价、疾病进展、预后及治疗反应等有重要意义。

1. 气流受限是以 FEV_1 和 FEV_1/FVC 降低来确定的 FEV_1/FVC 是慢阻肺的一项敏感指标,可检出轻度气流受限。FEV 占预计值百分比是评价中、重度气流受限的良好指标,因其变异性小,易于操作,应作为慢阻肺患者肺功能检查的基本项目。

2. 肺总量(TLC)、功能残气量(FRC)和残气量(RV)增高,肺活量(VC)减低,表明肺过度充气,有参考价值。由于 TLC 增高不及 RV 增高程度明显,故 RV/TLC 增高。

(二)胸部 X 射线检查

COPD 早期胸片可无变化,以后可出现肺纹理增粗、紊乱等非特异性改变,也可出现肺气肿改变。X 射线胸片改变对 COPD 诊断特异性不高,主要作为确定肺部并发症及与气体肺疾病鉴别之用。

(三)胸部 CT 检查

CT 检查不应作为 COPD 的常规检查。高分辨 CT,对有疑问病例的鉴别诊断有一定意义。

(四)脉搏氧饱和度(SpO_2)监测和血气分析

慢阻肺稳定期患者如果 FEV_1 占预计值百分比<40%,或临床症状提示有呼吸衰竭或右心衰竭时应监测 SpO_2 如果 SpO_2<92%,应该进行血气分析检查以确定是否发生低氧血症、高碳酸血症、酸碱平衡失调及判断呼吸衰竭的类型。

(五)其他

低氧血症(PaO_2<55 mmHg)时血红蛋白和红细胞可以增高,血细胞比容>0.55 可诊断为红细胞增多症,患者表现为贫血。患者合并感染时,外周血白细胞增高,痰培养可检出病原菌。常见病原菌为肺炎链球菌、流感嗜血杆菌、卡他莫拉菌、肺炎克雷伯杆菌等。

【诊断要点及严重程度分级】

(一)诊断要点

慢阻肺的诊断应根据临床表现、危险因素接触史、体征、肺功能检查及实验室检查等综合分析确定。持续存在的气流受限是诊断 COPD 的必要条件。吸入支气管舒张剂后 FEV_1/FVC<70% 即明确存在持续的气流受限,若除外其他疾病后可诊断为 COPD。

(二)COPD 的严重程度分级

目前,主张采用综合指标体系对稳定期慢阻肺进行病情严重程度评估,达到指导治疗的目的。

1. 症状评估　采用改良版英国医学研究委员会呼吸问卷(mMRC 问卷)对呼吸困难严重程度进行评估(表 7-1)

表 7-1　改良版英国医学研究委员会呼吸问卷

分级	呼吸困难严重程度
0 级	只有在剧烈活动时感到呼吸困难
1 级	在平地快步行走或步行爬小坡时出现气短
2 级	由于气短,平地行走时比同龄人慢或者需要停下来休息
3 级	在平地行走约 100 m 或数分钟后需要停下来喘气
4 级	因为严重呼吸困难而不能离开家,或在穿脱衣服时出现呼吸困难

2.肺功能评估　应用气流受限的程度进行肺功能评估,即以 FEV_1/FVC、FEV_1 占预计值百分比为分级标准。慢阻肺患者气流受限的肺功能分级为 4 级(表7-2)。

表 7-2　气流受限严重程度的肺功能分级

肺功能分级	气流受限程度	分级标准
Ⅰ	轻度	$FEV_1/FVC<70\%$; $FEV_1 \geqslant 80\%$ 预计值
Ⅱ	中度	$FEV_1/FVC<70\%$; $50\% = FEV_1<80\%$ 预计值
Ⅲ	重度	$FEV_1/FVC<70\%$; $50\% = FEV_1<50\%$ 预计值
Ⅳ	极重度	$FEV_1/FVC<70\%$; $FEV_1<30\%$ 预计值或 $FEV_1<50\%$ 预计值,伴慢性呼吸衰竭

3.慢阻肺的综合评估　应综合症状评估、肺功能分级和急性加重的风险进行综合评估(表7-3),以了解慢阻肺病情对患者的影响,并选择稳定期的主要治疗药物。

表 7-3　慢阻肺的综合评估

组别	特征		肺功能分级	急性加重	呼吸困难分级
	风险	症状	(级)	(次/年)	(级)
A 组	低	少	Ⅰ～Ⅱ	<2	<2
B 组	低	多	Ⅰ～Ⅱ	<2	≥2
C 组	高	少	Ⅲ～Ⅳ	≥2	<2
D 组	高	多	Ⅲ～Ⅳ	≥2	≤2

(三)COPD 病程分期

1.急性加重期　指在疾病过程中,患者短期内咳嗽、咳痰、气短和(或)喘息加重,痰量增多,呈脓性或黏液脓性痰,可伴有发热等炎症明显加重的表现。患者呼吸道症状超过日常变异范围并持续恶化,需改变药物治疗方案。

2.稳定期　患者病情基本恢复到急性加重前的状态。咳嗽、咳痰和气短等症状稳定或症状较轻。

【治疗要点】

COPD 的治疗是以缓解症状,阻止病情发展,提高活动耐量,改善生活质量,预防和治疗急性加重和并发症,降低死亡率为目标的个体化治疗。

(一)稳定期的治疗

应脱离污染环境,定期随访,用药物预防和控制症状。坚持长期家庭氧疗。

1. 避免诱因。

2. 药物治疗　用于预防和控制症状,应根据患者病情严重程度制定个体化的治疗方案。

(1)支气管扩张剂　短期按需应用以暂时缓解症状,长期规则应用以减轻症状。

1)β2 肾上腺素受体激动剂:主要有沙丁胺醇气雾剂,100~200 μg(1~2 喷)/次,定量吸入,疗效可持续 4~5 h,每日不超过 8~12 喷。另有沙美特罗、福莫特罗等长效 β2 肾上腺素受体激动剂,每日仅需吸入 2 次。

2)抗胆碱能药:是 COPD 常用药物主要为异丙托溴铵气雾剂,40~80 μg/次,定量吸入,疗效可持续 6~8 h,3~4 次/d。长效抗胆碱药有噻托溴铵,每次吸入 18 μg,每天一次。

3)茶碱类:茶碱缓释或控释片,0.2 g,每 12 h 1 次;氨茶碱,0.1 g,3 次/d。

(2)祛痰药　应用于痰不易咳出者。常用药物有盐酸氨溴索 30 mg,3 次/d;N-乙酰半胱氨酸 0.2 g,3 次/d;羧甲司坦 0.5 g,3 次/d;或稀化黏素 0.3 g,3 次/d。

(3)糖皮质激素　目前常用有沙美特罗加氟替卡松、福莫特罗加布地奈德。

3. 长期家庭氧疗　进行长期家庭氧疗,可提高伴有慢性呼吸衰竭患者的生存率。一般经鼻导管吸氧,流量 1~2 L/min,每日持续时间应>15 h。

4. 通气支持　无创机械通气已广泛用于极重度 COPD 稳定期患者。无创通气联合长期氧疗可使在日间有明显高碳酸血症的患者获益。慢阻肺合并阻塞性睡眠呼吸暂停综合征的患者,应用持续正压通气可改善生存率和住院率。

5. 康复治疗　是 COPD 患者重要的治疗措施之一,可改善进行性气流受限、严重呼吸困难而很少活动的慢阻肺患者的活动能力,提高其生命质量。主要包括呼吸生理治疗、肌肉训练、营养支持、精神治疗和教育等多方面的措施。

(二)急性加重期的治疗

首先应确定急性加重的原因,最常见的急性加重原因是细菌或病毒感染。再根据患者的临床症状、体征、血气分析和胸部影像学等指标评估病情的严重程度,决定门诊或住院治疗并采取相应的治疗措施。

1. 药物治疗

(1)支气管扩张剂　药物使用与稳定期相同。有严重喘息症状者可给予较大剂量雾化吸入治疗,通过雾化吸入治疗以缓解症状。

(2)抗生素　应根据病原菌类型及药物敏感情况积极选用抗生素治疗,如 β-内酰胺类/β-内酰胺酶抑制剂、第二代头孢菌素、大环内酯类或喹诺酮类等抗生素。一般给予静脉滴注给药。

(3)糖皮质激素　对需住院治疗的急性加重期患者可口服泼尼松龙 30~40 mg/d,也可静脉给予甲泼尼龙 40~80 mg/d。连续 5~7 d。

(4)祛痰剂　可酌情选用溴己新 8~16 mg,3 次/d;或盐酸氨溴索 30 mg。

2. 控制性氧疗　氧疗是 COPD 急性加重期住院患者的基础治疗。给氧途径包括经鼻导管或面罩吸氧。应低流量吸氧,吸入的氧浓度不宜过高,一般为 28%~30%,应避免

COPD 病患
呼吸功能
锻炼方法

因吸入氧浓度过高而引起的二氧化碳潴留及呼吸性酸中毒。氧疗和 30 min 后应复查动脉血气,以确认氧合是否满意。

3.机械通气 可通过无创或有创的方式实施机械通气,以达到生命支持的目的。采用机械通气的患者应注意监测动脉血气。可首选无创机械通气以降低 $PaCO_2$ 及呼吸频率,减轻呼吸困难,降低病死率和插管率。

【护理评估】

从病因、病情、危险因素、心理、身体评估及实验室检查评估患者。

【护理诊断/问题】

1.气体交换受损 与气道受阻、通气不足、呼吸及疲劳、分泌物过多和肺泡呼吸面积减少有关。

2.清理呼吸道无效 与分泌物增多而黏稠、气道湿度减低和无效咳嗽有关。

3.焦虑 与健康状况的改变、病情危重、经济状况有关。

4.活动无耐力 与疲劳、呼吸困难、氧供不足有关。

【护理措施】

1.病情观察 观察呼吸的深度、频率、节律及呼吸困难的程度,观察咳嗽、咳痰情况,监测动脉血气分析和水电解质酸碱平衡情况。

2.休息与活动 急性加重期伴发热、喘息的 COPD 患者应卧床休息,协助患者取舒适坐体或半卧位;极重度患者宜取身体前倾位,使辅助呼吸机参与呼吸。

3.氧疗护理 遵医嘱予呼吸困难伴低氧血症者氧疗。一般予鼻导管持续低流量吸氧,氧流量 1～2 L/min,10～15 h/d。进行氧疗前应向患者及家属说明氧疗的作用、目的及注意事项,以取得配合。目前提倡患者进行长期家庭氧疗。

4.用药护理 遵医嘱正确合理应用抗生素、支气管舒张药和祛痰药,注意观察药物疗效及不良反应。

5.呼吸功能锻炼 呼吸肌功能锻炼对于提高 COPD 患者呼吸肌的肌力和耐力,改善肺功能,降低患者的致残率,改善生活质量有着重要的意义。目前认为,呼吸功能锻炼是中重度 COPD 患者治疗的主要措施之一。对缓解 COPD 患者的呼吸困难有明显的效果。

6.加强心理护理 请家属配合支持、关心患者,共同制订并实施康复计划,定期进行呼吸肌锻炼,配合医生合理用药,消除诱因,逐步改善患者症状,增强患者战胜疾病的信心。

【健康指导】

1.疾病预防指导 劝导吸烟患者戒烟,告知患者戒烟是预防 COPD 的重要措施。避免或减少有害粉尘、烟雾的吸入,应积极预防和治疗呼吸道感染。对有慢性支气管炎病史的患者应及早采取干预措施。

2.疾病知识指导 向患者及家属宣传 COPD 的相关知识,并能够识别病情恶化的因素,并制订个体化的锻炼计划。

3.饮食指导　制订高蛋白、高热量、维生素丰富的饮食计划,饮食宜清淡易消化,避免刺激性食物。不能进食者可予鼻饲,以保证营养的供给。

4.心理疏导　引导患者以积极的心态对待疾病,并逐步适应慢性病。

5.康复锻炼　告知患者康复锻炼的意义,充分发挥患者的主观鼓动性,选择适合自己的运动项目,并制订循序渐进、持之以恒的个体化锻炼计划。

6.家庭氧疗指导　告知患者及家属氧疗可提高生活质量和劳动能力,延长生命、应长期坚持。每日吸氧 $10 \sim 15$ h,氧流量 $1 \sim 2$ L/min,维持 PaO_2 在 60 mmHg 以上为宜。告知患者用氧的注意事项。

 临床案例分析

患者,男,68 岁。咳嗽、咳痰 20 多年,近半月因感冒后出现发热、咳嗽、呼吸困难,进行性加重入院。患者原有慢性支气管炎病史 20 年,吸烟 30 年。查体:T 37.5 ℃,P 108 次/min,R 26 次/min,BP 130/90 mmHg。动脉血气分析:pH 7.35,$PaCO_2$ 55 mmHg,PaO_2 59 mmHg,SaO_2 88%。胸部 X 射线未见片状阴影。肺功能检查:FEV_1/FVC 65%。入院后患者情绪不稳,夜间失眠。

请问:①患者目前最可能的临床诊断是什么?②目前患者 COPD 严重程度为几级?③作为责任护士,您认为患者目前主要有哪些护理问题?其护理措施有哪些?

第三节　支气管哮喘

支气管哮喘(bronchial asthma)简称哮喘,是由多种细胞(如嗜酸性粒细胞、肥大细胞、T 淋巴细胞等)和细胞组分参与的,慢性炎症性疾病。主要特征包括气道慢性炎症,气道对多种刺激因素呈现的高反应性。临床表现为反复发作的喘息、气急、胸闷或者咳嗽等症状,常在夜间及凌晨发作或加重,多数患者可自行缓解或经治疗后缓解。哮喘是常见的慢性呼吸道疾病,近年来其患病率呈逐年增加的趋势。世界各国的哮喘防治专家共同起草并不断更新的全球哮喘防治倡议(global Initiative for asthma,GINA)已成为防治哮喘的重要指南。

【病因】

哮喘的病因尚未完全明了。哮喘与多基因遗传有关,受遗传因素和环境因素双重影响。个体过敏体质及外界环境的影响是发病的危险因素。

1.遗传因素　哮喘患者的亲属患病率高于群体患病率,且亲缘关系越近、病情越严重,其亲属患病率也越高。

2.环境因素　吸入性变应原、感染、食物、药物或运动等都可致哮喘发生。

【临床表现】

哮喘患者在不发作时可无任何症状和体征,发作时其程度轻重不一,临床表现也有很大差别。

1.症状　典型症状为发作性伴有哮鸣音的呼气性呼吸困难。症状可在数分钟内发生,并持续数小时至数天,可经平喘药物治疗后缓解或自行缓解夜间及凌晨发作或加重是哮喘的重要临床特征。

2.体征　发作时典型的体征是双肺可闻及广泛的哮鸣音,呼气音延长。但非常严重的哮喘发作,哮鸣音反而减弱,甚至完全消失,表现为——"沉默肺",是病情危重的表现。非发作期体检可无异常发现,故未闻及哮鸣音,不能排除哮喘。

【实验室及其他辅助检查】

哮喘的检查主要包括痰液检查、肺功能检查、胸部 X 射线检查或 CT 检查、动脉血气分析。特异性变应原检测等,是哮喘诊断、治疗、病情评估等方面的重要依据。

(一)痰液检查

部分患者痰涂片显微镜下可见嗜酸性粒细胞增多。

(二)肺功能检查

1.通气功能检测哮喘发作时呈阻塞性通气功能障碍表现　哮喘发作时呈阻塞性通气功能障碍表现,用力肺活量(FVC)正常或下降,1 秒用力呼气容积(FEV_1)、1 秒率(FEV_1/FVC%)以及最高呼气流量(PEF)均下降;残气量及残气量与肺总量比值增加。其中以 FEV_1/FVC% <70% 或 FEV_1 低于正常预计值的 80% 为判断气流受限的最重指标。

2.支气管激发试验(BPT)　用以测定气道反应性。BPT 适用于非哮喘发作期、FEV_1在正常预计值 70% 以上患者的检查。如 FEV_1下降≥20%,判断结果为阳性,提示存在气道高反应性。

3.支气管舒张试验(BDT)　用以测定气道的可逆性改变。常用的吸入支气管舒张剂有沙丁胺醇、特布他林。当吸入支气管舒张剂 20 min 后重复测定肺功能,FEV_1较用药前增加≥12%,且其绝对值增加≥200 mL,判断结果为阳性,提示存在可逆性的气道阻塞。

(三)胸部 X 射线检查或 CT 检查

哮喘发作时胸部 X 射线可见两肺透亮度增加,呈过度通气状态。胸部 CT 在部分患者可见支气管壁增厚、黏液阻塞。合并感染时,胸部 X 射线可见肺纹理增加和炎性浸润阴影。

(四)动脉血气分析

严重哮喘发作时可出现缺氧,由于过度通气可使 $PaCO_2$下降,pH 值上升,表现呼吸性碱中毒。若病情进一步加重,可同时出现缺氧和 $PaCO_2$,表现为呼吸性酸中毒。当 $PaCO_2$较前增高,即使在正常范围也要警惕严重气道阻塞的发生。

(五)特异性变应原检测

外周血变应原特异性 IgE 增高,结合病史有助于病因诊断;血清总 IgE 测定对哮喘诊断价值不大,但其增高的程度可作为重症哮喘使用抗 IgE 抗体治疗及调整剂量的依据。

【诊断要点】

根据症状、体征.结合病史及辅助检查可以对哮喘做出诊断。

(一)诊断标准

1.反复发作喘息、气急、胸闷或咳嗽,多与接触变应原、冷空气、物理、化学性刺激、呼吸道感染、运动等有关。

2.发作时在双肺可闻及散在或弥漫性,以呼气相为主的哮鸣音,呼气相延长。

3.上述症状可经治疗缓解或自行缓解。

4.除外其他疾病所引起的喘息、气急、胸闷和咳嗽。

5.临床表现不典型者(如无明显喘息或体征)应有下列三项中至少一项阳性:①支气管激发试验或运动试验阳性。②支气管舒张试验阳性。③最大呼气流量(PEF)日内变异率或昼夜波动率=20% 。

符合①～②条或第 4、5 条者,可以诊断为哮喘。

哮喘分期
及控制水
平分级

【治疗要点】

对哮喘患者应该积极进行治疗,争取完全控制症状,减少复发。保护和维持尽可能正常的肺功能,避免或减少药物的不良反应,使电患者能与正常人一样生活、工作和学习。关键是合理的治疗方案和坚持长期治疗。

(一)确定并减少危险因素接触

部分患者能找到引起哮喘发作的变应原或其他非特异刺激因素,使患者脱离并长期避免接触这些危险因素是防治哮喘最有效的方法。

(二)药物治疗

1.药物分类和作用特点　哮喘治疗药物分为控制性药物和缓解性药物。控制性药物指需要长期使用的药物,达到减少发作的目的。缓解性药物指按需使用的药物,能够迅速缓解症状。

(1)糖皮质激素　简称激素,是目前控制哮喘最有效的药物。激素通过作用于气道炎症形成过程中的诸多环节,有效抑制气道炎症。给药途径包括吸入、口服和静脉应用等,吸入为首选途径。

1)吸入激素如倍氯米松、布地奈德、氟替卡松等。

2)口服如泼尼松和泼尼松龙。

3)静脉如甲泼尼龙、琥珀酸氢化可的松、地塞米松等。

(2)β_2受体激动剂　主要通过激动呼吸道的 β_2 肾上腺受体,激活腺苷酸环化酶,减少肥大细胞和嗜碱性粒细胞脱颗粒和释放介质,从而起到舒张气道平滑肌、缓解哮喘症状的作用。给药途径包括定量气雾剂(metered dose inhalers, MDI)吸入、干粉吸入、口服和静脉应用等,吸入为首选途径。

1)短效 β_2 受体激动剂(简称 SABA)为治疗哮喘急性发作的首选药物,作用时间维持 4~6 h,常用的药物如沙丁胺醇和特布他林等。

2)长效 β_2 受体激动剂(简称 LABA)是目前最常用的哮喘控制药物,与激素联合应用,两者具有协同的抗炎和平喘作用,作用时间维持 12 h,常用的药物如沙美特罗、福莫特罗等。

(3)白三烯调节剂　唯一可单独应用的长效控制药。通常口服给药,常用的药物如扎鲁司特、孟鲁司特等。

(4)茶碱类　具有舒张支气管平滑肌作用,并具有强心、利尿、扩张冠状动脉、兴奋呼吸中枢和呼吸肌等作用,与糖皮质激素有协同作用。给药途径包括口服和静脉,根据病情选择。

(5)抗胆碱药物　可阻断节后迷走神经传出支,通过降低迷走神经张力而舒张支气管。常用药物如异丙托溴铵、噻托溴铵。

2. 急性发作期的治疗　支气管哮喘急性发作的治疗目的是尽快缓解气道阻塞,纠正低氧血症,缓解症状,防止并发症。根据患者病史、症状、体征、血气分析等,对患者病情严重程度做出评估,进行综合性治疗。根据病情酌情吸氧,使血氧饱和度=90%。糖皮质激素在整个过程都应足量使用,根据病情选择口服、吸入或静脉使用。

(1)轻度　首先吸入短效 β_2 受体激动剂,可反复使用。效果不佳时可加用口服 β_2 受体激动剂控释片或茶碱控释片,或加用抗胆碱药如异丙托溴铵气雾剂吸入。

(2)中度　规则吸入 β_2 受体激动剂或联合抗胆碱药吸入或口服长效 β_2 受体激动剂。亦可加用口服白三烯调节剂,若不能缓解,可持续雾化吸入 β_2 受体激动剂(或联合用抗胆碱药吸入),必要时可用氨茶碱静脉注射。

(3)重度至危重度　持续雾化吸入 β_2 受体激动剂,或合并抗胆碱药,或静脉滴注氨茶碱,加用口服白三烯调节剂。注意维持水、电解质平衡,纠正酸碱失衡。如病情恶化时,应做好无创或有创机械通气的准备。

3. 哮喘的非急性发作期治疗方案　患者在非急性发作期也应进行规范系统的治疗,以维持哮喘控制。对患者进行综合评估,根据哮喘控制水平,结合患者情况如经济情况、意愿等选择治疗方案。对患者做好哮喘教育,指导定期随访。初诊患者每 2~4 周随访一次,以后每 1~3 个月随访一次,急性发作后 2~4 周随访一次。

【护理评估】

1. 病史　询问患者的病史、家族史、过敏史及诊治经过。

2. 身体评估　评估患者的体征。

3. 实验室及其他辅助检查　详见辅助检查。

【护理诊断/问题】

1. 气体交换受损　与支气管痉挛、气道炎症、气道阻力增加有关。

2. 清理呼吸道无效　与呼吸道分泌物过多、痰液黏稠、无效咳嗽有关。

3.知识缺乏　缺乏正确使用雾化吸入器的相关知识。

4.潜在并发症　呼吸衰竭、纵隔气肿、水和电解质紊乱等。

【护理措施】

1.环境与体位　有明确过敏源者应尽快脱离。保持病室安静整洁,空气流通,温度及湿度适宜。指导患者应卧床休息,减少活动量,协助采取舒适的体位,如半卧位或端坐位,以减轻呼吸困难。

2.饮食护理　提供高热量、清淡、易消化饮食,避免进食辛辣、刺激性食物。明确对鱼、虾、蟹类、蛋类等过敏者,禁忌食用。有烟酒嗜好者劝其戒掉。

3.氧疗　对于有低氧血症者,纠正缺氧对缓解呼吸困难、保护心肺功能、减少缺氧性器官功能损害等有重要的意义。根据病情选择合适的给氧方法,常用鼻导管吸氧或面罩吸氧。若患者哮喘发作严重,病情恶化缺氧不能纠正时,应进行无创通气或插管机械通气。

4.心理护理　哮喘患者呼吸困难反复发作,重度呼吸困难让患者产生濒死感,应稳定患者情绪,以降低交感神经兴奋性,有利于减轻呼吸困难。

5.病情监测　密切观察患者神志、呼吸困难有无改善,发绀是否减轻,听诊肺部湿啰音是否减少,血氧饱和度、血气分析结果是否正常。

6.其他　遵医嘱正确用药,观察药物疗效及不良反应。

【健康指导】

1.合理饮食　指导患者进食高热量、清淡、易消化饮食,避免辛辣、刺激和容易产气的食物。已知对鱼、虾、蟹类、蛋类等过敏者,禁忌食用。

2.活动与休息　指导患者建立规律的生活习惯,保持情绪稳定,保证充分休息和充足睡眠。适度锻炼身体,增加抵抗力。

3.疾病知识教育　向患者及家属讲解哮喘的病因、临床表现、治疗目标等相关知识,帮助他们正确认识疾病,树立战胜疾病的信心,提高治疗依从性。

4.避免诱因　讲解哮喘发作的常见诱因,针对患者情况,指导患者日常生活注意事项。

5.病情监测指导　指导患者识别哮喘发作的先兆表现和病情加重的临床表现,掌握哮喘发作时的紧急处理。

6.用药指导　向患者及家属讲解所用药物的名称、剂量、用法、作用、不良反应,以及减轻不良反应的方法,指导患者按医嘱规范用药。

7.心理护理　精神心理因素在哮喘的发生发展过程中起重要作用。指导家属参与哮喘管理,经常鼓励患者,督促患者遵医嘱用药,定期随访等,减少患者不良心理反应。

临床案例分析

患者,男,46岁。主诉发作性咳嗽、喘息8年,加重2d。期间时有发作。2d前因旅游时受凉后胸闷、呼吸困难，经自用氨茶碱、沙丁胺醇气雾剂后上述症状进行性加重而入院。患者咳白黏痰，不易咳出。查体：T 36.8 ℃，P 118 次/min，R 26 次/min，BP 130/90 mmHg。动脉血气分析：pH 7.41，$PaCO_2$ 34 mmHg，PaO_2 78 mmHg。入院后患者情绪不稳，夜间失眠。

请问：①患者目前最可能的临床诊断是什么？②哪些环境因素可诱发哮喘发作？③作为责任护士，您认为患者目前主要有哪些护理问题？相应护理措施有哪些？

第四节 肺结核

肺结核是由结核分枝杆菌入侵机体后在一定条件下引起发病的肺部慢性感染疾病，属乙类传染性疾病。结核杆菌可以进入人体各器官，其中以肺部占了90%，故称为肺结核。肺结核主要通过呼吸道感染，痰菌阳性者才是传染源，传染性的大小取决于痰菌数量的多少；肺外结核一般不具有传染性。肺结核主要临床表现是全身毒性症状，如发热、盗汗、乏力、食欲缺乏等；可同时有呼吸系统症状，如咳嗽、咯血、呼吸困难、胸痛等。

【病因】

（一）结核分枝杆菌

结核病的病原菌为结核分枝杆菌，结核分枝杆菌分为人型、牛型、非洲型和鼠型4类。其中引起人类结核病的90%主要为人型结核分枝杆菌，少数为牛型和非洲型分枝杆菌。

（二）结核病在人群中的传播

1. **传染源** 主要是痰中带菌的肺结核患者，尤其是未经治疗者。临床上常见支气管内膜结核及空洞型肺结核患者为最主要传染源。由于结核分枝杆菌主要是随着痰排出体外而播散，因而痰内查出结核分枝杆菌的患者才具有传染性，才是传染源。

2. **传播途径** 飞沫传播是肺结核最主要的传播途径，经消化道、皮肤等其他途径传播已罕见。患者在咳嗽、咳痰、打喷嚏或高声说笑时，可产生大量的含有结核菌的微滴，可较长时间悬浮于空气中，若空气不流通，与患者密切接触者可吸入而感染。

3. **易感人群** 影响机体对结核菌的抵抗力的因素除遗传因素外，还包括营养不良、生活贫困、居住拥挤等社会因素。易感人群还包缺 HIV 感染者、使用激素、使用免疫抑制剂的患者，接受化疗的肿瘤患者、职业病患者如硅肺、慢性疾病患者如糖尿病、婴幼儿免疫系统不完善者等。

4. **影响传染性的因素** 传染性的大小取决于传染源、传播途径、易感人群3个环节。即患者排出结核菌量的多少、空间含结核菌微滴的密度、通风情况、接触的密切程度和时间长短以及个体的免疫状况。

【临床表现】

各型肺结核的临床变现各异,但大多有以下临床变现。

(一)症状

1.全身症状　发热最常见,多为午后低热。肺部病灶进展播散时,可有不规则高热、畏寒等。部分患者有乏力、食欲减退、盗汗和体重减轻等全身毒性症状。育龄妇女可有月经失调或闭经。

2.呼吸系统症状

(1)咳嗽、咳痰　是肺结核最常见的症状。多为干咳或咳少量白色黏液痰。有空洞形成时,痰量增多;合并细菌感染时,痰呈脓性且量增多;合并厌氧菌感染时有大量脓臭痰;合并支气管结核时表现为刺激性咳嗽。

(2)咯血　$1/3 \sim 1/2$ 的患者有不同程度的咯血,患者常有胸闷、喉痒和咳嗽等先兆,以少量咯血多见,少数严重者可大量咯血。

(3)胸痛　炎症波及壁层胸膜时可引起胸痛,为胸膜炎性胸痛,随呼吸运动和咳嗽加重。

(4)呼吸困难　当病变广泛和(或)患结核性胸膜炎大量胸腔积液时,可有呼吸困难。多见于干酪性肺炎和大量胸腔积液患者,也可见于纤维空洞型肺结核患者。

(二)体征

因病变范围和性质而异。范围变小可无异常体征。渗出性病变范围较大或干酪样坏死时可有肺实变体征。慢性纤维空洞型肺结核或胸膜粘连增厚时,可有胸廓塌陷,纵隔及气管向患侧移位。结核性胸膜炎早期有局限性胸膜摩擦音,以后出现典型胸腔积液体征。支气管结核可有局限性哮鸣音。

【实验室及其他辅助检查】

(一)影像学检查

1.X射线检查　不同类型肺结核的X射线影像具有各自特点,胸片可以早期发现肺结核,用于诊断、分型、指导治疗及了解病情变化。肺结核X射线可有如下特点:多发生在肺上叶的尖后段、肺下叶背段、后基底段,可呈多形态表现,及同时呈现渗出、增殖、纤维和干酪性病变,也可伴有钙化,易合并空洞。

2.胸部CT检查　能发现微小或隐蔽性病变而减少微小病变的漏诊、了解病变范围及进行肺部病变鉴别。

(二)结核分枝杆菌检查

结核分枝杆菌检查是确诊肺结核最特异的方法,也是制定化疗方案和考核疗效的主要依据。临床上以痰直接涂片、浓缩镜检最常用,若抗酸杆菌阳性,肺结核诊断成立。为提高检出率,应收集痰液并连续多次送检。也可痰液结核菌培养,其敏感性和特异性高于涂片法。

(三)结核菌素试验

结核菌素试验广泛应用于结核感染的流行病学指标,也是卡介苗接种后效果评价的试验指标,目前 WHO 和国际防痨和肺病联合会推荐使用的结核菌素未为纯化蛋白衍生物(PPD),通常取 0.1 mL(5IU)结核菌素,在左前臂曲侧做皮内注射,48~72 h 观察和记录结果。测量硬结的横径和纵径,以平均直径(横径与纵径之和除以2)作为判断指标,而不是测量红晕直径。硬结=4 mm 为阴性,5~9 mm 为弱阳性,10~19 mm 为阳性,=20 mm 或虽<20 mm 但局部出现水泡和淋巴结炎为强阳性反应。但患有结核病。阴性结果除提示没有结核菌感染以外,还见于初染结核菌4~8周内,机体变态反应尚未充分建立:机体免疫功能低下或受抑制时,如严重营养不良、重症结核、肿瘤、HIV 感染、使用糖皮质激素及免疫抑制剂等状况下,结核菌素反应可暂时消失,待病情好转又可转为阳性反应,对婴幼儿结核病诊断有重要意义,应视为有新近感染的活动性结核病。

(四)纤维支气管镜检查

对肺结核,支气管结核的诊断有重要价值,是诊断肺结核的常见检查。可做灌洗物、痰液结核菌涂片和培养;肺组织活检可提供病理学诊断。

【诊断要点】

(一)诊断方法

肺结核的诊断是根据患者的病因、病史、症状、体征、肺结核接触史,结合胸部影像学检查、痰结核分枝杆菌检查等实验室及其他检查指标而得出的。其中从组织、体液、分泌物中检查出结核分枝杆菌为确诊依据。需要注意到的是部分患者无明显症状,故 X 射线健康查是发现早期肺结核的主要方法。

(二)诊断程序

1. 可疑症状　患者筛选咳嗽持续2周以上、咯血、午后低热、乏力、盗汗、月经不调或闭经,有肺结核接触史应考虑肺结核的可能性,需进行痰抗酸杆菌和胸部 X 射线检查。

2. 是否为肺结核　X 射线检查肺部发现有异常阴影者,必须通过系统检查,确定病变性质是否为肺结核,若无法确定可观察2周后复查,大部分炎症会有变化,而肺结核变化不大。

3. 结核是否活动　诊断为结核后,评估病灶是否活动,活动性病变者须治疗。胸片可辨别是否活动,若为钙化、硬结和纤维化,痰液检查不排菌,无任何症状,为无活动性肺结核。

4. 结核是否排菌　活动性结核需明确是否排菌,是确定传染源的唯一方法。痰菌记录格式为:涂(-)、涂(+)、培(-)、培(+),表示痰涂片阴性、阳性,痰培养阴性、阳性。无痰或未查者注明无痰或未查。

(三)肺结核分类标准和诊断要点

1. 原发性肺结核　包括原发综合征和胸内淋巴结结核。多见于儿童、青少年或边远山区农村的成人,是小儿肺结核的主要类型。起病隐匿,症状短暂轻微,多有结核病家庭接触史,结核菌素试验多为强阳性。X 射线表现为哑铃型阴影,即原发病灶、引流淋巴管炎和肿大的肺门淋巴结,形成典型的原发综合征。原发病灶大部分吸收,可不留任何痕迹。

2. 血行播散性肺结核　包括急性血性播散型肺结核、亚急性血型播散性肺结核、慢性血型播散性肺结核三种类型。多见于婴幼儿和青少年,成人也可发生,系由病变中结核杆菌侵入血液所致。起病急,持续高热,中度症状严重,约一半以上患者并发结核性脑膜炎。X 射线显示双肺满布粟立状阴影,常在症状出现 2 周左右出现,其大小、密度、分布均匀,结节直径 2 mm 左右。

3. 继发性肺结核　为肺结核中最常见的一种类型。多发生于成人;病程长,易反复。痰结核杆菌检查常为阳性。主要临床分型及特点如下。

(1)浸润性肺结核　X 射线显示肺尖锁骨上下片状云絮状,边缘模糊,可融合形成空洞。

(2)空洞性肺结核　空洞形态不一,多由干酪渗出病变溶解而成,洞壁不明显、有多个空腔。空洞性肺结核多有支气管播散,监困表型为发热、咳嗽、咳痰和咯血,痰中排菌。

(3)结核球(瘤)　多由干酪性病变吸收和周边纤维膜包裹而形成。X 射线表现单个或个病灶、境界分明,直径 2~4 cm。

(4)干酪性肺炎　多发生于免疫力低下、体质衰弱、大量结核分枝杆菌感染的患者,或有淋巴结支气管瘘,淋巴结内大量干酪物质经支气管进入肺内。分为大叶性干酪性肺炎和小叶性干酪性肺炎。

(5)纤维空洞性肺结核　病程长,病情反复进展恶化,肺组织破坏严重,肺功能严重受损,X 射线可见单侧或双侧的厚壁纤维空洞。由于病灶长期不愈合,空洞壁变厚,肺组织广泛纤维化,患侧肺组织收缩,纵隔向患侧移位,常见胸膜粘连和代偿性肺气肿。

4. 结核性胸膜炎　包括结核性干性胸膜炎、结核性渗出性胸膜炎、结核性脓胸,以结核性渗出性胸膜炎最常见。

5. 其他　肺外结核按部位和脏器命名,如骨关节结核、肾结核、肠结核,结核性脑膜炎。

(四)肺结核的记录方式

按结核病分类、病变部位、范围、痰菌情况、化学治疗史、并发症、并存病、手术等顺序书写。血型播散性肺结核需注明急性、亚急性、慢性;继发性肺结核可注明浸润性、纤维空洞性等。并发症如支气管扩张、气胸,并存病如肺气肿、糖尿病,手术如肺切除术后。

【治疗要点】

肺结核患者的治疗因病程长,治疗时间长、治疗药物种类多,治疗效果不一,治疗方法多样,必须采取综合治疗措施,以达到以下目的:加强营养,调节机体免疫力;随访监测药物不良反应;提高服药依从性,减少耐药,提高治愈率。

(一)基本病因的治疗

控制结核病最主要是控制传染源,最直接、最有效的措施就是化学药物治疗。

1.化学治疗的原则　据患者结核病的类型、病程经过、既往用药情况,药物敏感种类、患者肝肾功能的具体情况正确选择用药,制订合理的化疗方案,遵循早期、联合、适量、规律、全程治疗原则和科学管理。整个治疗过程分为强化和巩固两个阶段。

(1)早期　一旦发现和确诊结核后均应立即给予化学治疗。早期病灶内结核菌以 A 群为主,局部血流丰富,药物浓度高,可发挥最大的抗菌作用,以迅速控制病情及减少传染性。

(2)联合　根据病情及抗结核药物的作用特点,联合使用两种以上的药物。联合用药可杀死病灶中不同生长速度的菌群,提高疗效,还可减少和预防耐药菌的产生,增加药物的协同作用。

(3)适量　严格按照适当的药物剂量用药。用药剂量过低不能达到有效的药物浓度,影响疗效,易产生耐药性;剂量过大易发生药物不良反应。

(4)规律　严格按化疗方案的规定用药,不可随意更改方案、遗漏或随意中断用药,以避免细菌产生耐药。

(5)全程　患者必须按照治疗方案,坚持完成规定疗程,是提高治愈率和减少复发率的重要措施。

2.常用抗结核药物

(1)异烟肼(INH,H)　在巨噬细胞内外均能达到杀菌作用,称全杀菌剂,是单一抗结核药中杀菌力,特别是灶期杀菌力最强者,其对不断繁殖的结核菌 A 群作用最强。用法:WHO 推荐口服每日疗法为 4 ~ 6 mg/(kg·d),日最大剂量 300 mg,国内成人一般每次 0.3 g,一次顿服。

(2)利福平(RFP,R)　在巨噬细胞内外均能达到杀菌作用,称全杀菌剂,对 A、B、C 菌群均有作用。用法:WHO 推荐口服每日疗法为 8 ~ 12 mg/(kg·d),日最大剂量 600 mg,国内成人一般每次 0.45 ~ 0.6 g,于早饭前服用。

(3)吡嗪酰胺(PZA,Z)　为半杀菌剂,能杀灭巨噬细胞内酸性环境中的结核菌,是目前 B 菌群最佳的半杀菌剂。用法:WHO 推荐口服每日疗法为 20 ~ 30 mg/(kg·d),顿服日最大剂量 200 mg。

(4)乙胺丁醇(EMB,E)　为抑菌剂,与其他抗结核药物联用可延缓其他药物耐药性的发生。尤其适用于不能耐受链霉素者。用法:WHO 推荐口服每日疗法为 15 ~ 20 mg/(kg·d),一日一次顿服。

(5)链霉素(SM,S)　为半杀菌剂。用法:属浓度依赖。WHO 推荐口服每日疗法为 12 ~ 18 mg/(kg·d),一日一次肌内注射,国内一般每次 0.75 g。

(6)其他　除上诉一线药品外的其他药品,如卡那霉素,阿米卡星等及莫西沙星等氟喹诺酮类药物。

3. 化学治疗方案 根据初治、复治选择不同的化疗方案。

(1)初治涂阳肺结核治疗方案(含初治涂阴有空洞形成或粟粒性肺结核)

1)每日用药方案 ①强化期:异烟肼、利福平、吡嗪酰胺和乙胺丁醇,隔日一次或每周3次,2个月;②巩固期:异烟肼、利福平,顿服,4个月。简写为:2HRZE/4HR。

2)间歇用药治疗方案 ①强化期:异烟肼、利福平、吡嗪酰胺、链霉素和乙胺丁醇,顿服,2个月;②巩固期:异烟肼、利福平和乙胺丁醇,顿服,4~6个月。巩固期治疗4个月时,若痰菌未阴转,可继续延长治疗期2个月。简写为:2H3R3Z3E3/4H3R3。

(2)复治涂阳肺结核治疗方案

1)每日用药方案 ①强化期:异烟肼、利福平、吡嗪酰胺、链霉素和乙胺丁醇,顿服,2个月;②巩固期:异烟肼、利福平和乙胺丁醇,顿服,4~6个月。巩固期治疗4个月时,若痰菌未阴转,可继续延长治疗期2个月。简写为:2HRZSE/4~6HRE。

2)间歇用药方案:①强化期,异烟肼、利福平、吡嗪酰胺、链霉素和乙胺丁醇,隔日一次或每周3次,2个月;②巩固期,异烟肼、利福平、乙胺丁醇,隔日一次或每周3次,6个月。简写为:2H3R3Z3S3E3/6H3R3E3。

(3)初治涂阴肺结核治疗方案

每日用药方案 ①强化期:异烟肼、利福平、吡嗪酰胺,顿服,2个月;②巩周期:异烟肼、利福平,隔日一次或每周3次,4个月。简写为:2H3R3Z3/4H3R3。

二、结核病的其他治疗方法

1. 外科治疗 外科治疗是结核病综合治疗的一个组成部分。适应证:肺结核空洞或继发曲霉菌球、一叶或者一侧毁损肺、结核性支扩、结核合并大咯血等。

2. 经支气管镜介入治疗 包括吸引术、瘘口封堵术、经支气管给予抗结核药物、冷冻术、球囊扩张术、热效应疗法等。

3. 免疫治疗 细胞因子治疗、免疫抑制治疗、免疫调节治疗。

4. 营养支持治疗 结核病是典型的消耗性疾病,营养治疗是结核患者抗结核治疗过程中不可缺少的重要组成部分。应首先进行营养筛查评分,需结合临床制定营养支持计划。

5. 中医中药治疗 本病以抗结核化疗药物进行治疗的同时,结合中医中药的治疗,可以获得比较满意的效果。

6. 心理治疗 常用于结核病的心理治疗战术包括支持性心理治疗、认知行为治疗和危机干预技术等。

【护理评估】

1. 病史 了解患者的病因及病程发展经过及相关检查结果。

2. 身体评估 详见临床体征。

3. 实验室及其他辅助检查 了解胸部X射线检查、CT、结核菌检查、结核菌素试验、肝肾功能、纤维支气管镜检查、血气分析等结果,判断结核的类型,病程时间以及患病的严重程度。

【护理诊断/问题】

1. 气体交换受损　与结核菌感染致肺功能减退有关。

2. 体温过高　与结核杆菌引起的毒性症状有关。

3. 有传播感染的危险　与肺结核患者随意排痰等有关。

4. 焦虑　与疗程长、缺乏结核病知识、担心疾病预后有关。

5. 营养失调:低于机体需要量　与机体消耗增加而营养摄入不足有关。

【护理措施】

1. 将传染性和非传染性、疑似患者分开安置定时进行空气消毒,保持室内空气新鲜。使用带盖痰具收集痰液,消毒后倒掉;嘱患者咳嗽,喷嚏时以纸巾捂住口鼻,防飞沫飞溅而引起传播。

2. 休息与体位　肺部病变较广泛者,或处于急性期常有血气分析异常的患者应卧床休息,根据患者呼吸困难的程度采取适当的体位,可采取半卧位,有利于改善呼吸困难。侧卧位者应采取患侧卧位应采取患侧卧位,避免压迫健侧,导致通气不良。

3. 氧疗护理　动脉血气分析 $PaO_2 < 60$ mmHg 可给予吸氧,达到减少缺氧性器官功能损害的目的。氧疗方法包括鼻导管吸氧、面罩吸氧、呼吸机辅助通气等。吸氧浓度根据动脉血气分析结果为 I 型或 II 型呼吸衰竭等决定吸氧方式及流量。

4. 病情监测　密切观察呼吸困难有无改善,皮肤颜色,舌、口唇发绀是否减轻,监测血氧饱和度、根据血气分析结果计算氧合指数是否正常等。若异常,应报告医生给予及时处理。

5. 用药指导　合理使用抗肺结核药物是治疗成功的关键。抗结核治疗时间长,需向患者讲解早期、联用、适量、规律、全程用药的重要性。

【健康指导】

1. 合理饮食　给予高热量、高蛋白、高维生素的饮食。

2. 休息与活动　肺结核属慢性消耗性疾病,合理休息和活动会对肺结核的康复起到协助作用。

3. 用药指导

(1)正规用药　治疗成功的关键是掌握初治时机、合理用药。

(2)注意药物不良反应　由于抗结核药用药时间较长,应同时检测不良反应,定期检查血常规、肝功能、肾功能等,教育患者识别药物疗效和不良反应,若出现恶心、呕吐、皮肤巩膜发黄等应及时就医。

4. 消毒隔离　隔离有传染的患者,不随地吐痰,做好患者痰液的消毒处理,可戴口罩阻止飞沫传播;患者餐具应分开,并应煮沸消毒;注意房间开窗通风等。

5. 提高自护能力　掌握药物名称、使用剂量、作用及不良反应;注意防寒保暖,防止着凉,引起呼吸道感染;感冒流行期间,尽量少去公共场所,避免和流感患者接触,防止交叉感染。

 临床案例分析

患者,女,38 岁。主诉因乏力、潮热、盗汗、咳嗽、痰中带血 1 周入院,近 1 周前在无明显诱因感乏力、食欲减退,出现潮热,盗汗,偶有咳嗽,痰中带血,经自服感冒药后无缓解,为进一步诊治而收入院。患者既往体健,否认有传染病史。查体:T 38 ℃,P 108 次/min,R 24 次/min,BP 130/70 mmHg,急性面容,右上肺可闻及湿啰音。心律齐,无杂音,腹部查体无异常发现。

请问:①患者目前最可能的临床诊断是什么?②为进一步明确诊断,患者目前还应该做哪些检查?③作为责任护士,您认为患者目前主要有哪些护理问题?其相应护理措施有哪些?

第五节　原发性支气管肺癌

原发性支气管肺癌简称肺癌(lung cancer),为起源于支气管黏膜、腺体或肺泡上皮的恶性肿瘤,常伴有区域性淋巴结转移和血行转移,早期常表现为刺激性干咳和痰中带血等呼吸道症状。原发性支气管肺癌是世界和我国最常见的恶性瘤之一,是全世界第一位癌症死因。目前,肺癌是影响我国居民健康的主要恶性肿瘤,发病和死亡呈现逐年上升趋势,占全国癌症死因的 22.7%。

【病因及分类分期】

1.病因　目前尚未完全明确,可能与吸烟、空气污染和电离辐射等因素有关。

2.分类与临床分期

(1)按解剖学部位分类

1)中央型肺癌　发生在肺段支气管开口以上得肺癌,鳞癌和小细胞肺癌多见,约占 3/4。

2)周围型肺癌　发生在段支气管以下的肺癌,腺癌多见,约占 1/4。

(2)按病理学特征分类

1)小细胞肺癌　包括燕麦细胞型、中间细胞型、复合燕麦细胞型,是肺癌中恶性程度最高的一种。

2)非小细胞癌　包括鳞状上皮细胞癌(简称鳞癌)、腺癌、大细胞癌等。其中鳞癌最常见。

3.临床分期　目前非小细胞肺癌和接受外科手术的小细胞肺癌患者 TNM 分期采用国际肺癌研究协会(International Association for the Study of Lung Cancer,IASLC)2009 年第七版分期标准。对于接受非手术的小细胞肺癌患者采用局限期和广泛期分期方法。

肺癌 TNM
分期

【临床表现】

肺癌的临床表现与肿瘤大小、类型、部位、发展阶段、有无并发症或转移有关,5% ~

15%患者在发现肺癌时可无任何症状。

(一)原发肿瘤引起的症状和体征

1.咳嗽　为早期的常见症状,多为刺激性干咳,无痰或少痰。当肿瘤增大阻塞支气管时,咳嗽加重,呈高调金属音性咳嗽。细支气管-肺泡细胞癌患者咳嗽时可有大量黏液。继发感染时,痰量增多,呈黏液脓性。

2.咯血　多见于中央型肺癌,癌组织向管腔内生长可引起间断或持续性痰中带血;严重者可侵蚀大血管,引起大咯血。

3.气短或喘鸣　肿瘤向支气管内生长或肿大的淋巴结压迫主支气管时,可引起气道吸困难、气短、喘息,约2%可出局限性的哮鸣音。

4.发热　多数由肿瘤坏死组织或肿瘤引起的阻塞性肺炎所致,抗生素治疗效果差。

5.体重下降　恶性肿瘤的常见症状之一,严重者可表现为恶病质。由肿瘤毒素、长期消耗、感染、疼痛及化疗后食欲下降等引起。

(二)肺外胸内扩展引起的症状和体征

1.胸痛　由肿瘤细胞侵犯所致,也可由阻塞性炎症波及部分胸膜或胸壁引起。肿瘤侵犯胸膜时,可引起不规则的钝痛或隐痛,于呼吸、咳嗽时加重;侵犯脊柱、肋骨时,可有压痛点,与呼吸、咳嗽无关;压迫肋间神经时,胸痛可累及分布区。

2.声音嘶哑　肿瘤压迫喉返神经(多为左侧)可引起声音嘶哑。

3.吞咽困难　肿瘤侵犯或压迫食管可引起吞咽困难,还可引起气管-食管瘘,导致肺部感染。

4.胸腔积液　约10%的患者有不同程度的胸水,常提示肿瘤转移至胸膜或淋巴回流受阻。

5.上腔静脉阻塞综合征　由于肿瘤内癌栓或肿大的淋巴结压迫引起上腔静脉完全或不完全阻塞,导致静脉回流受阻所引起的引流区静脉扩张、局部水肿等症状和体征。表现为头颈部水肿、颈静脉扩张,胸壁静脉曲张等,可引起头痛、头昏或眩晕等症状。

6.Honor 综合征　由肺尖部癌(又称肺上沟瘤)压迫颈部交感神经引起,表现为病侧眼睑下垂、瞳孔缩小、眼球内陷,同侧额部与胸壁少汗或无汗。压迫臂丛神经可引起以腋下为主、向上肢内侧放射的火灼样疼痛,在夜间尤甚。

(三)胸外转移引起的症状和体征

1.转移至中枢神经系统　表现为头痛、恶心、呕吐等颅内压增高症状,少数表现有癫痫发作、偏瘫、小脑功能障碍、定向力和语言障碍。其他可见外周神经病变、肌无力、精神症状等。

2.转移至骨骼　引起骨痛和病理性骨折,大多数为溶骨性病变,少数为成骨性。移至脊柱、股骨、肱骨等可引起相应部位的疼痛和压迫症状;转移至关节还可引起关节腔积液。

3.转移至腹部　转移至胃肠道、肾上腺、腹膜后淋巴结等,多无临床症状,依靠 CT、

MRI、PET等做出诊断,部分小细胞肺癌可转移至胰腺,因为胰腺炎症状或阻塞性黄疸。

4.转移至淋巴结　锁骨上淋巴结是肺癌常见转移部位,在前斜角肌区,固定而坚硬,可逐渐增大增多,可融合,患者多无痛感。

(四)胸外表现

肺癌非转移性胸外表现,又称为副癌综合征,包括内分泌、神经组织、结缔组织血液系统和血管的异常改变。可表现为杵状指(趾)、肥大性肺性骨关节病;分泌促肾上腺皮质激素样物质引起库欣综合征,多见于小细胞肺癌或支气管类癌;分泌抗利尿激素引起稀释性低钠血症;分泌甲状旁腺激素相关蛋白导致高钙血症,多见于鳞癌。

【实验室及其他辅助检查】

(一)影像学检查

1.胸部X射线影像学检查　早期发现肺癌的基本方法,也是术后随访的方法之一。通过透视或正侧位X胸片和CT发现肺部阴影。中央型肺癌向管腔内生长可引起支气管阻塞征,表现为受累段、叶局限性气肿或不张,肺不张伴肺门淋巴结肿大时可表现为倒"S"状的典型X检查征象;周围型肺癌呈局限性小片状阴影,可有毛刺、切迹和分叶。

2.胸部CT检查　胸部CT可以进一步验证病变所在的部位和累及范围,是目前诊断肺癌的重要手段。低剂量螺旋胸部CT可以有效地发现早期肺癌,而CT引导下经胸肺肿物穿刺活检是最重的获取细胞学、组织学诊断的技术。

3.B超检查　主要用于发现腹部重要器官以及腹腔、腹膜后淋巴结有无转移,也用于双锁骨上窝淋巴结的检查;对于邻近胸壁的肺内病变或胸壁病变,可鉴别其囊、实性及进行超声引导下穿刺活检。

4.磁共振显像(MRI)　在明确肿瘤与大血管关系上有优越性,发现小病灶(<5 cm)方面不如CT敏感。适用于判断脊柱、肋骨以及颅脑有无转移。

(二)内窥镜检查

1.纤维支气管镜检查　对诊断、确定病变范围、明确手术指征与方式有帮助。可经纤支镜直视下刷检、活检以及支气管灌洗获取细胞学和组织学诊断;经纤支镜直视下肺活检可提高周围型肺癌的诊断率。

2.纵隔镜检查　是一种对纵隔转移淋巴结进行评价和取活检的创伤性手术。有利于肿瘤的诊断和TNM分期。

3.胸腔镜检查　用于确定胸腔积液或胸膜肿块的性质。

(三)其他检查技术

1.痰细胞学检查　3次以上的系列痰标本检查可使中央型肺诊断率提高到80%,但须指导患者正确留取痰标本,及时送检。

2.针吸细胞学检查　可经皮或支气管镜进行针吸细胞学检查,还可在CT、X射线、超声引导下进行。

【诊断要点】

在诊断过程中提高对肺癌早期征象的警惕性,详细询问病史、根据患者的症状、体征、影像学检查特点,结合细胞学及纤维支气管镜检查,80%～90%的患者可以确诊。

【治疗要点】

目前临床治愈肺癌的唯一方法为手术治疗,必要时配合放疗、化疗和综合治疗。

(一)非小细胞肺癌

1.局限性病变

(1)手术 是目前临床治愈肺癌的唯一方法。术前化疗(新辅助治疗)可使不能手术者降级而能够手术。临床高度怀疑肺癌的肺内结节,经各种检查无法定性诊断,可考虑手术探查。

(2)根治性放疗 患者因拒绝或不能耐受手术的早期非小细胞肺癌、不可切除的局部晚期非小细胞肺癌(NSCLC)患者。

(3)根治性综合治疗 对伴有 Hornor 综合征的肺上沟瘤可采取放疗和手术联合治疗。对部分?期患者可选择手术加术后放疗,新辅助化疗加手术或新辅助放化疗加手术治疗。

2.播散性病变 化疗、放疗、靶向治疗或转移灶治疗等。

(二)小细胞肺癌

1.化疗 小细胞肺癌(SCLC)主要的治疗方法。化疗方案推荐足叶乙苷+顺铂(EP)/卡铂(EC)或顺铂+拓扑替康(IP)/伊立替康(IC)。必须强调治疗方案的规范化和个体化,治疗无反应或无进展应该调节治疗方案。

2.放疗 局限期小细胞肺癌加用胸部放疗不仅可以明显降低局部复发率,而且死亡风险也显降低。

(三)生物反映调节剂

干扰素、转移因子、左旋咪唑、集落刺激因子等可增加机体多化疗、放疗的耐受性,提高疗效。

(四)中医药治疗

作为辅助治疗,可减少患者对化疗、放疗的反应,巩固、促进、恢复机体功能中起助作用。

【护理评估】

1.病史 评估患者的高危因素及其病程发展经过。

2.身体评估　详见体格检查。

3.实验室及其他辅助检查　了解患者的辅助检查结果,尤其是患者的 CT 检查、血常规、凝血常规、肝肾功等,以了解患者的疾病进展情况及药物治疗效果、有无化疗引起的骨髓抑制等。

【护理诊断/问题】

1.恐惧　与肺癌对机体功能的影响及生命受到威胁有关。

2.疼痛　与肿瘤细胞浸润、肿瘤压迫或转移有关。

3.营养失调:低于机体需要量　与肿瘤致机体消耗过多、摄入不足、感染、疼痛、化疗致呕吐、食欲下降有关。

4.潜在并发症　化疗毒性反应、肺部感染、放射性食管炎、放射性肺炎等。

【护理措施】

1.饮食护理　根据患者的饮食习惯、营养状况和饮食摄入情况,与患者和家属一起制订符合患者饮食习惯又利于患者康复的饮食计划。当进食不能满足患者机体需要时,可根据医嘱静脉输注脂肪乳剂、氨基酸、全血、血浆或白蛋白等改善患者营养状况。

2.病情观察　观察患者生命体征及病情变化,做好疼痛的评估,防止严重并发症发生。坚持合理治疗方案,引导患者积极配合治疗。

3.用药护理　遵医嘱使用有效的止痛药物,并观察药物的疗效与不良反应。防止骨髓抑制、胃肠道反应等化疗药物最常见的不良反应。做好静脉血管的保护护理,防止药物外渗。

4.加强沟通　做好心理护理护士应正确评估患者心理状态,了解患者对诊断及治疗的理解程度。鼓励患者表达自己的感受,调整患者的情绪,以积极心态面对疾病。

【健康指导】

(一)疾病预防知识指导

广泛宣传吸烟与被动吸烟的危害性,提倡健康的生活方式。对肺癌高危人群进行定期筛查,以期早发现,早治疗。对 40 岁以上长期大量吸烟、有下列情况者,应高度怀疑肺癌的存在,并进行有关排除检查。

1.无明显诱因的刺激性咳嗽持续 2~3 周,治疗无效;或原有慢性呼吸道疾病,咳嗽性质改变者。

2.持续或反复在短期内痰中带血而无其他原因可解释者。

3.反复发作的同一部位肺炎;原因不明的肺脓肿,中毒症状不明显,抗感染治疗效果不显著者。

4.原因不明的四肢关节疼痛及杵状指(趾)。

5.无中毒症状的胸腔积液,尤其是血性,进行性加重者。

6.孤立性圆形病灶和单侧肺门阴影增大者。

7.原有结核病灶已稳定,而形态和性质发生改变者。

(二)疾病相关知识指导

告知患者治疗所采取的治疗方案及其作用与不良反应,指导患者积极应对治疗带的未知反应。

(三)心理指导

指导患者及家属保持积极的心理状态,增强治疗疾病的信心,维持生命质量。

 临床案例分析

患者,男,58岁。反复咳嗽、咳痰20多年,加重伴痰中带血1个月入院。患者原有慢性支气管炎病史20年,吸烟30年。1个月前外出时不慎出现痰中带少量血丝,无发热、胸痛症状,就诊于医院,胸部X射线提示"左上肺阴影待查"为进一步诊治而收入院。查体:T 37.1 ℃,P 86 次/min,R 20 次/min,BP 128/70 mmHg。双肺呼吸音清,未闻及啰音、心、腹部检查未发现异常。入院后患者情绪不稳,夜间失眠。

请问:①患者目前最可能的临床诊断是什么? ②目前患者应该进一步做哪些辅助检查? ③作为责任护士,您认为患者目前主要有哪些护理问题? 其相应护理措施有哪些?

第六节　呼吸衰竭

呼吸衰竭简称呼衰,指各种原因引起的肺通气和(或)换气功能严重障碍,以致在静息状态下亦不能维持足够的气体交换,进导致低氧血症伴(或不伴)高碳酸血症,进而引起一系列病理生理改变和相应临床表现的综合征。由于临床表现缺乏特异性,明确诊断需依据动脉血气分析,若海平面、静息状态、呼吸空气条件下,动脉血氧分压(PaO_2)<60 mmHg,伴或不伴二氧化碳分压($PaCO_2$)>50 mmHg,并排除心内解剖分流和原发于心排血量降低等因素所致的低氧血症,即可诊断为呼吸衰竭。呼吸衰竭按动脉血气分析可分为Ⅰ型呼吸衰竭和Ⅱ型呼吸衰竭(Ⅰ型呼吸衰竭指 PaO_2 低于 60 mmHg,无 CO_2 潴留,或伴 $PaCO_2$ 高于 50 mmHg);按发病急缓可分为急性呼衰和慢性呼衰,以慢性居多。

【病因】

引起呼吸衰竭的病因很多,参与肺通气和肺换气的任何一个环节的严重病变,都可导致呼吸衰竭。

1.气道阻塞性病变　凡引起气道阻塞和肺通气不足,导致缺氧和 CO_2 潴留,发生呼吸衰竭。

2.肺组织病变　严重肺炎、肺气肿、肺水肿等,均可导致有效弥散面积减少、肺顺应性减低、通气/血流比例失调,造成缺氧或合并 CO_2 潴留。

3.肺血管疾病　肺血栓可引起通气/血流比例失调,导致呼吸衰竭。

4.其他　胸廓与胸膜病变、神经肌肉病变。

【临床表现】

除呼衰原发疾病的症状、体征外,主要为缺氧和CO_2潴留所致的呼吸困难和多脏器功能障碍。

1.呼吸困难　多数患者有明显的呼吸困难,急性呼吸衰竭早期表现为呼吸频率增加,病情严重时出现呼吸困难,可出现三凹征。慢性呼衰表现为呼吸费力伴呼气延长,严重时呼吸浅快,并发CO_2麻醉时,出现浅慢呼吸或潮式呼吸。

2.发绀　是缺氧的典型表现。当SaO_2低于90%时,出现口唇、指甲和舌发绀。

3.精神-神经症状　急性呼衰可迅速出现精神紊乱、躁狂、昏迷、抽搐等症状。慢性呼衰随着$PaCO_2$升高,出现先兴奋后抑制症状。兴奋症状包括烦躁不安、昼夜颠倒甚至谵妄。CO_2潴留加重时导致肺性脑病,出现抑制症状,表现为表情淡漠、肌肉震颤、间歇抽搐、嗜睡,甚至昏迷等。

4.循环系统表现　多数人出现心动过速,严重缺氧和酸中毒时,可引起周围循环衰竭、血压下降、心律失常甚至心脏骤停。慢性呼衰并发心脏病时可出现体循环瘀血等右心衰竭表现。

5.消化和泌尿系统表现　严重呼衰时可损害肝、肾功能,并发肺心病时出现尿量减少。部分患者可引起应激性溃疡而发生上消化道出血。

【实验室及其他辅助检查】

1.血气分析　包括pH、PaO_2、$PaCO_2$等指标,反映呼吸衰竭时缺O_2、CO_2潴留,已有酸碱失衡的情况,BE、HCO_3^-等指标反映机体代偿情况,有无合并代谢性酸中毒或碱中毒,以及电解质紊乱。

2.肺功能检查　有助于判断原发疾病的种类和严重程度。肺活量、用力肺活量、FEV_1和呼气峰流速等指标主要用于判断气道阻塞的程度。但某些重症患者肺功能的测试会受到很大限制。

3.胸部影像学检查　包括普通X射线胸片、胸部CT、磁共振、放射性核素肺通气/灌注扫描等,有助于分析引起呼吸衰竭的原因。

4.纤维支气管检查　对于明确大气道情况和取得病理学证据具有重要意义。

【诊断要点】

有导致呼吸衰竭的病因或诱因;有低氧血症或伴高碳酸血症的临床表现;在海平面大气压下,静息状态呼吸空气时,$PaO_2<60$ mmHg,或伴$PaCO_2>50$ mmHg,在排除心内解剖分流或原发性心排血量降低后,呼吸衰竭的诊断即可成立。

【治疗要点】

呼吸衰竭的处理原则是保持呼吸道通畅,迅速纠正缺氧、改善通气、积极治疗原发病,消除诱因、加强一般支持治疗和对其他重要脏器功能的检测与支持,预防和治疗并发症。

1. 保持呼吸道通畅　气道不通畅可加重呼吸肌疲劳,气道分泌物积聚时可加重感染,并可导致肺不张,减少呼吸面积,加重呼吸衰竭,因此,保持气道通畅是纠正缺氧和 CO_2 潴留的最重要措施。

(1)清除呼吸道分泌物及异物。

(2)昏迷患者用抬头举颏法打开气道将口打开。

(3)缓解支气管痉挛　用支气管舒张剂如 β_2 肾上腺素或糖皮质激素等缓解支气管痉挛。

(4)建立人工气道　简易人工气道主要有口咽通气道、鼻咽通气道和喉罩,是气管内导管的临时替代方法。

2. 氧疗　任何类型的呼衰都存在低氧血症,故氧疗是呼衰患者的重要治疗措施,但不同类型的呼吸衰竭其氧疗的指征和给氧方法不同。原则是Ⅱ型呼吸衰竭应给予低浓度(<35%)吸氧。急性呼吸衰竭的给氧原则:在保证 $PaCO_2$ 迅速提高到 60 mmHg 或 SpO_2 达到 90% 以上的前提下,尽量降低吸氧浓度。

3. 增加通气量、减少 CO_2 潴留

(1)呼吸兴奋剂　呼吸兴奋剂通过刺激呼吸中枢或外周化学感受器,增加呼吸频率和潮气量,改善通气。常用药物有尼可刹米、洛贝林等,以尼可刹米最常用,常规 0.375 ~ 0.75 g 静脉注射。

(2)机械通气　对于呼吸衰竭严重、经上述处理不能有效地改善缺氧和 CO_2 潴留时,需考虑机械通气。

4. 抗感染　感染是慢性呼衰急性加重的最常见诱因,一些非感染性因素诱发的呼吸衰竭加重也常继发感染,因此需进性积极抗感染治疗。

5. 纠正酸碱平衡失调　急性呼衰患者常容易合并代谢性酸中毒,应及时纠正。慢性呼吸衰竭常有 CO_2 潴留,导致呼吸性酸中毒,宜采用改善通气的方法纠正。

6. 病因治疗　在解决呼吸衰竭本身造成危害的前提下,针对不同病因采取适当的治疗措施是治疗呼吸衰竭的根本所在。

7. 重要脏器功能的监测与支持　重症患者需转入 ICU 进行积极抢救和监测,预防和治疗肺动脉高压、肺源性心脏病、肺性脑病、肾功能不全和消化道功能障碍,尤其要注意预防多器官功能障碍综合征(multiple organ dysfunction syndrome,MODS)的发生。

【护理评估】

1. 病史　评估患者的病因、诱因及其病程发展经过。

2. 身体评估　详见体格检查。

3. 实验室及其他辅助检查　重点了解血气分析、电解质以判断缺氧和二氧化碳潴留的程度,有无电解质紊乱和酸碱平衡失调。另外,还应定期进行肺功能测定,了解肺功能的基本状态,明确肺功能障碍的程度和类型。

【护理诊断/问题】

1. 清理呼吸道无效　与呼吸道感染、分泌物过多或黏稠、咳嗽无力及大量液体和蛋

白质漏入肺泡有关。

2. 低效型呼吸形态　与不能进行有效呼吸有关。

3. 焦虑　与呼吸窘迫、疾病危重以及对环境和事态失去自主控制有关。

4. 潜在并发症　误吸、呼吸机相关性肺炎、呼吸机相关肺损伤等,重要器官缺氧性损伤。

【护理措施】

(一)一般护理

1. 体位、休息与活动　帮助患者取舒适且有利于改善呼吸状态的体位,一般呼吸衰竭的患者取半卧位或坐位,趴伏在床桌上,借此增加辅助呼吸肌的效能,促进肺膨胀,为减少体力消耗,降低氧耗量,患者需卧床休息,并尽量减少自理活动和不必要的操作。

2. 给氧　氧疗是低氧血症患者的重要处理措施,应根据其基础疾病、呼吸衰竭的类型和缺氧的严重程度选择适当地给氧方法和吸入氧分数。Ⅰ型呼吸衰竭患者需吸入较高浓度($FiO_2 > 50\%$)氧气,使 PaO_2 迅速提高到 60 mmHg 或 $SaO_2 > 90\%$。Ⅱ型呼吸衰竭的患者一般在 $PaO_2 < 60$ mmHg 时才开始氧疗,应与低浓度($<35\%$)持续给氧,使 PaO_2 控制在 60 mmHg 或 SaO_2 在 90% 或略高,以防缺氧完全纠正,使外周化学感受器失去低氧血症的刺激而导致呼吸抑制,反而会导致呼吸频率和幅度降低,加重缺氧和 CO_2 潴留。

(1)给氧方法　常用的给氧法有鼻导管、鼻塞和面罩给氧。

(2)效果观察　氧疗过程中,应注意观察氧疗效果,应根据动脉血气分析结果和患者的临床表现,及时调整吸氧流量或浓度,保证氧疗效果,防止氧中毒和 CO_2 麻醉。如通过普通面罩或无重复呼吸面罩进行高浓度氧疗后,不能有效地改善患者的低氧血症,应做好气管插管和机械通气的准备,配合医生进行气管插管和机械通气。

(3)注意事项　氧疗时应注意保持吸入氧气的湿化,以免干燥的氧气对呼吸道产生刺激作用,并促进气道黏液栓形成。输送氧气的导管、面罩、气管导管等应妥善固定,是患者舒适;保持其清洁与通畅,定时更换消毒,防止交叉感染。

(4)促进有效通气　保持呼吸道通畅,促进痰液引流。指导Ⅱ型呼吸衰竭的患者进行缩唇呼吸,通过腹式呼吸时膈肌的运动和缩唇呼吸促使气体均匀而缓慢地呼出,以减少肺内残气量,增加有效通气量,改善通气功能。

(二)病情监测

观察患者生命体征及其病情变化,如有异常应及及时通知医生,及时配合抢救。

(三)用药护理

按医嘱及时准确给药,应用抗生素的护理并观察疗效及不良反应。患者使用呼吸兴奋剂时应保持呼吸道通畅,适当提高吸入氧分数,静脉点滴时速度不宜过快,注意观察呼吸频率、节律、神志变化以及动脉血气的变化,以便调节剂量。

(四)心理护理

应多了解和关心患者的心理状况,特别是对建立人工气道和使用机械通气的患者,应经常巡视,以缓解紧张和焦虑情绪。

【健康指导】

1.疾病知识指导　向患者及家属讲解疾病的发生、发展和转归,使患者理解康复保健的意义与目的。指导患者合理安排膳食,加强营养,改善体质。避免劳累、情绪激动等不良因素刺激。

2.康复指导　教会患者有效呼吸和咳嗽、咳痰技术。指导并教会患者及家属合理的家庭氧疗方法及注意事项。鼓励患者进行耐寒锻炼和呼吸功能锻炼,以提高呼吸道抗感染的能力。避免吸入刺激性气体,劝告吸烟患者戒烟。告诉患者尽量少去人群拥挤的地方,避免与呼吸道感染者接触,减少感染的机会。

3.用药指导与病情监测　出院时应将患者使用的药物、剂量、用法和注意事项告诉患者,并写在纸上交给患者以便需要时使用。若有气急、发绀加重等变化,应尽早就医。

 临床案例分析

患者,男,68岁。反复咳嗽、咳痰20多年,近半月无明显诱因出现胸闷、呼吸困难,进行性加重入院。患者轻微活动即感胸闷气急,双下肢轻度水肿,咳白黏痰,不易咳出。查体:T 37.2 ℃,P 108 次/min,R 26 次/min,BP 130/90 mmHg,口唇发绀,桶状胸,双肺呼吸音减弱,可闻及干湿啰音。动脉血气分析:pH7.41,$PaCO_2$60 mmHg,$PaO_2$55 mmHg。胸部X射线示:肺动脉高压,右心室肥大。血常规示 WBC $18×10^9$/L,N85%。入院后患者烦躁,昼夜颠倒。

请问:①目前该患者的临床诊断首先考虑是什么?②患者目前呼吸困难为哪级?③作为责任护士,您认为患者目前主要有哪些护理问题?其相应护理措施有哪些?

（裘晓华）

 章节练习

一、单项选择题

1.肺炎链球菌肺炎患者一日间体温波动在 39.8 ~41.0 ℃之间,其热型为(　　　)

　　A.稽留热　　　　　　　　　　　　B.弛张热

　　C.间歇热　　　　　　　　　　　　D.不规则热

　　E.以上都不是

2.肺炎链球菌肺炎高热患者降温不宜采用的是(　　　)

　　A.温水擦身　　　　　　　　　　　B.乙醇擦浴

C.解热药

D.大血管区放置冰袋

E.多饮水

（第3~4共用题干题）

患者,男性,56岁。患慢性支气管炎并阻塞性肺气肿,当一阵剧咳后出现一侧剧烈胸痛,张口呼吸,发绀,大汗淋漓,呼吸32次/min,血压12/8 kPa。

3.你认为下列哪项检查对诊断最重要(　　)

A.血气分析

B.心电图检查

C.胸部X射线透视或照片

D.胸部超声波检查

E.血常规检查

4.目前患者临床诊断应该首先考虑是(　　)

A.气胸

B.心绞痛

C.肺心病

D.出血

E.支气管哮喘

二、名词解释

1.中毒性肺休克　2.社区获得性肺炎　3.肺性脑病　4.呼吸衰竭　5.Honor综合征

三、填空题

1.大量咯血是指_____或_____,最常见病因是_____。

2.呼吸衰竭时动脉血氧分压是_____,二氧化碳分压是_____。

3.上呼吸道狭窄的患者常见_____体征,常见于_____等疾病;下呼吸道狭窄常见于_____疾病。

4.慢性支气管炎可分_____和_____二型。最常见并发症是_____。

四、简答题

1.简述肺结核的化疗原则。

2.简述呼吸衰竭的临床分型及其护理措施。

答案:1. A　2. D　3. C　4. A

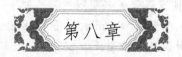

第八章

循环系统疾病患者的护理

第一节 心力衰竭

学习目标

　　1.掌握慢性心力衰竭、高血压和冠心病的临床表现、护理评估重点、护理诊断、护理措施、健康指导及急性心力衰竭的抢救配合与护理。

　　2.熟悉慢性心力衰竭、高血压、冠心病和心律失常的概念、病因及诱因。

　　3.了解慢性心力衰竭、心律失常的辅助检查、治疗要点及急性心力衰竭的病因。

　　4.运用所学知识,结合病情及病史对循环系统常见疾病的患者进行护理评估,制订护理计划。

　　心力衰竭(heart failure)是由于心脏器质性或功能性疾病损害心室充盈和射血能力而引起的一组临床综合征。临床上以肺循环和(或)体循环流血以及组织血液灌注不足为主要特征,心力衰竭(简称心衰)是一种渐进性疾病,其主要临床表现是呼吸困难,疲乏和液体潴留。心衰按发展速度可分为急性心衰和慢性心衰,以慢性居多;按发生的部位可分为左心,右心和全心衰竭;按左室射血分数是否正常可分为射血分数降低和射血分数正常两类。

一、慢性心力衰竭

　　慢性心力衰竭是大多数心血管疾病的最终归宿,也是最主要的死亡原因。在西方国家,引起慢性心力衰竭的基础心脏病以高血压、冠心病为主,在我国,过去以心瓣膜病为主,如今冠心病和高血压也已成为心力衰竭的最常见病因,瓣膜病和心肌病位于其后。

【病因及发病机制】

1. 基本病因

(1)心肌功能受损　包括缺血性心肌损害如冠心病心肌缺血和(或)心肌梗死;心肌炎和心肌病;心肌代谢障碍性疾病,以糖尿病心肌病最常见。

(2)心脏负荷过重

1)压力负荷(后负荷)过重:左室压力负荷过重常见于高血压、主动脉瓣狭窄;右室压力负荷过重常见于肺动脉高压、肺动脉瓣狭窄、肺栓塞等。

2)容量负荷(前负荷)过重:见于心脏瓣膜关闭不全,血液反流,如二尖瓣关闭不全。

2. 诱因

(1)感染　呼吸道感染是要常见、最重要的诱因。

(2)心律失常　心房颤动是诱发心力衰竭的重要因素。

(3)生理或心理压力过大　如劳累过度、情绪激动、精神过于紧张。

(4)妊娠和分娩　妊娠和分娩可加重心脏负荷,增加心肌耗氧量,从而诱发心力衰竭。

(5)血容量增加　如钠盐摄入过多输液或输血过快、过多。

(6)药物使用不当　如不恰当使用洋地黄类药物、利尿药或降压药等。

(7)其他　如用力排便、饮食过度、水解质紊乱等。

【临床表现】

1. 左心衰竭

(1)症状　以肺淤血和心排血量降低表现为主。

1)呼吸困难:呼吸困难是左心衰竭最早和最常见症状。最初表现为劳力性呼吸困难,随着病情的发展,出现夜间阵性呼吸困难或端坐呼吸,严重者可发展为急性肺水肿,患者突发严重的呼吸困难,呼吸频率达 30～40 次/min,端坐呼吸,频繁咳嗽,咳粉红色泡沫痰,面色灰白、口唇发绀、烦躁不安、大汗淋漓、皮肤湿冷,窒息感。

2)咳嗽、咳痰和咯血:咳嗽、咳痰是肺泡和支气管黏膜淤血所致。开始常发生在夜间,坐位或立位时可减轻或消失,痰常呈白色泡沫状,偶可见痰中带血丝。当肺淤血不断加重或有肺水肿时,可咳粉红色泡沫痰。

3)疲倦、头晕、心悸:主要是由于心排血量降低,器官、组织血液灌注不足,代偿性心率加快所致。

4)少尿及肾损害症状:严重的左心衰竭时,肾血流量明显减少,患者可出现少尿长期慢性肾灌注不足可出现肾功能不全的相应症状。

(2)体征

1)肺部湿啰音:随着病情由轻到重,肺部啰音可从局限于肺底部直至全肺。

2)心脏体征:除基础心脏病的固有体征外,患者一般均有心脏扩大,肺动脉瓣区第二心音亢进及舒张期奔马律。

2. 右心衰竭

（1）症状

1）消化道症状：胃肠道及肝淤血引起上腹部饱胀、食欲缺乏、恶心、呕吐等，是右心衰竭最常见的症状。

2）劳力性呼吸困难：右心衰竭可由左心衰竭发展而来。单纯性右心衰竭多由分流性先天性心脏病或肺部疾病所致均有明显的疲乏、呼吸困难。

（2）体征

1）水肿：体静脉压力增高使皮肤等软组织出现水肿，其特征为首先出现在身体最低垂的部位，为对称性压陷性水肿。常见于卧床患者的腰骶部或非卧床患者的足踝、胫前部，下午和晚间较重，休息后可减轻或消失。严重者可出现全身性水肿，并可伴有胸水和腹水。

2）颈静脉征：颈静脉充盈、怒张，是右心衰竭的主要体征，当压迫肝脏时，颈静脉充盈或怒张更加明显，称为肝颈静脉反流征阳性。

3）肝大：肝常因淤血而肿大，伴压痛。持续慢性右心衰竭可致心源性肝硬化。晚期可出现肝功能受损、黄疸及大量腹水。

4）心脏体征：除基础心脏病的相应体征外，右心衰竭时可因右心室显著扩大而出现三尖瓣关闭不全的反流性杂音。长期严重右心衰可出现发绀。

3. 全心衰竭　继发于左心衰竭而形成的右心衰竭，当右心衰竭出现后，右心排血量减少，因此阵发性呼吸困难等肺淤血症状反而有所减轻。扩张型心肌病等表现为左、右心室同时衰竭者，肺淤血往往不很严重，左心衰竭的表现主要为心出血量减少的相关症状和体征。

4. 心功能分级　将患者按心功能状况给以分级，可大体上反应病情严重程度，对治疗措施的选择、劳动能力的评定、预后的判断等有实用价值。目前通用的是美国纽约心脏病协会（NYHA）1928 年提出的一项分级方案，主要是根据患者的自觉活动能力来分级（表 8-1）。

表 8-1　心功能分级（NYHA,1928 年）

心功能分级	特点
Ⅰ级	患者虽有心脏病,但平时一般活动不引起疲乏、心悸、呼吸困难,心绞痛等症状
Ⅱ级	体力活动轻度受限,休息时无自觉症状,但平时一般活动时可出现上述症状,休息后很快缓解
Ⅲ级	体力活动明显受限,休息时无症状,低于平时一般活动量时即可引起上述症状,休息较长时间后症状方可缓解
Ⅳ级	不能从事任何体力活动,休息时亦有心衰的症状,体力活动后加重

【实验室及其他辅助检查】

1. X 射线检查

（1）心影大小及外形　心影大小及外形可为心脏病的病因诊断提供重要依据。

（2）肺淤血程度　肺淤血的有无及其程度直接反映心功能状态。

2.超声心动图　超声多普勒可显示心动周期中舒张早期与舒张晚期心室充盈速度最大值之比（E/A），是临床上最实用的判断舒张功能的方法。

3.放射性核素　检查放射性核素心血池显影有助于判断心室腔大小，计算 EF 值及左心室最大充盈速率，反映心脏收缩及舒张功能。

4.其他　采用漂浮导管在床边进行，直接反映左心功能；血液检查。

【诊断要点】

根据患者病史，结合心力衰竭的症状、体征及实验室和其他辅助检查指标而做出诊断。首先应有明确的器质性心脏病或损害心功能疾病的诊断。左心衰竭肺淤血引起不同程度的呼吸困难，右心衰竭体静脉淤血引起颈静脉怒张、肝大、水肿是诊断心衰的重要依据。

【治疗要点】

心力衰竭的治疗原则包括治疗心力衰竭的基本病因、去除诱发因素、减轻心脏负荷、增强心肌收缩力。

心力衰竭的治疗目的包括：提高运动耐量，改善生活质量；延缓或阻止心室重塑；防止心肌损害进一步加重；降低住院率及死亡率。

因此，心衰的治疗应采取综合治疗方式，早期治疗可导致心功能受损的危险因素如高血压、冠心病、糖尿病等；对临床心衰者，除缓解症状外，还应提高运动耐量，改善生活质量，延缓或阻止心肌损害进一步加重。

1.病因治疗

（1）治疗基本病因　如控制高血压，应用药物、介入或手术治疗改善冠心病心肌缺血，手术治疗心瓣膜病等。

（2）消除诱因　最常见的诱因为呼吸道感染，可积极选用适当抗生素控制感染；对于心室率很快的心房颤动，如不能及时复律应尽快控制心室率。

2.药物治疗

（1）利尿剂的应用　利尿剂是慢性心力衰竭治疗中最常用的基本药物，通过排钠排水减轻心脏的容量负荷，对缓解淤血症状和减轻水肿有十分显著的效果。因此，对有液体潴留证据或原有液体潴留的所有心力衰竭患者，均应给予利尿剂。利尿剂种类：①排钾利尿类，如氢氟噻嗪、呋塞米等；②保钾利尿类，如螺内酯、氨苯蝶啶等。

（2）肾素-血管紧张素-醛固酮系统抑制剂的应用

1）血管紧张素转换酶抑制剂（ACEI）：是治疗慢性心力衰竭的基本药物，如卡托普利，可用于所有左心功能不全者。

2）血管紧张素受体拮抗剂（ARB）：如氯沙坦、坎地沙坦等对不能耐受 ACEI 的患者，可用 ARB 替代。

3）醛固酮拮抗剂：小剂量螺内酯可阻断醛固酮效应，对抑制心血管的重构、改善慢性心力衰竭的远期预后有很好的作用。

（3）β 受体阻滞剂的应用　β 受体阻滞剂可增强心肌收缩力、减少心肌耗氧量、减慢心率、控制心律失常心，从而提高运动耐量，降低死亡率，改善心力衰竭的预后。如美托洛尔、比索洛尔等。

（4）正性肌力药的应用

1）洋地黄类药物：洋地黄可增强心肌收缩力、抑制心脏传导系统、兴奋迷走神经。常用的洋地黄类药物为以下几种。①地高辛，适用于中度心力衰竭的维持治疗；②毛花苷 C（西地兰），适用于急性心力衰竭或慢性心力衰竭加重时，特别适用于心衰伴快速心房颤动者；③毒毛花苷 K，用于急性心力衰竭。

不宜应用的情况：①预激综合征伴心房颤动；②二度或高度房室传导阻滞；③病态窦房结综合征；④急性心肌梗死伴心力衰竭在最初 24 h 以内者。

洋地黄的毒性反应：由于洋地黄的治疗量与中毒量很接近，特别是心肌严重损害（如急性心肌梗死）、低血钾、严重缺氧、肝肾功能减退等时更容易发生中毒。其毒性反应主要表现为：①胃肠道反应，表现为恶心、呕吐、食欲不振等；②神经系统反应，为头痛、头晕、嗜睡、视觉改变等；③心脏方面反应，表现为各种心律失常，多见室性期前收缩（多表现为二联律）、室上性心动过速伴房室传导阻滞、房室传导阻滞等；④视觉改变，表现为视力模糊、黄视、绿视等。测定血药浓度有助于洋地黄中毒的诊断。

2）非洋地黄类正性肌力药：①肾上腺素能受体兴奋剂，多巴胺是去甲肾上腺素的前体，小剂量可增强心肌收缩力，扩张血管，特别是扩张肾小动脉，心率加快不明显；多巴酚丁胺可增强心肌收缩力，扩血管作用不如多巴胺明显。只能短期静脉应用。②磷酸二酯酶抑制剂，如米力农，通过抑制磷酸二酯酶活性增加 Ca^+ 内流，增强心肌收缩力。

3. 一般治疗

（1）休息　是心力衰竭的一种基本治疗。应限制患者体力和脑力活动。严重心力衰竭者应卧床休息。但长期卧床易导致静脉血栓形成、肺栓塞、肌肉萎缩，当病情好转后，应鼓励患者尽早做适量的活动。

（2）运动锻炼　所有稳定的慢性心力衰竭能够参加体力适应计划者，都应当考虑运动锻炼。

（3）饮食及控制钠盐的摄入　宜进食营养合理、易消化的食物、少食多餐，避免暴饮暴食。减少钠盐的摄入有利于减轻水肿等症状，但应注意在应用强效排钠利尿剂时，过分严格限盐可导致低钠血症。

【护理评估】

1. 病史　了解患者的病史及诊治经过。
2. 身体评估　详见体格检查。
3. 实验室及其他辅助检查　详见辅助检查。

【护理诊断/问题】

1. 气体交换受损　与左心衰引起的肺淤血致气体弥散功能下降有关。
2. 体液过多　与右心衰竭致体循环淤血、水钠潴留、低蛋白血症有关。

3. 活动无耐力　与心排血量下降有关。

4. 潜在并发症　洋地黄中毒。

5. 有皮肤完整性受损的危险　与长时间卧床、水肿、营养不良有关。

6. 恐惧/绝望　与机体功能状态减弱、担心疾病预后有关。

【护理措施】

1. 一般护理

（1）休息与体位　患者有明显呼吸困难时应卧床休息，采取适当体位，以减轻心脏负荷，利于心功能恢复。对心衰急性期患者应绝对卧床休息。卧床休息的时间需持续到患者心衰基本得到控制，心脏储备量恢复。

（2）饮食护理　患者应进食易消化的清淡饮食，以流食或半流食为宜，限制钠盐程度根据心衰程度和利尿剂疗效而定，一般每天食盐摄入量在 5 g 以下为宜。重度心衰患者限制钠盐在 0.5 ~ 1.0 g/d，轻度心衰应限制钠盐在 2 ~ 3 g/d。

（3）氧疗　对于有低氧血症者，纠正缺氧对缓解呼吸困难、保护心脏功能、减少缺氧性器官功能损害，有重要的意义。氧疗的指征包括：急性肺水肿，有明确缺氧表现如 SaO_2 <90% 或 PaO_2 < 60 mmHg。根据缺氧的轻重程度给予氧气吸入。氧流量一般为 2 ~ 4 L/min；严重缺氧者可给 4 ~ 6 L/min；合并有肺心病者应给予低流量持续吸氧。

2. 病情监测　密切监测者心率、血压、呼吸困难情况。若病情加重或血氧饱和度降低到 94% 以下，应报告医生。控制输液量和速度，防止加重心脏负荷，诱发急性肺水肿。24 h 输液量应控制在 1 500 mL 以内为宜，并将输液速度控制在 20 ~ 30 滴/min。

3）用药护理　遵医嘱用药，观察药物的主要不良反应，如识别洋地黄中毒表现及时予以洋地黄中毒的处理。

（1）预防洋黄中毒　①严格按医嘱给药，给药前数脉搏，当脉搏<60 次/min 或节律规则应暂停服药并告诉医师；并同时监测心率、心律及心电图变化，记录给药时间；如果一次漏服口服药，下一次不能补服。②必要时监测血清地高辛浓度。

（2）识别洋地黄中毒表现　详见药物治疗。

（3）洋地黄中毒的处理　①立即停用洋地黄。②低血钾者可口服或静脉补钾，停用排钾利尿剂。③单发期前收缩、一度房室传导阻滞、心房颤动伴缓慢心室率等，一般停药后可自行消失。④纠正心律失常：快速性心律失常可利用利多卡因或苯妥英钠，一般禁用电复律，因易致心室颤动；有传导阻滞及缓慢性心律失常者可用 0.5 ~ 1.0 mg 阿托品皮下或静脉注射，需要时安置临时心脏起搏器。

（4）使用利尿剂的护理　电解质紊乱是使用利尿剂最容易出现的不良反应。①排钾类利尿剂，如袢利尿剂和噻嗪类利尿剂，最主要的不良反应是低钾血症，从而诱发心律失常或洋地黄中毒。故应监测血钾浓度。②保钾类利尿剂，如螺内酯和氨苯蝶啶，主要不良反应是高钾血症，出现嗜睡，运动失调，男性乳房发育，面部多毛等表现，肾功能不全及高钾血症。

（5）心理护理　在若患者病情突然变化需要及时抢救，稳定患者情绪，以降低交感神经兴奋性，有利于减轻呼吸困难。

【健康指导】

1. 合理饮食　饮食宜低盐、清淡、易消化、富营养，每餐不宜过饱，多食蔬菜、水果，防止便秘。戒烟、戒酒，有心力衰竭时应严格控制水和盐的摄入，每日摄水量标准为"量出为入"。

2. 适度活动锻炼

1）逐渐增加活动量，以不出现心悸、气促、心前区不适为原则，日常生活尽量自理。

2）避免过度劳累、精神紧张的工作和过长时间的工作。

3）如有心悸、胸痛、呼吸困难、头晕等症状时，应立即停止活动、卧床休息，症状无改善应及时就医。

4）建立规律的生活习惯，保持情绪稳定，不看刺激性的电影，保证充分的休息和充足的睡眠。必要时可遵医嘱服用镇静剂。

3. 预防病情加重　对 A 期心衰患者即应强调控制血压、血糖、血脂异常，积极治疗原发病。避免可导致增加心力衰竭危险的行为（如吸烟、饮酒），注意避免各种诱发因素，如感染（尤其是呼吸道感染）、过度劳累、情绪激动、输液过快过多等。育龄妇女应在医师指导下决定是否可以妊娠与自然分娩。

4. 提高对治疗的依从性　保持情绪稳定，积极配合治疗。教会患者服地高辛前自测脉搏，当脉搏在 60 次/min 以下时暂停服药，到医院就诊。

5. 提高自护能力　随身携带硝酸甘油、速效救心丸等急救药，如旅游或外出有胸闷、气短，应立即舌下含服，症状不缓解者，应立即平卧，并拨打"120"，立即到医院就诊。

二、急性心力衰竭

急性心力衰竭是指由于急性心脏病变引起心脏排血量显著、急剧降低，导致严重的组织器官灌注不足和急性淤血综合征。无论既往有无心脏病病史均可发生。临床上以急性左心衰竭较为常见，多为急性肺水肿或心源性休克。急性心力衰竭是临床上常见的急危重症之一，抢救是否及时合理与预后密切相关。

【病因及发病机制】

1. 急性弥漫性心肌损害　与冠心病有关的广泛前壁心肌梗死，急性心肌炎，乳头肌梗死断裂、室间隔破裂穿孔等。

2. 急性阻力负荷过重　如高血压或高血压危象；严重而突发的心脏排血受阻，如重度二尖瓣狭窄。

3. 急性容量负荷过重　如急性心肌梗死；感染性心内膜炎引起的瓣膜穿孔、腱索断裂所致急性反流等。

4. 急性机械性梗阻　如严重的二尖瓣或主动脉瓣狭窄、肥厚型心肌病伴左室流出道梗阻等。

5. 其他　如高血压心脏病血压急剧升高，在原有心脏病基础上出现快速性心律失常或严重缓慢心律失常;输液过快过多等。

以上病因均可导致心排血量急剧下降、肺静脉压快速升高而出现急性肺水肿。

【临床表现】

突发严重呼吸困难,呼吸频率可达 30~40 次/min,端坐呼吸,频频咳嗽,咳粉红色泡沫样痰,样面色苍白、口唇发绀、烦躁不安、大汗淋漓、皮肤湿冷,窒息感,极重者可因脑缺氧而致神志模糊。肺水肿早期血压可一过性升高,如不能及时纠正,血压可持续下降直至休克。听诊两肺满布湿啰音和哮鸣音,心尖部第一心音减弱,心率增快,心尖部可闻及舒张期奔马律,肺动脉瓣第二心音亢进。

【诊断要点】

根据患者典型的症状和体征,如突发极度呼吸困难、咳粉红色泡沫痰、双肺满布湿啰音等,一般不难做出诊断。急性肺水肿所致的心源性哮喘应与支气管哮喘急性发作相鉴别。

【抢救配合与护理】

1. 体位 立即协助患者取坐位,双腿下垂,以减少静脉回流,减轻心脏负荷。

2. 氧疗 首先应保证有开放的气道,立即给予 6~8 L/min 的高流量鼻导管吸氧,对病情特别严重者可给予面罩呼吸机持续加压(CAPA)或双水平气道正压(BiPAP)给氧,增加肺泡内压。维持血氧饱和度维持在 95%~98% 水平,以防出现脏器功能障碍甚至多器官衰竭。

3. 给药 迅速开放两条静脉通道,遵医嘱使用药物,观察疗效与不良反应。

(1)镇静 吗啡可使患者镇静,降低心率,同时扩张小血管而减轻心脏负荷。早期即于吗啡 3~5 mg 静脉注射,必要时可每间隔 15 min 重复应用 1 次,共 2~3 次。老年患者应减量或改为肌内注射。观察患者有无呼吸抑制或心动过缓。

(2)利尿 快速利尿剂可减轻心脏前负荷,给予呋塞米 20~40 mg 静脉注射,4 h 后可重复 1 次。此外,该药能扩张静脉,有利于缓解肺水肿。

(3)扩血管 可选用硝普钠、硝酸甘油或酚妥拉明静滴,严格按医嘱定时监测血压(如每 5 min 测量 1 次),有条件者用输液泵控制滴速,根据血压调整剂量,维持收缩压在 100 mmHg 左右,对原有高血压者血压降低幅度(绝对值)以不超过 80 mmHg 为度。

(4)强心 洋地黄制剂尤其适用于快速心房颤动或已知有心脏增大伴左心室收缩功能不全的患者,禁用于重度二尖瓣狭窄伴窦性心律者。可用毛花苷 C 静脉注射,首剂 0.4~0.8 mg,2 h 后可酌情再给 0.2~0.4 mg。洋地黄制剂静脉使用时要注意稀释,速度缓慢、均匀,并注意心率变化。

(5)解痉 氨茶碱对解除支气管痉挛有效,并有一定的正性肌力及扩血管、利尿作用,缓慢静脉注射给药。

4. 病情监测 严密监测血压、心率、心电图、呼吸、血氧饱和度,检查血电解质、血气分析等,对安置漂浮导管者应监测血流动力学指标的变化,准确记录 24 h 出入液量。观察呼吸频率和深度、精神状态、意识、皮肤颜色及温度,肺部啰音的变化。

5. 心理护理　医护人员在抢救时必须保持镇静。操作熟练、忙而不乱,使患者产生信任与安全感。避免在患者面前讨论病情,必要时可留一亲属陪伴患者,护士应与患者及家属保持密切接触,提供情感支持。

【健康指导】

向患者及家属介绍急性心力衰竭的病因,鼓励积极治疗原发病和避免病因,在静脉输液前应主动向医护人员说明自己的心脏病史,以便输液时控制输液量及速度。

 临床案例分析

患者,女,50 岁。晨起突发呼吸困难,不能平卧急诊入院。1 周前因旅游劳累后出现心前区不适、胸闷、憋气,无法入睡。既往有"冠心病"史 10 余年。查体:T 36.8 ℃,P 110 次/min,R30 次/min,BP 100/60 mmHg,患者呈端坐位,神情紧张,大汗淋漓,烦躁不安,面色青紫,四肢湿冷,双下肢肿胀,咳粉红色泡沫痰,两肺满布湿啰音和哮鸣音。

请问:①目前该患者的临床诊断考虑为什么? ②目前患者的心功能为几级? ③作为责任护士,您认为患者目前主要有哪些护理问题? 其相应护理措施有哪些?

第二节　高血压

高血压(hypertension)是一种常见的以体循环动脉压增高、外周小动脉阻力增高,同时伴有不同程度的心排血量和血容量增加为主要表现的临床综合征。高血压是导致充血性心衰、卒中、冠心病、肾衰竭的发病率和死亡率升高的主要危险因素之一,严重影响人们的健康和生活质量,是最常见的疾病。但是在高血压的控制及治疗上,"三低"现象并没有得到显著改善,仍表现为知晓率低、治愈率低及控制率低。

原发性高血压是指原因不明以体循环动脉压增高为主要临床表现,伴或不伴多种心血管危险因素的综合征。

【病因与发病机制】

(一) 血压定义及分类

高血压定义:收缩压≥140 mmHg 和(或)舒张压≥90 mmHg,根据血压升高水平,又进一步将高血压分为 3 级(表8-2)。

表8-2　血压的定义和分类(WHO/ISH,1999年)

类别	收缩压(mmHg)		舒张压(mmHg)
理想血压	<120	和	<80
正常血压	<130	和	<85
正常高值	130~139	或	85~89
高血压			
1级(轻度)	140~159	或	90~99
亚组临界高血压	140~149	或	90~94
2级(中度)	160~179	或	100~109
3级(重度)	=180	或	=110
单纯收缩期高血压	=140	和	<90
亚组	140~149	和	<90
临界收缩期高血压			

　　当患者的收缩压和舒张压分属不同级别时,应当用较高的分级为准。单纯收缩期高血压也可按照收缩压水平分为1、2、3级

(二)病因

　　1.遗传因素　高血压具有明显的家族性,父母均为高血压者其子女患感您票的概率明显高于父母均无高血压者的概率。约60%高血压患者可询问到有高血压家族史。

　　2.环境因素

　　(1)饮食　膳食中钠盐摄入量与人群血压水平和高血压患病率呈正相关。低钾、低钙、高蛋白质摄入、饮酒量过多、饮食中饱和脂肪酸或饱和脂肪酸与不饱和脂肪酸比值较高也属于升压因素。

　　(2)精神　城市脑力劳动者高血压患病率超过体力劳动者,从事精神紧张度高的职业者发生高血压的可能性较大,长期生活在噪声环境中听力敏感性减退者患高血压也较多。

　　3.发病机制　主要与交感神经系统活性亢进有关。

　　(1)交感神经系统活性亢进　反复的精神刺激与过度紧张可引起高血压。

　　(2)肾素-血管紧张素-醛固酮系统(RAAS)　肾小球旁细胞分泌的肾素,激活从肝脏产生的血管紧张素原,生成血管紧张素Ⅰ,然后经血管紧张素转换酶(ACE)生成血管紧张素Ⅱ,使血压升高。

　　(3)肾性水钠潴留　肾脏潴留过量摄入的钠盐,使体液容量增大,全身阻力小动脉收缩增强,导致外周血管阻力增高。也可能通过排钠激素分泌释放增加使外周血管阻力增高。

　　(4)胰岛素抵抗　胰岛素抵抗是指机体组织对胰岛素处理葡萄糖的能力减退。

【临床表现】

　　1.症状　大多数起病缓慢。常见症状有头痛、头晕、耳鸣、眼花、乏力、心悸、颈项强

直、失眠、健忘、注意力不集中、情绪易波动或发怒等。经常在体检或其他疾病就医检查时发现血压升高。呈轻度持续性,血压升高常与情绪激动、精神紧张、体力活动有关,休息或去除诱因血压可下降。

2.体征　血压随季节、昼夜、情绪等因素有较大波动。一般清晨起床活动后血压迅速升高,形成清晨血压高峰,夜间血压较低;冬季血压较高,夏季血压较低;情绪不稳定时血压升高。体格检查时可听到主动脉瓣区第二心音亢进、收缩期杂音,长期高血压时有心尖冲动明显增强,冲动范围扩大以及心尖冲动左移体征,提示左心室增大。

3.恶性或急进型高血压　表现为患者发病较急骤,多见于中、青年舒张压多持续在130～140 mmlg或更高。常有头痛、视力模糊、眼底出血、渗出或视盘水肿,肾损害突出,表现为持续蛋白尿、血尿、管型尿,并可伴肾功能不全。病情进展迅速,如不给予及时治疗,预后不佳,易出现严重的脑、心、肾损害,可死于肾衰竭、脑卒中或心力衰竭。

4.并发症

(1)高血压危象　在高血压的早、中、晚期均可能发生。因紧张、过度劳累、寒冷、情绪激动、突然停服降压药等诱因,小动脉发生强烈痉挛,血压急剧上升,收缩压可达260 mmHg、舒张压可达120 mmHg以上,影响重要脏器血液供应而产生危急症状。患者可出现头痛、呕吐、烦躁、眩晕、心悸、气急、视力模糊等症状,以及伴有动脉痉挛(椎基底动脉、颈内动脉、视网膜动脉等)累及相应的靶器官缺血症状。

(2)高血压脑病　发生在重症高血压患者,是指血压突然或短期内明显升高,由于过高的血压干扰了脑血管的自身调节机制,脑组织血流灌注过多造成脑水肿,出现中枢神经功能障碍征象。临床表现为弥漫性严重头痛、呕吐、意识障碍、烦躁、精神错乱,重者可发生局灶性或全身抽搐、昏迷。

(3)脑血管病　包括脑血栓形成、脑出血、腔隙性脑梗死、短暂性脑缺血发作。

(4)慢性肾衰竭　长期持久的血压升高可致进行性肾小球硬化,并加速肾动脉粥样硬化的发生,出现蛋白尿、肾损害,晚期可有肾衰竭。

(5)心力衰竭　左心室后负荷长期增高可致心室肥厚、扩大,最终导致心力衰竭。

【实验室及其他辅助检查】

1.实验室检查　有助于发现相关的危险因素和靶器官损害。

2.特殊检查　24 h动脉血压监测了解血压的昼夜变化节律性和变异性,估计靶器官损害与预后,指导降压治疗以及评价降压药物疗效。

【诊断要点】

1.高血压诊断　定期检查血压是早期诊断高血压的主要方法,测量安静休息坐位时上臂肱动脉部位血压,高血压的诊断必须以未服用降压药物情况下2次或2次以上非同日多次血压测定所得的平均值为依据。同时排除由其他疾病导致的继发性高血压,最常见的有肾小球肾炎、肾结核、皮质醇增多症等。

2.高血压风险分层　高血压的预后不仅与血压升高水平有关,而且与其他心血管危险因素以及靶器官损害程度有关。因此,必须对每个患者做危险分层,这对制定患者治疗方案、预后判断具有重要意义。将高血压患者分为低危、中危、高危和极高危,具体分层标准根据血压升高水平、其他心血管危险因素、糖尿病、靶器官损害及并发症情况等确定(表8-3)。

表8-3　高血压患者心血管危险分层

其他危险因素和病史	血压/mmHg		
	1级	2级	3级
	收缩压:140~159 或舒张压:90~99	160~179 或 100~109	≥180 或≥110
无其他危险因素	低危	中危	高危
1~2 个危险因素	中危	中危	极高危
3 个以上危险因素,或糖尿病或靶器官损害	高危	高危	极高危
有并发症	极高危	极高危	极高危

(1)用于分层的其他心血管危险因素　男性>55 岁,女性>65 岁;吸烟;血胆固醇>5.72 mmol/L;糖尿病;早发心血管疾病家族史(发病年龄女性<65 岁,男性<55 岁)。

(2)靶器官损害　左心室肥厚(心电图或超声心动图);蛋白尿和(或)血肌酐轻度升高(106~107 μmol/L);超声或 X 射线证实有动脉粥样斑块,视网膜动脉局灶或广泛狭窄。

(3)并发症　心脏疾病(心绞痛、心肌梗死、心力衰竭、冠状动脉血运重建术后);脑血管疾病(脑出血、短暂性脑缺血发作、缺血性卒中);肾脏疾病(糖尿病肾病、血肌酐升高超过 177 μmol/L);血管疾病(外周血管病、主动脉夹层);重度高血压性视网膜病变(视盘水肿、出血或渗出)。

【治疗要点】

治疗原则将血压降到患者能最大耐受的水平,降压的主要目的是减少高血压患者心、脑血管病的发生率和死亡率。

治疗目的目前一般主张血压控制目标值至少<140/90 mmHg;糖尿病或慢性肾脏病合并高血压患者,血压控制目标<130/80 mmHg;老年收缩期性高血压的降压目标水平,收缩压 140~150 mmHg,舒张压<90 mmHg。

1.非药物治疗　主要是改善生活方式,改善生活方式对降低血压和心脑血管危险的作用已得到广泛认可,所有患者都应采用。

(1)合理膳食　①减少钠盐的摄入,首先要减少烹调用盐,每人<6 g/d 为宜;②减少饱和脂肪酸以及总脂肪的摄入,补充适量蛋白质;③多吃蔬菜水果,摄入足量钾、镁、钙。

(2)减轻体重　体重上升与高血压密切相关,可通过减少每天热量摄入及加强运动减轻体重。

（3）适当运动　有利于改善胰岛素抵抗和减轻体重,提高心血管调节能力,稳定血压水平。选择有氧运动为宜,如步行、慢跑、上楼梯、骑车等,运动频度每周一般 3~5 次,每次持续 20~60 min。运动强度可采用心率监测法,运动时心率不应超过最大心率(180 或 170 次/min)的 50%~85%。

（4）戒烟、限酒　戒烟和限酒可使血压显著降低。

（5）其他　保持健康心态,减少精神压力和抑郁情绪,保持心理平衡。

2.药物治疗　目前降压药可归纳为 5 类,即利尿剂、β 受体阻滞剂、钙拮抗剂、血管紧张素转换酶抑制剂、血管紧张素 α 受体拮抗剂、α_1 受体阻滞剂。

降压药治疗对象:高血压 2 级或以上患者(≥160/100 mmHg);高血压合并糖尿病,或者已经有心、脑、肾靶器官损害和并发症患者;凡血压持续升高 6 个月以上,改善生活行为后血压仍未获得有效控制者。从心血管危险分层的角度,高危和极高危患者必须使用降压药物强化治疗。

降压药物的使用原则:小剂量开始,联合用药,长期坚持用药。联合用药可提高疗效,减轻药物不良反应。如卡托普利和氢氯噻嗪联合可避免高血钾,硝苯地平和氢氯噻嗪联合使用可利于消除下肢水肿。

（1）利尿剂　适用于轻、中度高血压,对盐敏感性高血压、合并肥胖或糖尿病、更年期女性和老年高血压有较强的降压效果。噻嗪类最常用,但长期用可引起血钾下降及血糖、血胆固醇、血尿酸增高,糖尿病及高脂血症者宜慎用,痛风禁用。

（2）β 受体阻滞剂　适用于各种不同程度的高血压,尤其是心率较快的中、青年患者或合并心绞痛者,对老年高血压疗效较差。常用药物如普萘洛尔、阿替洛尔、美托洛尔等。不良反应主要为心率减慢、气管痉挛等。

（3）钙通道阻滞剂　适用于中、重度,尤其老年人收缩期高血压。目前临床多应用长效或缓慢型钙拮抗剂,如非洛地平、缓释硝苯地平等。不良反应主要有下肢水肿、头痛、面部潮红。

（4）血管紧张素转换酶抑制剂(ACEI)　适用于肥胖、糖尿病和靶器官(心脏、肾脏)受损的高血压患者,特别适用于心力衰竭、心肌梗死后、糖耐量减退或合并糖尿病肾病的高血压患者。常用药物如卡托普利、依那普利、苯那普利等。不良反应为刺激性干咳、血钾升高、血管性水肿。

（5）血管紧张素Ⅰ受体拮抗剂　通过阻断血管紧张素Ⅱ受体松弛血管平滑肌,减少血管张力而降低血压。常用药物如洛沙坦、缬沙坦等。不良反应为高血钾。

（6）α_1 受体阻滞剂　通过选择性阻断 α_1 受体使外周阻力下降而降低血压。常用药物如哌唑嗪、特拉唑嗪等。不良反应为直立性低血压。

3.高血压急症　高血压急症是指短时期内(数小时或数天)血压重度升高,收缩压 >200 mmHg 和(或)舒张压>130 mmHg,伴有重要器官组织如心脏、脑、肾、眼底、大动脉的严重功能障碍或不可逆性损害。及时正确处理高血压急症十分重要,可在短时间内缓解病情,预防靶器官损害,降低病死率。原则是降低血压、降颅压和制止抽搐。

（1）降低血压　首先应迅速降压,在监测血压的情况下选择适宜有效的降压药物静脉滴注给药,同时应采取逐步控制性降低血压,开始的 24 h 内血压降低 20%~25%,48 h

内血压不低于160/100 mmHg,防止短时间内血压急骤下降,而使重要器官的血流灌注明显减少。

可选用的降压药物有:①硝普钠,直接扩张动脉和静脉,降低前、后负荷。降压效应迅速,作用在停用3~5 min后即消失。②硝酸甘油,扩张静脉和选择性扩张冠状动脉与大动脉。

(2)降颅压 有高血压脑病时宜给脱水药甘露醇快速静脉滴注或呋塞米20~40 mg静脉注射。

(3)制止抽搐 有烦躁不安、抽搐者则予地西泮(安定)或巴比妥类或水合氯醛保留灌肠。

【护理评估】

1.病史 询问患者的症状、平时血压、用药情况及家族史等。
2.身体评估 详见临床体征。
3.实验室及其他辅助检查 详见辅助检查。

【护理诊断/问题】

1.疼痛:头痛 与血压升高有关。
2.有受伤的危险 与头晕、视力模糊、意识改变或发生直立性低血压有关。
3.潜在并发症 高血压急症、脑血管意外。
4.活动无耐力 与长期高血压致心功能减退有关。

【护理措施】

1.疼痛:头痛
(1)减少引起或加重头痛的因素 病室应安静,限制探视。头痛时嘱患者卧床休息,避免劳累、精神紧张、情绪激动、环境嘈杂等不良因素。
(2)心理护理 向患者解释头痛主要与高血压有关。指导患者使用放松技术,如音乐疗法、缓慢呼吸等。要求患者尽量保持心绪平和,特别在生气、愤怒时要及时调整自己的情绪。
(3)用药护理 遵医嘱应用降压药物治疗,测量血压的变化以判断疗效,观察药物不良反应。
(4)病情观察 主要观察患者头痛发作的程度、持续时间、是否伴有其他症状,如耳鸣、头晕、恶心、呕吐等,引起头痛的诱因以及血压波动情况等。

2.有受伤的危险
(1)保证患者安全,以免患者滑倒。嘱患者改变体位时宜缓慢,药物、呼叫器等放在患者伸手可及的位置。患者头晕较重或有眩晕时,应嘱患者卧床休息,上厕所时有人陪伴。
(2)直立性低血压的预防处理。
(3)病情观察 加强血压监测并做好记录,观察有无头痛、头晕、眩晕,是否伴有恶心、呕吐、视力模糊,以及这些症状的消长情况,患者的耐受力等。

3.潜在并发症:高血压急症

高血压急症的护理

(1)告知患者不良情绪可诱发高血压急症,避免情绪激动、过度疲劳和寒冷刺激。嘱患者遵医嘱服用降压药物,不可擅自增减药量,更不可突然停服以免血压突然急剧升高。

(2)病情监测:注意观察是否出现高血压脑病、心衰、肾衰等的症状和体征;定期测量血压,一旦发现血压急剧升高、剧烈头痛、呕吐、视力模糊、大汗淋漓、面色及神志改变、肢体运动障碍等症状,立即通知医生。

【健康指导】

1.疾病知识指导 了解控制血压的重要性和终身治疗的必要性。对其家属进行知识指导,使其了解治疗方案,提高其配合度。

2.饮食指导 告知患者饮食要定量、均衡、避免暴饮暴食;要以低盐、低脂肪、低热量、低胆固醇饮食为宜;少吃或不吃含饱和脂肪的动物脂肪,多食含维生素的食物,多摄入富含钾、钙的食物;食盐量应控制在 3～5 g/d,严重高血压患者的食盐量控制在 1～2 g/d。戒烟和控制酒量。

3.休息和运动指导 注意规律生活,保证充足的休息和睡眠。根据年龄、血压水平和身体情况选择合适的运动方式。注意劳逸结合,运动强度、时间和频度等。

4.正确用药指导 由于高血压是一种慢性病,需强调长期药物治疗的重要性,遵医嘱服用正确的药物。告知患者服用的药物种类及用药剂量、用药方法、药物的不良反应、服用药物的最佳时间等。不可随意增量或减量,按时、按量服用,以便血压控制在较理想水平。

5.病情监测指导 建议患者自行购买血压计,随时监测血压。指导患者和家属正确测量血压的方法,监测血压并做好记录,为复诊时医生加减药物剂量提供参考依据。

6.按时就医指导 根据患者的总危险分层及血压水平决定复诊时间。危险分层属低危或中危者,可安排患者每 1～3 个月随诊 1 次,若为高危者,则应至少每 1 个月随诊 1 次。

 临床案例分析

患者,男,48 岁。因突发剧烈头痛、头晕伴视力模糊 2 h 入院。既往"高血压"病史 5 年,间断服用复方降压片、心痛定,血压控制在(130～150)/(90～110)mmHg。3 d 前外出劳累后出现头痛、头晕,无恶心、呕吐,自服"心痛定"后稍缓解,未去医院诊治。查体:T 37.1 ℃,P 92 次/min,R 20 次/min,BP 240/140 mmHg。神志清楚,烦躁不安,视物不清。心肺正常;腹部平软。

请问:①目前考虑患者的临床诊断是什么?②高血压有哪些常见的并发症?③作为责任护士,您认为患者目前主要有哪些护理问题?其相应护理措施有哪些?④如何对该患者进行健康指导?

第三节　冠状动脉粥样硬化性心脏病

冠状动脉粥样硬化性心脏病指冠状动脉粥样硬化使血管管腔狭窄或阻塞,和(或)因冠状动脉功能性改变(痉挛)导致心肌缺血缺氧或坏死而引起的心脏病,统称冠状动脉性心脏病(CHD),简称冠心病,亦称缺血性心脏病。

一、概述

冠心病多发生在40岁以后,男性多于女性,脑力劳动者居多。已成为欧美国家最多见的心脏病病种。我国冠心病的患病率和死亡率不断上升,已逐步成为威胁人民健康和生命的"第一杀手"。

【病因与分类】

1. 病因　冠心病的病因目前尚未完全明确,目前认为是多种因素作用于不同环节所致,这些因素亦称为危险因素或易患因素。主要的危险因素如下:

(1)年龄　本病多见于40岁以上人群。近年来发病年龄有年轻化趋势。

(2)性别　男性高于女性,约为2:1,但女性在更年期后发病率增加。

(3)血脂异常　脂质代谢异常是动脉粥样硬化最重要的危险因素。

(4)高血压　高血压患者患此病较血压正常者高3~4倍。

(5)吸烟　吸烟可造成动脉壁氧含量不足,促进动脉粥样硬化的形成。

(6)糖尿病　糖尿病患者患此病较无糖尿病者高2倍。

(7)体重　体重超过正常的20%,尤其是短期内体重迅速增加者易患此病。

(8)遗传　家族中有较年轻的患病者,其近亲得病的机会比无这种情况的家族高5倍。

2. 分类　根据冠状动脉病变部位、范围、程度、心肌缺血的情况,可将冠心病分为以下5种临床类型。

(1)无症状型冠心病　无任何症状,静息及运动负荷心电图有心肌缺血性改变,但心肌无明显组织形态学变化。

(2)心绞痛　出现发作性胸骨后疼痛,为一时性心肌缺血所致。

(3)心肌梗死　为冠状动脉闭塞、心肌缺血坏死所致,症状重。

(4)缺血性心肌病　表现为心脏增大、心肌衰竭和心律失常。

(5)猝死　多因缺血心肌局部发生电生理紊乱,诱发严重心律失常所致,多因原发心脏骤停而死亡。

心纹痛是指由冠状动脉供血不足,导致心肌急剧的、暂时的缺血与缺氧所引起的,以发作性胸痛或胸部不适为主的临床综合征。

二、稳定型心绞痛

稳定型心绞痛亦称稳定型劳力性心绞痛,是在冠状动脉狭窄的基础上,由于心肌负荷的增加而引起心肌急剧的、暂时的缺血与缺氧的临床综合征。其典型特点为阵发性的前胸压榨性疼痛,主要位于胸骨后部,可放射至心前区和左上肢尺侧。常发生于劳力负荷增加时,持续数分钟,休息或用硝酸酯制剂后消失。

【病因与发病机制】

1. 病因 本病的最基本的病因是冠状动脉粥样硬化导致血管管腔狭窄或痉挛。其他病因以重度主动脉瓣狭窄或关闭不全较为常见。

2. 发病机制 当冠状动脉粥样硬化致冠状动脉狭窄或部分分支闭塞时,其扩张性减弱,血流量就减少。一旦心脏负荷突然增加,如劳累、情绪激动、受寒、急性循环衰竭、体力活动等,心肌耗氧量增加时,对血液的需求增加,而冠脉的供血已不能相应增加,即可引起心绞痛。

【临床表现】

1. 症状 以发作性胸痛为主要临床表现,典型的疼痛特点为:

(1)部位 位于胸骨体上段或中段之后,可波及心前区,界限不很清楚,如手掌大小的范围,甚至横贯前胸。常放射至左肩、左臂内侧达无名指和小指,或至颈、咽、下颌部、背部、上腹部等。

(2)性质 为压迫、发闷或紧缩感,也可有堵塞、烧灼感,无锐痛、刺痛,偶伴濒死感,发作时患者常不自觉地停止正在进行的活动。

(3)诱因 常因饱餐、寒冷、情绪激动、体力活动、吸烟、心动过速、用力排便等诱发。典型心绞痛常在相似条件下重复发生,且多在上午。

(4)持续时间 一般 3~5 min 内逐渐消失,一般胸痛持续时间不超过 15 min。可数日、数周发作 1 次,也可 1 d 内多次发作。

(5)缓解方式 休息或含服硝酸甘油后几分钟内逐渐缓解。

2. 体征 心绞痛发作时,患者表情痛苦、面色苍白、出冷汗、心率增快、血压升高,心尖部出现第四心音、第三心音奔马律或一过性收缩期杂音等。

【实验室及其他辅助检查】

1. 心电图及心电图负荷检查 ST 段或 T 波异常是发现心肌缺血、诊断心绞痛最常用的检查方法。

2. 冠状动脉造影 可使冠状动脉主干及其主要分支得到清楚、客观的显示,并能确定其病变部位、范围、程度等,具有确诊价值。

3. 放射性核素检查 诊断心肌缺血敏感性和特异性较高。缺血心肌部位表现为放射性稀疏或缺损区。

【诊断要点】

有典型的心绞痛发作史的患者不难诊断。对于症状不典型者,可依据年龄、危险因素、心电图等检查确立诊断,必要时可做冠状动脉造影、放射性核素检查确诊。

心绞痛严重度的分级:根据加拿大心血管病学会(CCS)分级分为4级。

Ⅰ级:一般体力活动(如步行和登楼)不受限,仅在强、快或持续用力时发生心绞痛。

Ⅱ级:一般体力活动轻度受限。快步、饭后、寒冷或刮风中、精神应激或醒后数小时内发作心绞痛。一般情况下平地步行200 m以上或登楼一层以上受限。

Ⅲ级:一般体力活动明显受限,一般情况下平地步行200 m或登楼一层引起心绞痛。

Ⅳ级:轻微活动或休息时即可发生心绞痛。

【治疗要点】

1. 发作时的治疗

(1)休息 发作时应立即休息,一般患者停止活动后症状即可消除。

(2)药物治疗 应选用作用迅速、疗效高的硝酸酯制剂,这类药物除可扩张冠状动脉,降低阻力,增加冠状循环血流量外,还可扩张外周血管,减轻心脏前后负荷,从而缓解心绞痛。①硝酸甘油0.3~0.6 mg舌下含化,1~2 min内显效,约30 min后作用消失;②硝酸异山梨酯5~10 mg舌下含化,2~5 min显效,作用维持2~3 h。

2. 缓解期的治疗

(1)一般处理 避免诱因,积极治疗高血压、糖尿病、高脂血症等。

(2)药物治疗 选择作用时间长,不良反应小,适合长期使用的药物。①硝酸酯制剂:硝酸异山梨酯5~20 mg口服,2~3次/d,服后0.5 h起作用,持续3~5 h。长效硝酸甘油2.5 mg口服,2~3次/d,对夜间心绞痛发作者更好。②β受体阻滞剂:常用药物有普萘洛尔、美托洛尔、阿替洛尔等。该药能引起低血压,应以小剂量开始,停用时应逐步减量,突然停药有诱发心肌梗死的可能。③钙通道阻滞剂:常用药物有维拉帕米、硝苯地平缓释制剂等。④抗血小板药物:常用药物为阿司匹林、双嘧达莫等。

3. 冠状动脉介入治疗 对合适的患者可行经皮腔内冠状动脉成形术(PTCA)或冠状动脉内支架植入术。

4. 外科治疗 可行主动脉-冠状动脉旁路移植术。

5. 运动锻炼疗法 合理的运动锻炼有利于促进侧支循环的建立,保持适当体力活动,但以不发生疼痛症状为度,一般不需要卧床休息。

三、不稳定型心绞痛

目前,临床上已趋向将除上述典型的稳定型心绞痛以外的缺血性胸痛统称为不稳定型心绞痛。

【发病机制】

与稳定型心绞痛的差别主要在于冠状动脉内不稳定的粥样斑块继发病理改变,使局部的心肌血流量明显下降,如斑块内出血、斑块纤维帽出现裂隙、表面有血小板聚集和(或)刺激冠状动脉痉挛,导致缺血加重,虽然也可因劳力负荷而诱发,但劳力负荷终止后胸痛并不能缓解。

【临床表现】

不稳定型心绞痛的胸痛部位、性质与稳定型心绞痛相似,但具有以下特点:

1.原有稳定型心绞痛　在1个月内疼痛发作的频率增加、程度加重、时限延长、诱因发生改变,硝酸酯类药物缓解作用减弱。

2.1个月内新发生的较轻负荷所诱发的心绞痛。

3.休息状态下发作心绞痛或较轻微活动即可诱发,发作时表现有ST段抬高的变异型心绞痛。

4.由于贫血、感染、甲亢、心律失常等原因诱发的心绞痛称为继发性不稳定型心绞痛。

【治疗要点】

1.一般处理　卧床休息1~3 d,床边24 h心电监护,严密观察血压、脉搏、呼吸、心率、心律变化。呼吸困难、发绀者给予吸氧维持血氧饱和度90%以上。

2.止痛　烦躁不安、剧烈疼痛者给予5~10 mg吗啡皮下注射。硝酸甘油或硝酸异山梨酯含服或持续静滴,直至症状缓解。

3.抗凝　应用阿司匹林、肝素或低分子肝素以防止血栓形成,阻止病情进展为心肌梗死。

4.手术和介入治疗　可行急诊冠状动脉介入治疗或外科手术。

【护理评估】

1.健康史　详细询问患者胸痛症状、了解患者的生活方式、工作性质、性格类型,有无冠心病的危险因素。

2.身体评估　详见患者体征及辅助检查等结果。

3.心理-社会情况　心绞痛患者,尤其是发作频繁者,易产生焦虑、恐惧心理,应加以评估。

【护理诊断/问题】

1.疼痛　胸痛与心肌缺血缺氧有关。

2.活动无耐力　与心肌氧的供需失调有关。

3.焦虑　与心绞痛频繁发作、疗效不佳有关。

4.潜在并发症　心肌梗死。

5.知识缺乏　缺乏控制诱发因素及预防心绞痛发作知识。

【护理措施】

1.休息　心绞痛发作时,立即协助患者卧床休息。缓解期的患者一般不需要卧床休息,不稳定型心绞痛者可卧床休息。

2.吸氧。

3.疼痛观察　观察患者疼痛的部位、性质、程度,持续时间;进行心电监护,严密观察患者心率、心律、血压等生命体征的变化。

4.用药护理　遵医嘱服药,观察胸痛的变化及药物的不良反应。

5.心理护理减少或避免诱因　避免过度劳累、情绪激动、寒风刺激、饱餐、用力排便等诱发因素。告知患者不宜在饱餐或饥饿时洗澡,水温勿过冷过热,时间不宜过长,以防发生意外。

【健康指导】

1.形成健康的生活方式　合理膳食、控制体重、适当运动、戒烟限酒和减轻精神压力。

2.病情自我监测　教会患者及家属心绞痛发作时的缓解方法,胸痛发作时应立即停止活动或舌下含服硝酸甘油。若出现心绞痛加剧,含服硝酸甘油无效,或出现心悸、气喘、水肿等异况应立即去医院就诊。

3.避免诱发因素　告知患者尽量避免过劳、饱餐、情绪激动等诱发因素。

4.用药指导　外出时随身携带,以备急需,必要时及时就医,告知患者使用硝酸甘油的注意事项。

5.告知预后　大多数心绞痛患者发病后仍能从事一般性体力工作,且能存活很多年。部分心绞痛患者有发生心肌梗死或猝死的危险,尤其是不稳定型心绞痛患者。

6.定期复查　告知患者应定期复查心电图、血糖、血脂、血压等。

四、急性心肌梗死

心肌梗死(MI)是由于冠状动脉急性闭塞或持续痉挛造成冠状动脉血流急剧减少或中断,使相应心肌严重而持久地急性缺血导致心肌坏死。临床上表现为持久的胸骨后剧烈疼痛、发热、白细胞计数和血清心肌坏死标记物增高及特异性的心肌缺血损害心电图改变,可发生心律失常、心源性休克或心力衰竭,属急性冠脉综合征的严重类型。

本病患者男性多于女性,男:女为(2~5):1。冬春两季发病较高。本病的主要危险因素有高血压病、高脂血症、糖尿病等。

【病因及发病机制】

心肌梗死的基本病因是冠状动脉粥样硬化。当患者的1~2支冠状动脉主支因动脉粥样硬化而导致管腔狭窄超过75%,而侧支循环尚未充分建立时,一旦狭窄部血管斑块增大,破裂出血,血栓形成或出现血管持续性痉挛,使管腔完全闭塞,心肌严重而持久地缺血达1 h以上,就可发生心肌梗死。

促使斑块破裂出血及血栓形成的诱因有:

1.晨起6时至12时交感神经活动增加,机体应激反应增强,心肌收缩力、心率、血压增高,冠状动脉张力增高。

2.重体力活动、情绪过分激动、血压剧升或用力大便,心肌需氧量猛增,冠状动供血明显不足。

3.饱餐特别是进食大量高脂饮食后,血脂增高,血液黏稠度增高。

4.休克、脱水、出血、外科手术或严重心律失常,使心排血量骤降,冠状动脉灌流量锐减。

【临床表现】

1.**前驱症状** 50%以上的患者在起病前数日至数周有乏力、胸部不适、活动时心悸、气促、烦躁、心绞痛等前驱症状,以新发现心绞痛或原有心绞痛加重为最突出。心绞痛发作较以往频繁、程度较重、持续时间长,硝酸甘油疗效差,诱因不明显。

2.**症状**

(1)疼痛 为最早出现的突出症状。其性质、部位与心绞痛类似,但程度更重。多发生在清晨或安静时,诱因多不明显,常呈难以忍受的压榨、窒息或烧灼样,伴有烦躁不安、大汗淋漓、恐惧。持续时间长达数小时或数天,休息和服用硝酸甘油不能缓解。部分患者疼痛可向上腹部放射被误诊为急腹症,疼痛向下颌、颈部、背部放射而被误诊为胃穿孔或骨关节痛。少数患者可无疼痛,开始即表现为休克或心功能衰竭。

(2)全身症状 有发热、心动过速或过缓、白细胞及血沉增高,体温可升高至38℃左右,很少超过39℃,持续时间约1周。

(3)胃肠道症状 疼痛剧烈时常伴恶心、呕吐和上腹胀痛。亦可出现肠胀气,重者可发生呃逆。

(4)心律失常 极常见,多发生在起病1~2日,24 h内最多见。心律失常以室性心律失常最多,尤其是室性期前收缩,如频发(每分钟5次以上)、多源、成对出现或呈 Ron T 现象的室性期前收缩常为心室颤动的先兆。室颤是急性心肌梗死早期,特别是入院前的主要死因。

(5)心力衰竭 主要为急性左心功能不全,常发生在病初几天或梗死演变期,为心肌梗死后心脏收缩力显著下降或不协调所致。患者表现为呼吸困难、咳嗽、咳痰(白色或粉红色)、发绀、烦躁等症状,重者可发生肺水肿,随后可发生颈静脉怒张、肝大、水肿等右心衰竭的表现。

(6)低血压和休克 急性心肌梗死者多发生心源性休克,多发生在病后数小时至1周内。患者疼痛缓解而收缩压仍低于80 mmHg,表现为烦躁不安、面色苍白、大汗淋漓、脉细而快、末梢青紫、皮肤湿冷、尿量减少、神志迟钝甚至晕厥。

3.**体征**

(1)心脏体征 心浊音界可正常或轻至中度增大;心率可增快也可减慢,心律不齐;心尖部第一心音减弱,可闻及第三或第四心音奔马律;心尖部可闻及收缩期杂音或喀喇音。

(2)血压 除急性心肌梗死早期血压可增高外,几乎所有患者都有血压下降。

4.**并发症**

(1)乳头肌功能失调或断裂 发生率50%。二尖瓣乳头肌因本身缺血、坏死,使收缩功能障碍,造成二尖瓣脱垂或关闭不全,可引起心力衰竭。

(2)心室壁瘤　发生率5%～20%,主要见于左心室。超声心动图示局部有反常运动,心电图示 ST 段持续抬高。

(3)心肌梗死后综合征发生率　10%,起病数周至数月内出现,表现为心包炎、肺炎或胸膜炎,有发热、胸痛症状。

(4)栓塞发生率　1%～6%,起病后1～2周出现。如为左心室附壁血栓脱落所致,则引起脑、脾、肾或四肢等动脉栓塞。如为下肢静脉血栓脱落所致,则引起肺动脉栓。

(5)心脏破裂　少见,起病1周内出现。多为心室游离壁破裂,造成急性心脏压塞而猝死。

(6)肩-手综合征　心肌梗死后出现肩臂疼痛(常为左肩),活动受限和僵硬感,只需对症处理。

【实验室及其他辅助检查】

1.心电图

(1)特征性改变

1)ST 段抬高性心肌梗死心电图表现特点:①出现宽而深的 Q 波(病理性 Q 波);②出现 T 波倒置;③ST 段明显抬高呈弓背向上型。

2)非 ST 段抬高的心肌梗死心电图表现特点:①无病理性 Q 波,有普遍性 ST 段压低 $=0.1$ mV,但 aVR 导联 ST 段抬高,或有对称性 T 波倒置;②无病理性 Q 波,也无 ST 段变化,仅有 T 波倒置改变。

(2)定位诊断　ST 段抬高性心肌梗死的定位和范围可根据出现特征性改变的导联数来判断:V_1～V_3 导联示前间壁心肌梗死,V_3～V_5 导联示局限前壁心肌梗死,V_1～V_5 导联示广泛前壁心肌梗死,aVF 导联示下壁心肌梗死,I、aVL 导联示高侧壁心肌梗死,V_7～V_8 导联示正后壁心肌梗死。

2.实验室检查

(1)血清心肌坏死标记　目前临床上以 CTnT 及 CK-MB 为最主要指标。

血清心肌坏死标记物增高:心肌结构蛋白是诊断心肌梗死的敏感指标。

1)肌红蛋白于起病后2 h 内即升高,12 h 达高峰,24～48 h 内恢复正常。

2)肌钙蛋白 I(cTnI)或 T(cTnT)在起病3～4 h 后升高,cTnI 于11～24 h 达高峰,7～10 d 降至正常。cTnT 于24～48 h 达高峰,10～14 d 降至正常。

3)肌酸激酶同工酶(CK-MB)在起病后4 h 内升高,16～24 h 达高峰,3～4 d 降至正常。

(2)AMI 心肌酶　AMI 心肌酶升高,如肌酸激酶(CK)、天门冬酸氨基转移酶(AST)、乳酸脱氢酶(LDH)于起病后6～10 h 升高。

(3)其他　起病后24～48 h 后白细胞、中性粒细胞增多;嗜酸性粒细胞减少或消失;红细胞沉降率增快;C 反应蛋白、游离脂肪酸均增高。

3.超声心动图　可了解心室壁的运动情况和左心室功能。

4.放射性核素检查　可显示心肌梗死的部位与范围,观察左心室射血分数和左心室壁的运动,有利于判定心室的功能、诊断梗死后造成的室壁运动失调和心室壁瘤。

【诊断要点】

主要依据为典型临床表现、特征性心电图改变、血清心肌酶谱检查异常3项指标,具备2项即可确诊。对老年患者,突然发生严重心律失常、休克、心力衰竭而原因未明,或突然发生较重而持久的胸闷患者,均应考虑本病的可能。

【治疗要点】

对ST段抬高的急性心肌梗死,强调及早发现、及早入院,加强入院前的就地处理。治疗原则:尽早使心肌血液再灌注(到达医院后30 min内开始溶栓或90 min内开始介入治疗)以挽救濒死的心肌,防止梗死面积扩大或缩小心肌缺血范围,保护和维持心脏功能。

1. 一般治疗

(1)休息急性期　12 h应绝对卧床休息,保持环境安静,减少探视,减少不良刺激。

(2)吸氧初期　可间断或持续鼻导管或面罩吸氧2~3 d。

(3)监测　收入冠心病监护室,行连续心电、血压、呼吸监测3~5 d,必要时可行床旁血流动力学监测。

(4)阿司匹林　无禁忌证者给予口服水溶性阿司匹林或嚼服肠溶性阿司匹林。

2. 解除疼痛

(1)哌替啶50~100 mg肌内注射。

(2)吗啡5~10 mg皮下注射,必要时重复使用。

(3)疼痛较轻者可使用可待因可肌内注射或口服。

(4)硝酸甘油0.6 mg舌下含用。

(5)硝酸异山梨酯5~10 mg舌下含用。

3. 再灌注心肌

(1)溶栓疗法　心肌梗死发生在6 h之内者,可遵医嘱进行溶栓治疗,目的是使闭塞血管再通,心肌得到再灌注。

1)适应证:①患者年龄<75岁,发病,12 h内,心电图至少两个相邻导联ST段抬高,或病史提示AMI伴左束支传导阻滞;②急性ST段抬高性心肌梗死发病时间已超过12 h但在24 h之内者,若仍有进行性缺血性胸痛或广泛ST段抬高,仍应基于溶栓治疗。

2)禁忌证

绝对禁忌证:①颅内恶性肿瘤(原发或转移)患者;②可疑主动脉夹层患者;③活动性出血或出血体质者(月经者除外);④出血性脑卒中史或3个月(不包括3 h)内有缺血性脑卒中者;⑤3个月内有严重头面部闭合性损伤者;⑥脑血管结构异常者。

相对禁忌证:①慢性、严重高血压病史血压控制不良,或目前血压=180/110 mmHg者;②3个月前有缺血性脑卒中、痴呆或已知的其他颅内病变者;③3周内有创伤或大手术史,或较长时间(>10 min)的心肺复苏史者;④近2~4周有内脏出血者;⑤有不能压迫的血管穿刺者;⑥活动性消化性溃疡;⑦妊娠;⑧目前正在使用治疗剂量的抗凝药或已知有出血倾向者。

3)溶栓药物:发病6 h以内使用纤溶酶原激活剂溶解冠状动脉内的血栓,使冠状动脉再通及再灌注心肌。国内常用的有尿激酶(UK)、链激酶(SK)、重组组织型纤溶酶原激活剂(RT-PA)。给药途径有静脉给药和冠脉内给药,冠脉内给药所需剂量小,溶栓效果好,但需冠脉造影。溶栓后继续抗凝治疗48~72 h,可用肝素钠,低分子肝素皮下注射。

(2)急诊　经皮腔内冠状动脉成形术(PTCA)必要时可置入支架,适用于溶栓治疗后,冠状动脉再通又再堵塞,或虽再通但仍有重度狭窄者。

4.消除心律失常

(1)室性期前收缩或室性心动过速　立即用利多卡因50~100 mg静脉注射,必要时可重复使用,控制后维持1~3 mg/min的速度静脉滴注。

(2)室颤　立即采用非同步直流电复律。

(3)缓慢型心律失常　可用阿托品0.5~1 mg肌内或静脉注射。

(4)高度房室传导阻滞伴明显血流动力学障碍　考虑临时起搏治疗。

5.控制休克　根据患者不同情况,在血流动力学监测下,进行升压、扩张血管、补充血容量、纠正酸中毒、避免脑出血、保护肾功能等抗休克处理。如上述处理无效,有条件者可选用主动脉内气囊反搏术进行辅助循环,立即行直接介入治疗,也可做急诊冠脉旁路移植术,挽救生命。

6.治疗心力衰竭　主要是治疗急性左心衰竭,可应用吗啡、利尿剂、血管扩张药等,但应注意:①心肌梗死后24 h内不宜用洋地黄制剂,以免引起室性心律失常;②有右心室梗死的患者应慎用利尿剂。

7.其他治疗　目前有抗凝疗法及极化液治疗。

【护理评估】

1.病史评估　患者临床表现,了解患者的生活习惯:有无摄入高脂饮食、吸烟等不良生活习惯;了解患者的性格特征及生活压力情况。

2.身体评估　详见临床表现。

3.心理-社会情况　观察患者焦虑、恐惧等情绪反应,及时给予护理。

4.实验室及其他辅助检查　急性心肌梗死患者的心电图和血清心肌酶是最重要的两项检查。

【护理诊断】

1.疼痛:胸痛　与心肌缺血坏死有关。

2.焦虑/恐惧　与剧烈疼痛伴濒死感及担心疾病预后有关。

3.活动无耐力　与心肌氧的供需失调有关。

4.潜在并发症　心力衰竭、心律失常。

5.知识缺乏　缺乏心肌梗死的预防与康复知识。

【护理措施】

1.休息　发病12 h内应绝对卧床休息,自理活动如进食、排便、翻身等由护士协助完成。向患者及家属说明绝对卧床休息可以减少心肌耗氧量、减轻心脏负荷、降低交感神经兴奋性,有利于缓解疼痛。

2.饮食　起病后 4～12 h 内给予流质饮食,以减轻胃扩张。随病情好转逐渐改为半流食、软食、普食。且应以低脂低胆固醇清淡、易消化饮食为主,提倡少量多餐。

3.给氧　鼻导管给氧,氧流量 2～5 L/min。

4.用药护理　遵医嘱给予吗啡或哌替啶止痛,注意有无呼吸抑制等不良反应。静脉滴注硝酸甘油时,应注意监测血压、心率,并注意无头痛、面红、心悸等不良反应。烦躁不安者可肌内注射地西泮使患者镇静。

5.溶栓护理　心肌梗死发生在 6 h 之内者,可遵医嘱进行溶栓治疗,目的是使闭塞血管再通,心肌得到再灌注。

6.心理护理　鼓励患者表达内心感受,增强患者战胜疾病的信心。

【健康指导】

1.饮食指导　低饱和脂肪酸、低胆固醇饮食,要求饱和脂肪酸占总热量的 7% 以下,胆固醇<200 mg/d;避免暴饮暴食,少量多餐;避免辛辣、刺激性食物。

2.生活习惯指导　保证充足的睡眠;保持乐观、平和的心态,克服急躁、焦虑等不良情绪;戒烟、戒酒,控制体重,肥胖者限制热量摄入。

3.运动指导　告知患者应根据自身的年龄、心肌梗死前活动水平及体力状态选择适宜的活动方式。

4.性生活指导　心肌梗死后 6～8 周后可恢复性生活,性生活应适度,若性生活后出现心率、呼吸增快持续 20～30 min,感到胸痛、心悸持续 15 min 或疲惫等情况,应节制性生活。

5.用药指导　告知患者长期服药的重要性,讲解药物的作用及不良反应,教会患者定时测脉搏。若胸痛发作频繁、程度较重、时间较长、服用硝酸甘油疗效差,应及时就医。

6.照顾者指导　告诉家属应给予患者精神和物质支持,创造一个良好的身心休养环境。心肌梗死是猝死的高危因素,教会家属心肺复苏的基本技术以备急用。

 临床案例分析

患者,女,68 岁。晚餐后感到胸部不适,恶心,呕吐,心前区压榨样疼痛,伴大汗,烦躁不安,口含硝酸甘油不能缓解急诊入院。患者主诉心前区有压迫感伴疼痛,稍微床上活动即感气短,腹胀,已有 3 d 未解大便,不敢用力排便,非常害怕再次出现"心梗"。既往"冠心病"病史 3 年。查体:T 38 ℃,P 88 次/min,R 22 次/min,BP 90/56 mmHg,ECG 示 V_1～V_5 ST 段弓背样抬高。

请问:①哪些因素可诱发心肌梗死? ②急性心肌梗死典型的临床表现有哪些? ③作为责任护士,目前该患者主要有哪些护理问题,并制定相应的护理措施?

第四节　心律失常

心律失常是指心脏冲动的频率、节律、起源部位、传导速度或激动顺序的异常。

心电冲动的形成和传导由特殊心肌组织完成,它包括窦房结、结间束、房室结、希氏束、左束支、右束支及浦肯野纤维。窦房结是正常窦性心律的起搏点。

一、概述

【病因及发病机制】

(一)病因

心律失常不是一个独立的疾病,是一组综合征。其原因多数为病理性,亦可见于生理性。

(二)分类

按心律失常发作时的心率快慢分为快速型(期前收缩、心动过速、扑动和颤动)和慢速型(窦缓、窦性停搏、房室传导阻滞)两大类,而按其发生原理可分为冲动形成异常及冲动传导异常两大类。

心律失常主要常见的原因

1. 冲动形成异常

(1)窦性心律失常　窦性心动过速、窦性心动过缓、窦性心律不齐、窦性停搏。

(2)异位心率

1)被动性异位心率　①逸搏(房性、房室交界区性、室性);②逸搏心律(房性、房室交界区性、室性)。

2)主动性异位心率　①期前收缩(房性、房室交界区性、室性);②阵发性心动过速(房性、房室交界区性、室性);③心房扑动、心房颤动;④心室扑动、心室颤动。

2. 冲动传导异常

(1)生理性传导异常　干扰与脱节

(2)病理性传导异常　窦房阻滞、房内阻滞、房室阻滞(一度、二度、三度房室传导阻滞)、室内阻滞(左、右束支及左前和左后分支传导阻滞)。

(3)预激综合征。

(三)发病机制

1. 冲动形成异常

(1)自律性异常　正常情况下,窦房结自律性最高,处于主导地位,其他部位具有自律性的心肌细胞为潜在起搏点。

(2)触发活动　是指心房、心室与希氏束-浦肯野组织在动作电位后产生除极活动,被称为后除极。

2. 冲动传导异常

（1）传导阻滞　当冲动传到某处心肌时，如适逢生理不应期，可形成生理性阻滞或干扰现象。传导障碍并非生理性不应期所致者，称为病理性传导阻滞。

（2）折返现象　折返是所有快速性心律失常最常见的发病机制。

【临床表现】

主要取决于患者心室率的快慢、持续时间、基础疾病严重度。轻者可无自觉症状；常见的症状为心悸、头晕、胸闷、乏力等；严重者可发生胸痛、呼吸困难、血压下降、心力衰竭、休克、晕厥；最严重的如心室颤动，患者可意识丧失、呼吸停止、颈动脉搏动消失。

【诊断要点】

1. 病史及体格检查　详细的病史能为诊断提供参考依据，特别对病因诊断具有重要作用。部分心律失常依靠心脏的物理检查手段也能基本确诊。

2. 特殊检查　心电图是诊断心律失常最重要的一项无创伤性检查技术，几乎所有的临床心律失常都能通过心电图检查得到正确的诊断。其他辅助检查还有动态心电图、心电图运动试验等。

正常窦性
心律

二、窦性心动过速

窦性心动过速是指成人窦性心率的频率超过 100 次/min（图 8–1）。

【病因及表现】

生理状态，如健康人吸烟、喝浓茶、饮酒、情绪激动、剧烈运动；病理状态，如发热、严重贫血、甲状腺功能亢进、心肌缺血、心衰、心肌炎等；药物，如应用肾上腺素、阿托品等。临床上可无症状或出现心悸。

【心电图特点】

1. 窦性 P 波规律出现，频率>100 次/min。
2. P 波后必有 QRS 波群，形态正常。
3. P–R 间期略短，Q–T 间期略短。

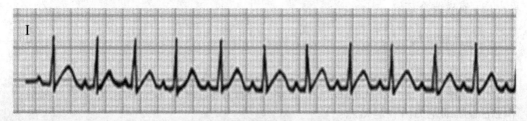

图 8–1　窦性心动过速

【治疗要点】

主要是针对原发疾病本身,必要时可应用 β 受体阻滞剂或普萘洛尔减慢心率。

三、窦性心动过缓

窦性心动过缓是指成人窦性心律的频率低于 60 次/min,窦性心动过缓常同时伴有窦性心律不齐(图 8-2)。

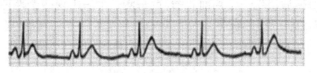

图 8-2　窦性心动过缓

【病因】

生理状态,健康的青年人、运动员与睡眠状态;病理状态,颅内高压、低温、甲状腺功能减退、阻塞性黄疸、冠心病、心肌炎等;药物,如应用拟胆碱药物、胺碘酮、钙通道阻滞剂、β 受体阻滞剂、洋地黄等。

患者可无症状或因心率过慢时引起组织缺血表现,如头晕、乏力、胸闷甚至晕厥等。

【心电图特点】

1.缓慢出现窦性 P 波,频率<60 次/min。

2.P 波后必有 QRS 群,形态正常。

3.P-R 间期正常或略延长,Q-T 间期延长。

【治疗要点】

无症状的窦性心动过缓或伴窦性心律不齐(图 8-3)通常无须治疗。如因心率过慢,出现排血量不足的症状,可应用阿托品、麻黄碱或异丙肾上腺素等药物,效果不好者,考虑心脏起搏治疗。

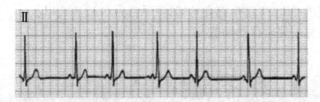

图 8-3　窦性心律不齐

四、期前收缩

期前收缩又称过早搏动或早搏,是指窦房结以外的异位起搏点过早发出冲动控制心脏收缩所致,是临床上最常见的心律失常。根据异位起搏点的部位不同,将期前收缩分为房性、房室交界性、室性三类,其中以室性期前收缩最常见;按照形态可分为多源性(多个异位起搏点,同导联上出现不同形态)和单源性(单个异位起搏点,同导联上出现形态相同);按照频率可分为偶发和频发(>5 次/min)。期前收缩有时呈规律的出现,如每隔一个或两个正常心搏后出现一个期前收缩(或每隔一个后出现两个期前收缩),且周而复始连续发生,即称之为二(三)联律。

【病因】

生理状态,健康人精神或体力过分疲劳、情绪紧张、过多吸烟、饮酒或饮茶;病理状态,如冠心病、心肌炎、心肌病、风湿性心脏病、二尖瓣脱垂;药物,如洋地黄中毒、肾上腺素、麻醉药、奎尼丁等;电解质紊乱、对心脏的器械性检查、心导管检查等亦可导致各种类型的期前收缩。

【临床表现】

偶发的期前收缩一般无明显症状,部分患者有心脏停搏感。当早搏频发或连续发作时可有心悸、乏力、胸闷、恶心、晕厥、心绞痛症状。临床心脏听诊时呈心律不齐,早搏的第一心音增强,而第二心音相对减弱甚至消失。

【心电图特点】

1.房性期前收缩(图 8-4)
(1)提前发生的 P 波,其形态与窦性 P 波稍有差别。
(2)提前发生 P 波的 P-R 间期>0.12 s。
(3)提前的 P 波后继以形态正常的 QRS 波。
(4)早搏后常可见一不完全代偿间歇。
2.室性期前收缩(图 8-5)
(1)提前出现的 QRS-T 波群,其前无 P 波。
(2)提前出现的 QRS-T 波形态异常,时限通常为 0.12 s 或以上。
(3)早搏后可见一完全代偿间歇。

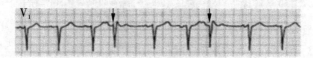

图 8-4 房性期前收缩

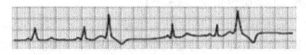

图 8-5　室性期前收缩

3. 房室交界性期前收缩

（1）提前出现的 QRS-T 波群，其前无 P 波，该 QRS-T 波形态与正常窦性激动的 QRS-T 波波群基本相同。

（2）提前出现的 QRS-T 波群前、后可见逆行 P 波，且 P-R 间期<0.12 s。

（3）早搏后多见有一完全代偿间歇。

【治疗要点】

1. 病因　治疗针对早搏的病因，积极治疗病因，去除诱因，如缓解过分紧张或疲劳过度，改善心肌供血，控制心肌炎症，纠正电解质紊乱。

2. 药物治疗　不同类型的早搏可选用不同的药物。室性早搏常选用美西律（慢心律）、普罗帕酮（心律平）、胺碘酮等。房性早搏、交界性早搏可选用维拉帕米、胺碘酮等药物。对急性心肌梗死急性期伴发室性早搏常用利多卡因静滴或静脉注射，以避免室性心动过速或心室颤动的发生。

五、阵发性心动过速

阵发性心动过速是一阵发性快速而规律的异位心律，由连续 3 个或以的早搏形成。由于异位起搏点的部位不同，可分为房性、房室交界性和室性。由于前两者心电图不易区别，故统称为阵发性室上性心动过速，简称室上速。

【病因】

1. 阵发性室上速　多发生在无明显器质性心脏病的患者，其发作常与过度疲劳、体位改变、情绪激动、烟酒过量、喝浓茶、饮咖啡有关；也可见于器质性心脏病患者，如冠心病、风湿性心脏病、甲状腺功能亢进、洋地黄中毒的患者。预激综合征的患者常伴室上速。

2. 阵发性室速　多发生在有器质性心脏病的患者，最常见为急性心肌梗死、冠心病、其他如心肌病、风湿性心脏病、心肌炎、洋地黄制剂中毒、电解质紊乱、奎尼丁或胺碘酮中毒等。

【临床表现】

1. 阵发性室上速　突然发作、突然终止，持续数秒、数小时甚至数日，发作时患者可有头晕、心悸、胸闷、乏力、心绞痛等，严重者可出现呼吸困难、眩晕、晕厥、血压下降、心力衰竭、休克等，症状轻重取决于心室率快慢和持续时间。心脏听诊节律绝对规则，心室率

150～250 次/min,第一心音强度恒定(图 8-6)。

2.阵发性室速　临床表现的轻重可因发作时心室率、持续时间、原有心脏病的不同而异。非持续性室速(发作时间<30 s)常无症状,而持续性室速(发作时间>30 s)可严重影响心室排血量,使心、脑、肾血流供应骤然减少,临床上可出现黑矇、心力衰竭、心绞痛、呼吸困难、低血压、少尿、意识障碍、休克甚至晕厥、抽搐、猝死。听诊第一心音强度不一致,心率为 140～220 次/min,心尖区第一心音强度不等(图 8-7)。

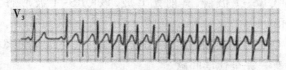

图 8-6　阵发性室上速

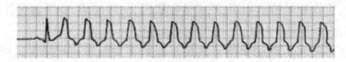

图 8-7　阵发性室速

【心电图特点】

1.阵发性室上速

(1)3 个或 3 个以上连续而快速出现房性或交界性期前收缩,QRS 波群形态、时限正常,R-R 期绝对规则。

(2)心率 150～250 次/min,节律规则。

(3)P 波不易分辨。

(4)起始突然,常由一个早搏触发。

2.阵发性室速

(1)3 个或 3 个以上连续而快速出现室性期前收缩,QRS 波群宽大畸形,时限>0.12 s,继发 ST-T 改变。

(2)心室率为 140～220 次/min,节律不太规则。

(3)如有 P 波,与 QRS 波群无关,呈房室分离现象。

(4)常可见到心室夺获或室性融合波,此乃确诊室速的重要依据。

【治疗要点】

1.阵发性室上速

(1)激迷走神经　适用于无明显血流动力学障碍的年轻患者,可作为室上速急诊治疗的第一步,刺激过程中应监测心音或脉搏,一旦心动过速终止即停止刺激。

(2)药物治疗　若不能终止发作,首选药物为腺苷。不良反应为胸部压迫感,呼吸困难,面部潮红,不良反应即使发生亦很快消失。如上述药物无效可改为缓慢静脉注射维拉帕米。

(3)同步直流电复律 以上无效可采用同步直流电复律术,但已用洋地黄者不应接受电复律治疗。

(4)射频消融术 对反复发作或药物难以奏效或不能长期服药的房室结折返性心动过速或房室折返性心动过速宜做射频消融术。射频消融术安全、有效、迅速且能治愈。

2.阵发性室速 因持续性室速容易发展为心室颤动,必须紧急处理,终止发作。首选利多卡因,其他药物可选用胺碘酮、普罗帕酮等。如患者经药物处理无效,且发生低血压、休克、心脑血流灌注不足等危险情况,应立即给予同步直流电律术。

六、扑动与颤动

当自发性异位搏动的频率超过阵发性的范围时形成扑动或颤动。按部位可分为房性和室性。

【病因】

心房扑动与心房颤动的病因大致相同,可发生无器质性心肌病者,也可发生在器质性心脏病患者,最常见于风湿性心脏病二尖瓣狭窄、冠心病、心肌病,其他可见于甲状腺功能亢进、洋地黄制剂中毒等。

心室扑动与心室颤动常为器质性心脏病和其他疾病临终前的心律失常,如急性心梗、缺血性心脏病、心肌病、严重低钾血症、洋地黄制剂中毒、胺碘酮及奎尼丁中毒、电击伤、溺水等。

【临床表现】

1.心房扑动 心房扑动的心室率不快时,患者可无症状。心室率快者可有心悸、胸闷甚至诱发心绞痛、低血压、心衰等。体格检查可见快速的颈静脉扑动。听诊时心律可规则或不规则。

2.心房颤动 房颤的症状取决于心室率快慢。房颤初始,患者恐惧不安、心悸不适,心室率极快时可出现心悸、气促、乏力和心前区不适感,甚至发生心绞痛、昏厥、休克或左心衰等。房颤是左心衰最常见的诱因之一。此外,房颤时易形成左房血栓,脱落时常发生动脉栓塞,尤以脑栓塞的发生率、致死率和致残率最高。心脏听诊时第一心音强弱不等,快慢不一,心室律绝对不规则,脉搏短细(心室率>脉率)。

3.心室扑动和心室颤动 心室扑、心室颤动一旦发生,立即表现为阿-斯综合征发作,表现为意识丧失、抽搐、发绀,呼吸缓慢不规则或停止,大动脉搏动消失、血压无法测出以及瞳孔散大、对光反射消失。

【心电图特点】

1.心房扑动(图8-8)

(1)P波消失,代之以振幅相似、形状相似、间隔均匀的F波。

（2）F 波的频率为 250～350 次/min。

（3）F 波常与 QRS 波呈某种固定比例 2∶1 或 4∶1。

（4）QRS 波群形态一般正常。

2. 心房颤动（图 8-9）

（1）P 波消失，代之以振幅不等、形状不同、间隔不均的 f 波。

（2）f 波的频率为 350～600 次/min。

（3）QRS 波群形态基本正常。

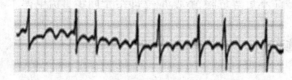

图 8-8　房扑

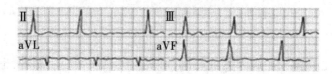

图 8-9　房颤

3. 心室扑动（图 8-10）

（1）QRS-T 波群消失，代之一匀齐、连续大振幅的正弦波。

（2）频率为 150～300 次/min。

4. 心室颤动（图 8-11）　QRS-T 波群完全消失，出现频率、振幅、形态完全不规则的室颤波。

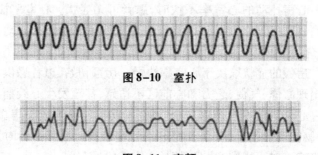

图 8-10　室扑

图 8-11　室颤

【治疗要点】

1. 心房扑动　应针对原发疾病的治疗，终止房扑最有效的方法是同步直流电复律。通常应用很低的电能（＜50），便可迅速将房扑转复为窦性心律。钙离子拮抗剂维拉帕米，能有效减慢房扑之心室率。

2. 心房颤动　除积极治疗原发病外，阵发性者如持续时间短、症状不明显可无须治疗。对症状明显、发作时间长、频繁发作、持续的心房颤动者,治疗的目标是减慢快速的心室率,使安静时心率保持在 60 ~ 80 次/min,轻微活动后不超过 100 次/min。首选西地兰,可单独或与 β 受体阻滞剂或钙拮抗剂合用,慢性房颤患者动脉栓塞的发生率高,既往有栓塞病史、瓣膜病、糖尿病、冠心病等患者,均应接受长期抗凝治疗,可口服华法林或阿司匹林。

3. 心室扑动和心室颤动　应争分夺秒抢救,实施心、肺、脑复苏。包括立即胸外心脏按压、开通气道(保持呼吸道通畅)、人工呼吸、除颤和电复律及药物治疗,如肾上腺素、利多卡因静脉注射等。复苏后应维持有效的循环和呼吸功能以及水电解质、酸碱平衡,防治脑水肿、急性肾衰竭和继发感染。

七、房室传导阻滞

房室传导阻滞(AVB)是指心房冲动传导延迟或不能传导至心室而发生不同程度的阻滞,阻滞部位可在房室结、希氏束以及束支等,按其阻滞程度分三度,第一度、第二度称为不完全性房室传导阻滞,第三度则称为完全性房室传导阻滞。

【病因】

生理状态,正常人或运动员可发生 I 型(文氏型)。病理状态最常见为器质性心脏病,如心肌炎、心肌病、急性心肌梗死、心内膜炎、先天性心脏病、高血压性心脏病、甲状腺功能减退等;药物中毒,如洋地黄、β 受体阻滞剂、钙拮抗剂、奎尼丁等;电解质紊乱。

【临床表现】

1. 一度房室传导阻滞　除原发病症状外,无其他症状,听诊第一心音减弱(图 8-12)。

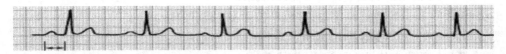

图 8-12　一度房室传导阻滞

2. 二度房室传导阻滞　又分为 I 型、II 型。I 型患者临床上可出现心搏脱漏,可有心悸症状,也可无症状(图 8-13)。II 型患者亦有间歇性心搏脱漏,但第一心音强度恒定(图 8-14)。

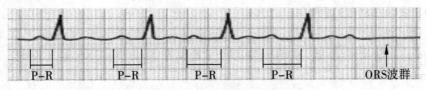

图 8-13　二度 I 型房室传导阻滞

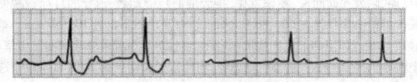

图8-14 二度Ⅱ型房室传导阻滞

3.三度房室传导阻滞 临床表现取决于心室率的快慢,可出现心力衰竭和脑缺血症状。听诊时心律慢而规则,若心室率过慢(<20次/min),可因心室率过慢、脑缺血导致患者出现意识丧失、抽搐、阿-斯综合征发作,严重者可致猝死(图8-15)。

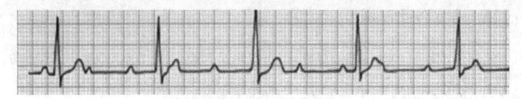

图8-15 三度房室传导阻滞

【心电图特点】

1.一度房室传导阻滞

(1)P-R间期>0.20 s。

(2)每个P波后都有QRS波群。

2.二度房室传导阻滞

(1)二度Ⅰ型

1)P-R间期逐渐延长,直至QRS波群脱落。

2)相邻的R-R间期逐渐缩短,直至P波后QR波群脱落。

3)包含QRS波群脱落的R-R间期比两倍P-P间期短。

4)最常见的房室传导比例为3:2或5:4。

(2)二度Ⅱ型(图8-15)

1)P-R间期固定,可正常或延长。

2)有间歇的QRS波群脱落,常呈2:1或3:2。

3.三度房室传导阻滞

(1)P-P间隔相等,R-R间隔相等,P与QRS无关。

(2)P波频率>QRS波频率。

(3)QRS波群形态取决于阻滞部位,如阻滞部位高,在房室结,则形态正常,心室率>40次/min;如阻滞部位低,在希氏束以下,尤其在束支,则QRS宽大畸形,心室率<40次/min(图8-16)。

【治疗要点】

应针对不同的病因进行治疗。一度房室传导阻滞与二度Ⅰ型房室传导阻滞如无临床表现,心室率不太慢,无须特别治疗。二度Ⅱ型或三度房室传导阻滞者,心室率显著减慢,并伴有血流动力学改变及明显的临床症状时,应给予起搏治疗,防止阿斯综合征发作。无心脏起搏条件时,可用阿托品和异丙肾上腺素应急,但异丙肾上腺素不宜用于急性心肌梗死患者,因其可导致严重室性心律失常。

【护理评估】

1. 病史 了解患者的病史及诊治经过。
2. 身体评估 评估体征。
3. 实验室及其他辅助检查 心电图检查是诊断心律失常最重要的无创伤检查技术,应描记12导联心电图进行分析,必要时进行心电监护及动态心电图、心电图负荷实验、食管内心电图等,以上检查对评估心律失常的发病机制、诊断、治疗、预后均有很大的价值。

【护理诊断】

(1)活动无耐力 与心律失常导致心排血量减少有关。
(2)潜在并发症 猝死、心力衰竭、脑栓塞、心搏骤停。
(3)有受伤的危险 与心律失需引起的头晕、晕厥有关。
(4)焦虑或恐惧 与心律失常反复发作、疗效欠佳有关。

【护理措施】

1. 休息与体位 嘱患者当心律失常发作时采取高枕卧位、半卧位或其他舒适体位。严重心律失常发作时,应绝对卧床休息。但应避免过劳及各种诱因,做好心理护理,保持患者情绪稳定,必要时遵医嘱给予镇静剂,保证患者充分的休息与睡眠。
2. 给氧 必要时持续给氧,以 4~6 L/min 为宜。
3. 病情观察心电监护 应注意有无引起猝死的严重心律失常症状,如频发性、多源性或成对室早、室速,密切监测高度房室传导阻滞,病窦综合征等患者的心室率。一旦发现上述征兆,应立即向医生汇报,同时做好抢救准备。
4. 用药护理 遵医嘱使用抗心律失常药物。口服药物要定时定量,静脉给药要注意浓度及速度,如腺苷需快速注射,避免失效,其他多数抗心律失常药需要缓慢注射。密切观察用药后患者的心率和节律、脉搏、血压及药物不良反应。因抗心律失常药物一般都有致心律失常作用,因此用药后需密切观察是否出现新的心律失常或原有心律失常加重。
5. 制订活动计划 评估患者心律失常的类型及临床表现,与患者及家属共同制订活动计划。窦性停搏、第二度Ⅱ型或第三度房室传导阻滞、持续性室性心动过速等严重心律失常患者应卧床休息,以减少心肌耗氧量。

【健康指导】

1. 疾病指导　向患者及家属讲解心律失常的常见病因、诱因及防治知识。

2. 饮食指导　嘱患者少食多餐,选择清淡、易消化、低脂和富营养的饮食,避免饱食及进食刺激性料,如烈酒、浓茶、咖啡等。多食纤维素丰富的食物,保持大便通畅。心衰的患者应限制钠盐的摄入,对服用利尿剂的患者应多进食含钾盐的食物,如橘子、香蕉等,避免低钾性心律失常。

3. 生活指导　注意劳逸结合、生活规律、保持情绪稳定,心动过缓者应避免屏气用力动作,不要用力排便,以免兴奋迷走神经而加重心动过缓。有晕厥史的患者应避免从事高危险性工作。

4. 用药指导　告知患者遵医嘱服用抗心律失常药物,不可随意增减剂量,以防药物中毒或剂量不足。

5. 急救指导　指导家属学习心肺复苏技术,以备紧急需要时应用。告知阵发性室上速患者兴奋迷走神经的方法。

6. 病情监测指导和复诊　教会患者及家属自测脉搏和心律,1次/d,1 min/d。出现脉搏明显改变或有头晕、乏力、晕厥等不适应及时就医。定期随访,监测心电图,随时调整治疗方案。安装人工心脏起搏器患者应随身携带诊断卡。

(裴晓华)

 章节练习

一、单项选择题

1. 心肺功能严重不全患者常采取的体位是(　　　)
   A. 强迫坐位　　　　　　　　　　　B. 强迫侧卧位
   C. 辗转体位　　　　　　　　　　　D. 被动体位
   E. 强迫卧位

2. 急进型高血压病常见的致死原因是(　　　)
   A. 心力衰竭　　　　　　　　　　　B. 心律失常
   C. 脑出血　　　　　　　　　　　　D. 尿毒症
   E. 脑梗死

3. 在高血压发病过程中占主导地位的是(　　　)
   A. 交感神经活动增强致外周小血管收缩　　B. 肾缺血肾素分泌增多
   C. 高级神经中枢功能失调　　　　　　　　D. 水钠潴留血容量增多
   E. 胰岛素抵抗

4. 急性心肌梗死血清酶最早出现的是(　　　)
   A. CPK-MB　　　　　　　　　　　B. ALT
   C. AST　　　　　　　　　　　　　D. LDH
   E. cTnT

5. 高血压患者测量血压时,错误的方法是( )

    A. 最好应定时、定人、定血压计测量

    B. 患者测压前30 min禁止吸烟、饮咖啡,但可适量饮酒

    C. 患者测压前排空膀胱

    D. 患者测压前5 min安静休息

    E. 定期门诊复查

6. 原发性高血压患者每日摄钠盐不应超过( )

    A. 2 g   B. 3 g

    C. 6 g   D. 8 g

    E. 10 g

7. 原发性高血压患者有氧运动的目的不包括( )

    A. 降压   B. 减肥

    C. 改善脏器功能   D. 增强胰岛素抵抗

    E. 增加肺活量

8. 高血压急症的处理原则最主要的是( )

    A. 吸氧   B. 心电监护

    C. 肌内注射安定   D. 立即降低血压

    E. 体位

9. 下列哪项不属于高血压并发症( )

    A. 肾衰竭   B. 心绞痛

    C. 短暂性脑缺血发作   D. 下肢动脉供血不足

    E. 心律失常

10. 下列不属于高血压病非药物治疗措施的是( )

    A. 每日服用钙剂   B. 限制钠盐摄入

    C. 降血脂   D. 情绪稳定

    E. 给氧

11. 患者,女性,30岁。因"冠心病,心房纤颤"入院,护理体检时,体温37.2 ℃,心率120次/min,脉率90次/min,呼吸20次/min,血压100/70 mmHg,患者脉搏为( )

    A. 洪脉   B. 速脉

    C. 绌脉   D. 缓脉

    E. 丝脉

二、名词解释

1. 心力衰竭   2. 高血压脑病   3. 二联律   4. 期前收缩

三、简答题

1. 简述急性心功能不全的抢救护理措施。

2. 简述心绞痛与心肌梗死的胸痛的区别。

答案:1. A 2. D 3. A 4. A 5. D 6. C 7. D 8. D 9. D 10. E 11. C

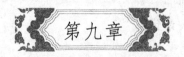

第九章

消化系统疾病患者的护理

学习目标

　　1.掌握急性胰腺炎、消化性溃疡、胆囊炎、急性阑尾炎、肝硬化的护理评估要点、护理措施及健康指导。

　　2.熟悉消化系统常见疾病的临床表现。

　　3.了解消化系统常见疾病的病因和发病机制、治疗要点。

第一节　急性胰腺炎

　　急性胰腺炎是多种病因导致胰酶在胰腺内被激活,引起胰腺组织的自身消化、水肿、出血甚至坏死的炎症反应。临床以急性腹痛、发热伴恶心、呕吐、血与尿淀粉酶增高为特点,是常见的消化系统急症之一。按病理变化分为水肿型和出血坏死型,大多数为水肿型,可见胰腺肿大、间质水肿、充血等改变;20%～30%患者为出血坏死型,以腺泡坏死、血管出血坏死为主要特点。国内统计发病率每年在(4.8～24)/10万,成年人居多,平均发病年龄55岁。

【病因及发病机制】

　　引起急性胰腺炎的病因较多,常见的病因有胆石症、大量饮酒和暴饮暴食。

　　1.基本病因　急性胰腺炎是由各种原因导致的胰腺组织自身消化引起。在各种诱因作用下,胰腺自身防御机制中某些环节被破坏,酶原被激活成有活性的酶,使胰腺发生自身消化。

　　2.诱因

　　(1)胆石症与胆道疾病:胆石症、胆道感染或胆道蛔虫等均可引起急性胰腺炎,其中胆石症最为常见。

　　(2)大量饮酒和暴饮暴食。

　　(3)其他诱因:手术与创伤可直接或间接损伤胰腺组织和胰腺的血液供应引起胰腺炎。

【临床表现】

急性胰腺炎临床表现和病情轻重与病因、病理类型和诊治是否及时有关。水肿型胰腺炎症状相对较轻,有自限性,预后良好,又称为轻症急性胰腺炎;出血坏死型胰腺炎常起病急骤,症状严重,病情进展迅速,常伴有休克及多种并发症,称为重症急性胰炎,如伴有胰腺局部坏死,患者的病死率可达 20% ~ 30%。弥漫性坏死者病死率达 50% ~ 80%,若并发多脏器衰竭其病死率接近 100%。

(一)症状

1. 腹痛　为本病的主要表现和首发症状,通常在饱餐或大量饮酒后发生。患者突发左上腹剧痛,并可向左肩及腰部放射,取弯腰抱膝位可减轻疼痛。疼痛性质可为钝痛、刀割样痛、钻痛或绞痛,呈持续性并阵发性加剧,不能为一般胃肠解痉药缓解,进食可加剧。水肿性腹痛 3 ~ 5 d 即缓解。坏死型病情进展较快,腹痛持续时间较长,因渗液扩散,可引起全腹痛。极少数年老体弱患者可无腹痛或轻微腹痛。

2. 恶心、呕吐　90% 的患者还伴有恶心、呕吐等症状。呕吐后腹痛不缓解。呕吐物通常是胃内容物,可呈胆汁样。

3. 腹胀　以上腹部为主。出血坏死型者可有麻痹性肠梗阻。

4. 发热　患者多有中等程度以上的发热,持续 3 ~ 5 d,如发热超过 7 d 以上,应怀疑有继发感染,如胰腺脓肿或胆道感染等。

5. 低血压或休克　重症出血坏死型患者在起病后数小时可突然出现休克现象,提示胰腺大面积坏死。患者烦躁不安、皮肤苍白湿冷。极少数休克可突然发生,甚至导致猝死,为有效血容量不足,缓激肽类物质致周围血管扩张等引起。

6. 水、电解质及酸碱平衡紊乱　呕吐频繁者可有代谢性碱中毒;出血坏死型患者有明显脱水及代谢性酸中毒,并伴有血钾、血镁及血钙的降低。低血钙时可有手足抽搐,为预后不佳表现。

(二)体征

1. 水肿型征　较少,上腹有中等压痛、无腹肌紧张及反跳痛。

2. 出血坏死型　呈急性痛苦面容,烦躁不安,脉速,呼吸快,血压降低。可伴随全腹压痛、反跳痛、腹肌紧张和肠鸣音减弱或消失。部分患者因胰酶渗入腹腔或胸导管,引起腹膜炎与胸膜炎(左侧多见)。少数患者因胰酶、坏死组织及出血沿腹膜间隙与肌层渗入腹壁下,致两侧腰部皮肤呈暗灰蓝色(Gray-Tuner 征)或出现脐周围皮肤青紫(Cullen征)。胰头水肿时可因压迫胆总管而出现黄疸。

(三)并发症

1. 局部并发症　急性胰腺炎的局部并发症包括胰腺脓肿和假性囊肿等。

2. 全身并发症　见于病后数天,病死率极高。重症急性胰腺炎常并发不同程度的多器官功能衰竭(MOF)。如急性肾衰竭、急性呼吸窘迫综合征、心力衰竭、消化道出血、胰性脑病、弥散性血管内凝血、肺炎、脓毒症、高血糖等,病死率极高。

【实验室及其他辅助检查】

(一)淀粉酶测定

发病 6~12 h 后,血清淀粉酶开始升高,48 h 开始下降,持续 3~5 d,若血淀粉酶超过正常值 5 倍即可确诊本病。其他急腹症都可有血清淀粉酶升高,如消化性溃疡穿孔、胆石症、胆囊炎、肠梗阻等,但一般不超过正常值 2 倍,尿淀粉酶升高较晚,在发病 12~14 h 开始升高,下降较慢,持续 1~2 周,但尿淀粉酶值受患者尿量影响。胰源性腹水和胸水中的淀酶值亦明显增高。

(二)血液检查

患者多有白细胞增多及粒细胞核左移,严重病例由于血液浓缩,血细胞比容升高可达 50%。

(三)生化检查

常见暂时性血糖升高的情况,可能与胰岛素释放减少和胰高血糖素释放增加有关。持久的空腹血糖高于 10 mmol/L 为胰腺坏死的表现,提示预后不良。暂时性低钙血症(<2 mmol/L)常见于重症胰腺炎,低血钙程度与临床严重程度平行,血钙低于 1.5 mmol/L 提示预后不良。

(四)影像学检查

X 射线腹部平片可见"哨兵祥""结肠切割征",为胰腺炎的间接指征,可发现肠麻痹征。B 超与 CT 扫描可见胰腺弥漫增大、光点增多、轮廓与周围边界不清楚等。增强 CT 是诊断胰腺坏死的最佳方法,疑有坏死合并感染者可行 CT 引导下穿刺。

【诊断要点】

典型的临床表现和实验室检查容易做出诊断。轻症的患者有剧烈而持续的上腹部疼痛,伴随恶心、呕吐、发热及上腹部压痛,但无腹肌紧张,同时有血清淀粉酶和(或)尿淀粉酶显著增高,排除其他急腹症者,即可诊断。重症除具备轻症急性胰腺炎的诊断标准外,还应具有局部并发症和(或)器官衰竭。

【治疗要点】

治疗要点包括减轻腹痛、减少胰腺分泌、防治并发症。轻症急性胰腺炎患者经 3~5 d 积极治疗多可治愈。重症胰腺炎必须采取综合性治疗措施,积极抢救。

(一)轻症急性胰腺炎

1.禁食和胃肠减压 目的在于减少胃酸分泌,进而减少胰液分泌,以减轻腹痛和腹胀。适用于腹痛、腹胀、呕吐严重者。

2. 静脉输液 补充血容量,维持水、电解质和酸碱平衡。

3. 止痛 腹痛剧烈者可给予哌替啶。

4. 抗生素 尽管急性胰腺炎为化学性炎症,抗生素并非必要,但我国大多数急性胰腺炎与胆道疾病有关,故多习惯应用抗生素;如疑合并感染,则必须使用。

5. 抑酸治疗 给予 H_2 受体阻滞剂或质子泵抑制剂,可通过抑制胃酸而抑制胰液分泌,兼有预防应急性溃疡的作用。

(二)重症急性胰腺炎

对重症急性胰腺炎患者,除上述治疗措施外,还应有以下几个方面。

1. 抗休克及纠正水、电解质平衡紊乱 补充液体和电解质,维持有效循环血容量。重症患者应给予清蛋白、全血及血浆代用品,休克者在扩容的基础上使用血管活性药物,并注意纠正酸碱失衡。

2. 营养支持 早期一般采用全胃肠外营养,如无肠梗阻,应尽早过渡到肠内营养,以增强肠道黏膜屏障。

3. 减少胰液分泌 生长抑素、胰升糖素和降钙素能抑制胰液分泌,其中生长抑素和其类似物奥曲肽疗效较好,首剂 100 μg 静脉滴注,以后生长抑素(奥曲肽)按每小时 250 μg 持续静脉滴注,持续使用 3~7 d。

4. 抑制胰酶活性 仅用于重症胰腺炎的早期,常用药物有抑肽酶(20 万~50 万单位/d),分 2 次溶于葡萄糖注射液静脉滴注,加贝脂 100~300 mg 溶于葡萄糖注射液,以 2.5 mg/(kg·h) 的速度进行静脉滴注。

5. 抗感染治疗 重症患者常规使用抗生素,以预防胰腺坏死并发感染,常用药物有氧氟沙星、环丙沙星、克林霉素、甲硝唑及头孢菌素类等。

6. 其他 治疗胆源性胰腺炎合并胆道梗阻或胆道感染,以及老年患者和不宜手术者可进行内镜下 Oddi 括约肌切开术。

(三)手术治疗

经内科治疗无效的急性出血坏死型胰腺炎,或并发肠穿孔、弥漫性腹膜炎、肠梗阻、肠麻痹、坏死脓肿、假性囊肿等时,应实施外科手术治疗。

【护理评估】

1. 病史 评估患者的病史及诊治经过。

2. 身体评估 详见体格检查。

3. 心理-社会情况 评估疾病引起的焦虑、恐惧等心理反应。

4. 实验室及其他辅助检查 了解胰淀粉酶、影像学检查及前述相关检查结果。

【护理诊断/问题】

1. 疼痛:腹痛 与胰腺及周围组织炎症、水肿或出血坏死有关。

2.潜在并发症　低血容量性休克、肾衰竭、心力衰竭、急性呼吸衰竭。

3.体液不足　与呕吐、禁食、胃肠减压等有关。

【护理措施】

1.休息与活动　患者应绝对卧床休息,保证睡眠时间,从而降低代谢率,增加脏器血流量,促进组织修复和体力恢复。协助患者选择舒适的体位,如弯腰、屈膝仰卧,以减轻疼痛。鼓励患者翻身,并防止患者因剧痛辗转不安而坠床。

2.饮食护理　向患者解释禁食、禁饮的意义,以取得患者配合。轻中度急性胰腺炎患者禁食1~3 d,腹痛、恶心、呕吐基本消失后,可开始食少量流质,并以清淡米汤为宜。重症患者则须长时间禁食,待血尿淀粉酶恢复正常,恶心、呕吐停止,腹痛消失后,方可酌情进食少量无脂流质。明显腹胀者需要进行胃肠减压。

3.病情观察　监测患者生命体征,观察患者的排泄物的表现。观察有无手足抽搐,定时监测有无水、电解质、酸碱平衡紊乱。准确记录24 h出入液量,作为补液的依据。观察呼吸,抽血做血气分析,及早发现呼吸衰竭;及时给高浓度氧气吸入,必要时给予呼吸机辅助呼吸。维持有效血容量。

4.用药护理　腹痛剧烈者,遵医嘱给予哌替啶等止痛药。禁用吗啡,以防引起Oddi括约肌痉挛,加重病情。注意观察腹痛性质及特点有无变化。

5.心理护理　积极建立与患者之间的互相信赖的护患关系,稳定患者情绪使之主动配合治疗和护理。

【健康指导】

1.生活指导　指导患者及家属养成规律进食习惯,避免暴饮暴食,应避免刺激性强、产气多、高脂肪和高蛋白食物。腹痛缓解后,应从少量低脂、低糖饮食开始逐渐恢复正常饮食。戒除酒,防止复发。

2.用药指导　嘱患者遵医嘱服药,指导患者正确服药的方法,学会观察药效及不良反应。同时向患者强调擅自调整药物的危害。

3.自我监测　在病情的恢复期,部分患者可能会出现胰腺囊肿、胰瘘等并发症。如果患者发现腹部肿块不断增大,并出现腹痛、腹胀、呕血、呕吐等症状,则需及时就医。

 临床案例分析

患者,男,52岁。患者入院前1 d大量饮酒,餐后即感上腹不适,1 h后出现持续性中上腹痛伴阵发性加剧,感恶心,呕出胃内容物4次,约300 mL,遂来就诊,以"急性胰腺炎"收住入院。患者常有应酬在外吃饭;饮食喜荤,不吸烟,喜饮酒。查体:T 38 ℃,P 100次/min,R 22次/min,BP 110/70 mmHg;精神萎靡,表情痛苦;腹软,中上腹压痛明显,无反跳痛。近来工作较忙,担心住院影响工作,担心疾病预后。

请问:①目前该患者首先考虑的临床诊断是什么?②目前最应该做哪项检查?哪些因素可加重和诱发疾病发生?③作为责任护士,目前患者存在哪些护理问题?

第二节　消化性溃疡

消化性溃疡主要指发生在胃和十二指肠的慢性溃疡，其形成主要与胃酸/胃蛋白酶的消化作用有关而得名。溃疡的黏膜层缺损超过黏膜肌层，不同于糜烂。溃疡病灶多位于胃和十二指肠球部。

本病是全球性常见病，可发生于任何年龄。男性患病较女性多，十二指肠溃疡（DU）较胃溃疡（GU）多。DU 好发于青壮年，GU 多见于中老年，年轻、无并发症的患者预后良好，年长者的死亡原因主要是并发症的产生。

【病因及发病机制】

胃十二指肠黏膜具有一系列防御和修复能力，正常情况下可以抵制外界侵袭因素的刺激而维持黏膜的完整性。当胃和十二指肠黏膜的保护作用与损害黏膜的因素失去平衡时，可引起消化性溃疡的发生。这种失平衡可能是由于侵袭因素增强，也可能是防御/修复因素减弱，或两者兼而有之。病因尚未完全明了，一般认为与下列因素有关。

1. 幽门螺杆菌感染　DU 患者幽门螺杆菌检出率约为 90%，GU 为 70%~80%，幽门螺杆菌破坏胃、十二指肠黏膜屏障使其上皮细胞受损和引起炎症反应。同时幽门螺杆菌还可使胃酸分泌增加，促使溃疡形成。

2. 非甾体类抗感染药（NSAID）　NSAID 可直接作用于胃、十二指肠黏膜，损害胃黏膜屏障，还可通过抑制前列腺素的合成，削弱后者对黏膜的保护作用。如阿司匹林、吲哚美辛、布洛芬等，是引起消化性溃疡的另一常见原因。NSAID 引起的溃疡以胃溃疡居多。

3. 胃酸和胃蛋白酶　胃酸在其中起决定性作用，是溃疡形成的直接原因。

4. 其他　如吸烟、遗传、饮食和情绪等均可引起溃疡发作或加重。

【临床表现】

临床表现不一，部分患者可无症状，或以出血、穿孔等并发症。典型临床表现有：

1. 症状

（1）腹痛　慢性、周期性、节律性上腹部疼痛是本病的主要症状。胃溃疡的疼痛部位多位于剑突下正中或偏左，十二指肠溃疡常在上腹偏右。疼痛的性质可为钝痛、烧灼痛、胀痛或剧痛。GU 患者约 2/3 的疼痛呈节律性：餐后 0.5~1 h 开始出现上腹痛，持续 1~2 h 后逐渐缓解，下次进餐后疼痛复发，典型节律时进食—疼痛—缓解。DU 一般餐后 2~3 h 开始出现疼痛，可持续至下次进餐后才缓解，进餐后 2~4 h 疼痛复发，出现在半夜称之为"午夜痛"，其典型的疼痛节律是疼痛—进食—缓解。

（2）胃肠道症状　反酸、嗳气、恶心、呕吐等消化不良症状。

（3）全身症状　失眠、多汗、消瘦、贫血等自主神经功能失调表现。

2. 体征　发作时可有上腹部固定而局限的轻压痛，缓解期则无明显体征。

3. 并发症

（1）出血　是消化性溃疡最常见的并发症，大约 50% 的上消化道大出血是由消化道溃疡所致。出血引起的临床表现取决于出血的速度和量。一般出血在 50～100 mL 即可出现黑便,超过 1 000 mL 可引起循环障碍,应积极抢救。

(2)穿孔 溃疡病灶向深部发展穿透浆膜层则并发穿孔。当溃疡患者腹部疼痛变为持续性,进食或应用抑制胃酸药物后疼痛仍长时间不能缓解,并向背部或两侧上腹部放射时,常提示可能出现穿孔。DU 的游离穿孔多发生在前壁,GU 的游离穿孔多发生于小弯。穿孔后胃肠内容物渗入腹膜腔而引起急性弥漫性腹膜炎。

(3)幽门梗阻 主要由 DU 或幽门管溃疡引起。急性梗阻多因炎症水肿和幽门部痉挛所致,梗阻为暂时性;慢性梗阻主要由于溃疡愈合后瘢痕收缩而呈持久性。

(4)癌变 少数 GU 可发生癌变,DU 则极少见。对长期 GU 病史,年龄 45 岁以上,经严格内科治疗 4～6 周症状无好转,粪便隐血试验持续阳性者,应怀疑癌变,需进一步检查和定期随访。

【实验室及其他辅助检查】

1.胃镜和胃黏膜活组织检查 是确诊消化性溃疡的首选检查方法。胃镜检查可直接观察溃疡病变部位、大小、性质,并可在直视下取活组织做病理检查和幽门螺杆菌检测。

2.X 射线钡餐检查 适用于对胃镜检查有禁忌或不愿接受胃镜检查者。溃疡的 X 射线直接征象是龛影,是诊断溃疡的重要依据。

3.幽门螺杆菌检测 是消化性溃疡的常规检测项目,检查结果决定治疗方法。幽门螺杆菌检测可分两类。

(1)侵入性检测 是通过胃镜取黏膜活组织进行快速尿素酶试验、组织学检查和幽门螺杆菌培养。

(2)非侵入性检测 包括^{13}C 或^{14}C 呼气试验、粪便幽门螺杆菌抗原检测等,其中^{13}C 或^{14}C 呼气试验检测是首选方法。

4.胃液分析 胃溃疡患者胃酸分泌正常或稍低于正常,十二指肠溃疡的患者则有胃酸分泌过高的情况。

5.粪便隐血试验 隐血试验阳性提示溃疡有活动,如 GU 患者持续阳性,应怀疑有癌变的可能。

【诊断要点】

慢性病程、周期性发作的节律性上腹痛,且上腹痛可为进食或抗酸药所缓解的临床表现,可做出初步诊断。但确诊有赖胃镜检查。X 射线钡餐检查发现龛影也有确诊价值。

【治疗要点】

治疗的目的在于消除病因、缓解症状、愈合溃疡、防止复发和防治并发症。

1.药物治疗

(1)抗酸药 常用碱性抗酸药有氢氧化铝、铝碳酸镁及其复方制剂等,可降低胃内酸度,对缓解溃疡疼痛症状有较好效果。

(2)抑制胃酸分泌药 常用的有 H_2 受体拮抗剂(H_2RA)和质子泵抑制剂(PPI)两大类。

(3)保护胃、十二指肠黏膜药 胃黏膜保护剂有 3 种,即硫糖铝、枸橼酸铋钾、前列腺素类药物。

(4)根除幽门螺杆菌治疗药 凡有幽门螺杆菌感染的消化性溃疡,无论初发或复发、活动或静止、有无并发症,均应予以根除幽门螺杆菌治疗。目前推荐以 PPI 或胶体秘剂为基础加上两种抗生素的三联治疗方案。如奥美拉唑(40 mg/d)或枸橼酸铋钾(480 mg/d)加上克拉霉素(500 ~ 1 000 mg/d)和阿莫西林(2 000 mg/d)或甲硝唑(800 mg/d)。上述剂量每天分 2 次服,疗程 7 ~ 14 d。

2.手术治疗 对于大量出血经内科治疗无效、急性穿孔、瘢痕性幽门梗阻、胃溃疡疑有癌变及正规治疗无效的顽固性溃疡可选择手术治疗。

【护理评估】

1.病史 询问患者的病史及诊治经过。
2.身体评估 详见体格检查。
3.实验室及其他辅助检查 详见辅助检查。

【护理诊断/问题】

1.疼痛:腹痛 与胃酸刺激溃疡面,引起化学性炎症反应有关。
2.营养失调:低于机体需要量 与疼痛致摄入量减少及消化吸收障碍有关。
3.潜在并发症 上消化道大量出血、幽门梗阻、癌变。

【护理措施】

1.去除病因及诱因 向患者解释引起疼痛的原因及机制,指导其减少或去除加重和诱发疼痛的因素:①遵医嘱停用 NSAID 等削弱黏膜防御功能的药物;②规律生活:戒烟限酒、避免暴饮暴食和进食刺激性饮食;③稳定情绪。

2.指导缓解疼痛 比如指导合理进食、服用制酸剂、局部热敷或针灸止痛。

3.休息与活动 病情较重或伴有出血的患者卧床休息几天至 1 ~ 2 周,病情较轻者可以适当活动,避免过度劳累。

4.用药护理 根据医嘱给予药物治疗,并注意观察药效及不良反应。

(1)抗酸药 应在饭后 1 h 和睡前服用。服用片剂时应嚼服,乳剂给药前应充分摇匀。抗酸药应避免与奶制品、酸性的食物及饮料同服。

(2)H_2 受体拮抗剂 药物应在餐中或餐后即刻服用,也可把 1 d 的剂量在睡前服用,若需同时服用抗酸药,两药应间隔 1 h 以上。若静脉给药应注意控制速度,速度过快可引起低血压和心律失常。

(3)质子泵抑制剂 奥美拉唑有肝损害,男性乳房女性化等不良反应,还可引起头晕,应嘱患者用药期间避免开车或做其他必须高度集中注意力的工作。兰索拉唑主要有头痛、恶心、乏力、皮疹等不良反应,较为严重时应及时停药。泮托拉唑的不良反应较少,偶可引起头痛和腹泻。

(4)胃黏膜保护剂　此类药物均宜在餐前 30 min 和睡前服用。硫糖铝可有便秘、口干、皮疹、眩晕.嗜睡等不良反应。药片应嚼碎后服下;胶体铋服药前后 1 h 内不宜进食,不与制酸剂同服。

【健康指导】

1.病因指导　帮助患者及家属了解引起、加重和诱发消化性溃疡的主要因素,以及规律饮食对疾病痊愈的重要作用。

2.生活指导　指导患者合理安排休息时间,保证充足的睡眠,生活要有规律,避免精神过度紧张,劳逸结合,保持乐观情绪。

3.用药指导　嘱患者慎用或勿用致溃疡药物,如阿司匹林、咖啡因、泼尼松、利血平等,并遵医嘱服药,指导患者正确服药的方法,学会观察药物疗效及不良反应,及时复诊,以减少复发,尤其在季节转换时更应注意。

4.病情指导　如上腹疼痛程度加重节律发生变化,或出现呕血、黑便时应立即就医。

 临床案例分析

患者,男,38 岁,近半月因旅途劳累后出现右上腹痛,程度中等能忍受,餐后 3～4 h 为甚,有时夜间睡眠中痛醒。2 d 前饮酒后,疼痛加重,伴反酸、嗳气,来消化科就诊,胃镜示"十二指肠球部溃疡",为进一步治疗收入院。患者平素生活不规律,工作原因常熬夜;饮食无特殊喜好,喜喝咖啡、浓茶;不吸烟,常饮酒。因夜间常有疼痛,影响睡眠,精神较差,表情紧张。查体:腹部平软,剑突下有轻压痛,肝脾肋下未触及。

请问:①目前该患者的临床诊断是什么? ②该疾病临床表现以什么最为突出? 目前最主要的护理问题是什么? ③针对患者如何进行健康教育?

第三节　原发性肝癌

原发性肝癌是指源于肝细胞或肝内胆管细胞发生的癌,简称肝癌,是我国常见恶性肿瘤之一,在恶性肿瘤死亡顺位中占第 2 位。肝癌的发病率在世界各地差异较大,欧美国家发病率较低,我国属于高发地区。本病可发生于任何年龄,以 40～49 岁年龄组最高。近有来,随着肝癌预防知识的普及,诊断和治疗方法的进展,肝癌患者得到早期诊断、早期治疗者增多,生存率明显提高。

【病因】

尚未完全肯定,可能与多种因素的综合作用有关。

1.病毒性肝炎　研究较多的是慢性乙型肝炎,临床资料显示,肝癌患者中有乙型肝炎感染背景者占90%以上,显著高于正常人群,提示乙型肝炎病毒与肝癌发病有关。近年研究发现肝癌患者中 5% ~ 8% 的人群抗 HCV 阳性,提示丙型肝炎病毒亦与肝癌的发病密切相关。

2. 肝硬化　原发性肝癌合并肝硬化者占 50% ~ 90%,多数为乙型或丙型毒性肝炎发展成大结节性肝硬化。肝细胞恶变可能是在肝细胞再生过程中发生的。

3. 黄曲霉毒素　黄曲霉毒素的代谢产物黄曲霉毒素 B(AFB)有强烈的致癌作用。

【临床表现】

起病隐匿,早期缺乏典型症状。以不适症状就诊的肝癌患者,病程大多已进入中晚期,其主要表现如下。

1. 症状

(1)肝区疼痛　最常见,半数以上患者有肝区疼痛,多呈持续性钝痛或胀痛,与肿瘤生长迅速、肝包膜被牵拉有关。若肿瘤生长缓慢,则无或仅有轻微钝痛;若侵犯膈肌,疼痛可放射至右肩;若肝表面的癌结节破裂时,可表现为突发生的剧烈肝区疼痛或腹痛。

(2)消化道症状　常有食欲减退、消化不良、恶心、呕吐。

(3)全身症状　有乏力、进行性消瘦、发热、营养不良,晚期患者可呈恶病质等。

(4)转移灶症状　胸膜转移可引起胸痛和血性胸水;肺转移可引起咳嗽和咯血;转移至骨骼和脊柱,可引起局部压痛或在经受压症状;颅内转移可有相应的定位症状和体征。

2. 体征

(1)肝大　本病重要体征。肝脏进行性肿大,质地坚硬,表面及边缘不规则,常呈结节状,有不同程度的压痛。位于膈面的癌肿,膈抬高而肝下缘难以触及;肝癌突出于右肋弓下或剑突下,上腹可呈现局部隆起或饱满,此时最易触到。

(2)黄疸　一般在晚期出现,多为癌肿侵犯或压迫胆管或肝门转移性淋巴结肿大压迫胆管引起阻塞性黄疸,少数由于癌组织在肝内广泛浸润引起肝细胞性黄疸。

(3)肝硬化　征象肝癌伴肝硬化门静脉高压者可有脾大、静脉侧支循环形成及腹水等表现。腹水一般为漏出液,也可出现血性腹水。

3. 并发症

(1)肝性脑病　最严重并发症。

(2)上消化道出血　约占肝癌死亡原因的 15% 。与门静脉高压、胃肠道黏膜糜烂、凝血动能障碍等因素有关。

(3)肝癌结节破裂出血　约10%的肝癌患者发生癌结节破裂出血。轻者可形成压痛性血肿,重者可致出血性休克或死亡。

(4)继发感染　与患者长期能量消耗、抵抗力减弱、治疗手段等因素有关。容易并发肺炎、败血症、肠道感染、压疮等。

4. 分型　分块状型、结节型、弥漫型和小癌型。以块状型最多见。

5. 转移途径　肝癌可经血行转移、淋巴转移、种植转移造成癌细胞扩散。肝内血行转移发生最早、最常见,转移以肺最常见,尚可引起胸、肾上腺、肾及骨等部位转移灶。

【实验室及其他辅助检查】

1.肿瘤标志物检测

(1)甲胎蛋白(AFP) AFP检查诊断肝癌最具特征性,现已广泛用于肝癌的普查、诊断、判断治疗效果和预测复发。在排除妊娠、肝炎和生殖腺胚胎瘤的基础上,AFP检查可诊断肝细胞癌。

(2)血清酶检测 Y-谷氨酰转肽酶(Y-GT)和碱性磷酸酶(ALP)具有诊断意义。

(3)其他标志物异常 凝血酶原(APT)、a-L-岩藻糖苷酶(AFU)等有助于AFP阴性肝癌的诊断和鉴别诊断,联合多种标志物可提高诊断率。

2.影像学检查

(1)超声显像 B超检查是目前肝癌筛查的首选检查方法。AFP结合B超检查是早期诊断肝癌的主要方法。

(2)CT检查 CT是肝癌诊断的重要手段,为临床疑诊肝癌者和确诊为肝癌拟行手术治疗者的常规检查,对直径1 cm以下的肿瘤检出率可达80%以上。

(3)磁共振成像(MRI)检查 能清楚显示肝细胞癌内部结构特征,应用于临床怀疑肝癌而CT未能发现病灶,或病灶性质不能确定时。

(4)X射线肝血管造影 选择性肝动脉造影是肝癌诊断的重要补充手段,通常用于临床怀疑肝癌存在,而普通的影像学检查不能发现肝癌病灶的情况下。

(5)放射性核素肝显像 能显示直径在3~5 cm以上的肿瘤,有助于肝癌与肝囊肿、脓肿、血管瘤等良性占位性疾病相鉴别。

3.肝组织穿刺活检 在B超或CT引导下穿刺肝组织检查,有助于肝癌的确诊和组织分型。

【诊断要点】

凡有肝病史的中年人,特别是男性患者,如有不明原因的肝区疼痛、消瘦、进行性肝大,应做AFP测定和选做上述其他检查。根据2001年中国抗癌协会肝癌专业委员会修订的肝癌临床诊断标准包括:①AFP>400 μg/L,能排除活动性肝病、妊娠、生殖系胚胎源性肿瘤及转移性肝癌等,并能触及肿大、坚硬及有结节状肿块的肝脏,或影像学检查有肝癌特征的占位性病变。②AFP≤400 μg/L,能排除活动性肝病、妊娠、生殖系胚胎源性肿瘤及转移性肝癌等,并有两种影像学检查具有肝癌特征的占位性病变。③有肝癌的临床表现,并有肯定的远处转移灶,如肉眼可见的血性腹水或在其中发现癌细胞,并能排除继发性肝癌者。

【治疗要点】

早期发现和早期治疗是改善肝癌预后的最主要措施。

1.手术治疗 对诊断明确并有手术指征都选术切除,由于手术切除仍有很高的复发率,术后宜加强综合治疗与随访。

2.肝动脉化疗 栓塞治疗(TACE)是经皮穿刺股动脉,在X射线透视将导管插至固有动脉或其分支注射抗肿瘤药物和栓塞剂。是肝癌非手术疗法中的首选方案。

3.放射治疗　适用于肝门区肝癌的治疗,尤其病灶较为局限、肝功能较好的早期病例。

4.化学疗法　肝癌化疗以 CDDP 方案为首选。

5.生物和免疫治疗　目前单克隆抗体(MAbs)和酪氨激酶抑制剂(TKI)类的各种靶向治疗药物等已相继应用于临床。

6.中医治疗　配合手术、化疗和放疗使用,可促进患者恢复、减轻治疗的不良反应。

【护理评估】

1.病史　询问患病及治疗经过。

2.身体评估　详见临床表现。

3.实验室及其他辅助检查　详见辅助检查。

【护理诊断/问题】

1.疼痛　肝区痛　与肿瘤生长迅速、肝包膜被牵拉或肝动脉栓塞术后产生栓塞后综合征有关。

2.悲伤　与疾病预后不佳有关。

3.营养失调　与恶性肿瘤对机体的慢性消耗、化疗所致胃肠道反应有关。

4.潜在并发症上消化道出血、肝性脑病、癌结节破裂出血。

【护理措施】

1.物理方法　减轻疼痛感。

2.病情观察　注意观察患者疼痛的部位、性质、程度、持续时间及伴随症状,及时发现和处理异常。

3.药物镇痛　遵医嘱采取镇静、止痛药物,并配以辅助用药,注意观察药物的疗效和不良反应。

4.肝动脉栓塞化疗患者的护理　肝动脉栓塞化疗是一种创伤性的非手术治疗,应做好术前和术后护理及术中配合,以减少患者疼痛及并发症的发生。

【健康指导】

1.疾病预防指导　注意饮水卫生及食物卫生;应用病毒性肝炎疫苗,预防肝炎。对肝癌高发区定期选行普查,以预防肝癌发生和早期诊治肝癌。

2.生活方式指导　指导患者应保持乐观情绪,建立积极的生活方式,有条件者可参加社会性抗癌组织活动,以提高机体抗肿瘤的应对能力。

3.饮食指导指导　患者全面摄取营养、合理进食,增强机体抵抗力,戒烟限酒,减轻对肝的损害。有肝性脑病倾向者,应减少蛋白质摄入。

4.用药指导　按医嘱服药,忌服有损于肝脏的药物,定期随访。

临床案例分析

　　患者,男,40岁,右上腹不适半年,加重1个月入院。半年前自觉右上腹不适,时有隐痛、乏力、食欲不振,未引起重视。近1个月来腹痛、乏力症状加重,B超示肝脏占位性病变,为进一步诊治收入院。查体:腹软,右上腹轻压痛,无肌紧张,肝肋下3 cm,边缘钝,有压痛,脾肋下未触及,余体征均正常。

　　请问:①目前该患者最可能的临床诊断是什么? ②目前检查该疾病的最佳检查手段是什么? ③作为责任护士,目前最主要的护理问题是什么? 针对患者如何进行健康教育?

第四节　肝硬化

　　肝硬化是一种由不同病因引起的慢性进行性弥漫性肝病。是各种慢性肝病发展的晚期阶段。临床上以肝功能损害和门静脉高压为其主要症状,晚期常出现消化道出血、感染、肝性脑病等严重并发症。肝硬化是常见疾病,男性多见。

【病因及发病机制】

　　引起肝硬化的病因很多,在我国以病毒性肝炎为主,国外以慢性酒精中毒多见。

　　1.病毒性肝炎　在我国最常见,占60%~90%,主要为乙型、丙型和丁型肝炎病毒感染,经过慢性肝炎阶段发展为肝硬化,称为肝炎后肝硬化。甲型和戊型病毒性肝炎不发展为肝硬化。

　　2.慢性酒精中毒　长期大量饮酒(每日摄入酒精80 g达10年以上),乙醇及其中间代谢产物(乙醛)的毒性作用,是引起酒精性肝炎、肝硬化的主要因素。

　　3.药物或化学毒物　长期服用四氯化碳、磷、砷等化学毒物,可引起中毒性肝炎,最终演变为肝硬化。

　　4.胆汁淤积　持续存在肝外胆管阻塞或肝内胆汁淤积时,高浓度的胆酸和胆红素的毒性作用可损伤肝细胞,导致胆汁性肝硬化。

　　5.循环障碍　慢性充血性心力衰竭、缩窄性心包炎等致肝脏长期淤血,肝细胞缺氧、坏死和纤维组织增生,最后发展为肝硬化。

【临床表现】

　　起病隐匿,病程发展缓慢,可隐伏3~5年或更长时间。临床上根据是否出现腹水、上消化道出血或肝性脑病等并发症,分为代偿期和失代偿期肝硬化,现分述如下。

(一)症状

　　1.代偿期　早期无症状或症状轻,以乏力、食欲减退、低热为主要表现,可伴有腹胀、恶心、厌油腻、上腹隐痛及腹泻等。肝轻度增大,质偏硬,无或轻度压痛。肝功能多在正常范围或轻度异常。

2.失代偿期

(1)肝功能减退表现

1)全身表现:一般状况较差,早期表现为疲倦乏力,随后消瘦、精神不振,面色黯淡无光(肝病面容)。

2)消化系统症状:食欲减退为最常见症状,有时伴恶心、呕吐、腹泻、腹胀。

3)出血倾向和贫血:由于肝合成凝血因子减少、脾功能亢进和毛细血管脆性增加,导致凝血功能障碍,常出现皮肤紫癜,牙龈、鼻腔、胃肠等处出血。同时患者可有不同程度的贫血。

4)内分泌失调:雌激素增多、雄激素和糖皮质激素减少,男性患者常有性功能减退、不育、男性乳房发育、毛发脱落等;女性患者可有月经失调、闭经、不孕等。部分患者出现蜘蛛痣,主要分布在面颈部、上胸、肩背和上肢等上腔静脉引流区域;手掌大小鱼际和指端腹侧部位皮肤发红称为肝掌。肾上腺皮质功能减退,表现为面部和其他暴露部位皮肤色素沉着。

(2)门静脉高压　表现肝硬化时,门静脉血流量增多且门静脉阻力升高,导致门静脉压力增高。门静脉高压的结果包括:

1)脾大:门静脉高压致脾静脉压力增高,脾淤血而肿胀,出现脾功能亢进时,脾对血细胞破坏增加,使外周血中白细胞、红细胞和血小板减少,表现为出血、贫血、感染。

2)侧支循环的建立和开放:当门静脉压力高时,来自消化器官和脾脏的回心血液流经肝脏受阻,导致门静脉与腔静脉之间建立起许多侧支循环。常见的有食管下段和胃底静脉曲张、腹壁静脉曲张、痔静脉曲张;

3)腹水肝硬化:肝功能失代偿期最为显著的临床表现。腹水形成的主要因素有门静脉压力增高、血浆胶体渗透压降低、肝淋巴液生成过多、有效循环血容量不足。

(二)体征

1.早期　肝脏增大,表面尚平滑,质中等硬。

2.晚期　肝脏缩小,表面可呈结节状,质地坚硬;一般无压痛。

(三)并发症

1.上消化道出血　最常见的并发症,常突然发生大量的呕血和黑便,甚至引起出血性休克或诱发肝性脑病,急性出血死亡率平均为32%。

2.肝性脑病　最严重的并发症,也是肝硬化患者最常见死亡原因。主要表现为在肝病基础上发生神志改变,性格行为失常、意识障碍、昏迷等。

3.感染　由于患者抵抗力低下、门腔静脉侧支循环开放等因素,增加了病原体的入侵繁殖机会,易并发感染。

4.原发性肝癌　肝硬化患者短期内出现病情迅速恶化、肝脏进行性增大、原因不明的持续性肝区疼痛或发热、腹水增多且为血性等,应考虑并发原发性肝癌,需做进一步检查。

5.肝肾综合征(HRS)　指发生在严重肝病基础上的肾衰竭,但肾脏本身并无器质性损伤,又称功能性肾衰竭。

6.其他 电解质和酸碱平衡紊乱、门静脉血栓形成。

【实验室及其他辅助检查】

(一)化验检查

1.血常规 代偿期多正常,失代偿期常有不同程度的贫血。脾功能亢进时白细胞和血小板计数亦减少。

2.尿常规 尿常规检查代偿期正常,失代偿期可有蛋白尿、血尿和管型尿。有黄疸时尿中可出能胆红素尿胆原增加。

3.便常规 伴消化道出血时可见黑便或隐血试验阳性。

4.肝功能检查 代偿期正常或轻度异常,失代偿期多有异常。可见转氨酶增高,以ALT(GPT)增高较显著;肝细胞严重受损时,AST(GOT)增高比 ALT(GPT)增高更为明显;清蛋白降低,球蛋白增高,清蛋白/球蛋白比值降低或倒置;胆红素增高;凝血酶原时间延长。

5.免疫功能检查 血清 IgG 显著增高,IgA、IgM 也可升高;T 淋巴细胞数常低于正常;部分患者可出现非特异性自身抗体;病毒性肝炎血清标记可呈阳性反应;甲胎蛋白明显升高提示合并肝癌。

6.腹水检查 一般为漏出液,并发自发性细菌性腹膜炎、结核性腹膜炎或癌变时,腹水可呈渗出液。腹水呈血性时,考虑癌变,需做细胞学检查。

(二)影像学检查

1.X 射线钡餐检查 若显示食管黏膜呈虫蚀样或蚯蚓状充盈缺损,提示食管下段静脉曲张;若显示呈菊花样充盈缺损,提示胃底静脉曲张。

2.超声显像 肝早期增大,晚期萎缩,肝实质回声增强、不规则、反射不均。

3.CT 和 MRI 检查 可显示肝、脾、肝内门静脉、肝静脉、侧支血管形态改变、腹水。

(三)内镜检查

1.上消化道内镜检查 可观察食管、胃底静脉有无曲张及其曲张的程度和范围。

2.腹腔镜检查 可直接观察肝脾情况,并可在直视下进行活检。

(四)肝活组织检查

具有确诊价值。有助于明确肝硬化的病因、程度、类型等。

【诊断要点】

肝硬化代偿期的诊断主要根据病毒性肝炎、长期酗酒等病史,肝功能减退与门静脉高压症的临床表现,以及肝功能试验异常等。肝穿刺活组织检查有利于早期确诊。

【治疗要点】

目前尚无特效治疗。

1.代偿期 关键在于早期诊断,针对病因给予相应处理,进行肝保护和支持治疗,阻止肝硬化的进一步发展。

2.失代偿期 主要是对症治疗、改善肝功能和积极防治并发症,有手术适应证者慎重选择时机进行手术治疗。

(1)腹水治疗

1)限制钠和水的摄入:水的摄入一般无须过于严格,如血钠<125 mmol/L 时,需限制水的摄入。

2)利尿剂:是目前临床应用最广泛的治疗腹水的方法。

3)导泻利尿剂:治疗无效可以用导泻剂,如甘露醇200 mg,每天1~2次,通过肠道排出水分。

4)腹腔穿刺:为减轻症状可行穿刺放腹水,但会丢失蛋白,且短期内腹水又会复原,若同时给白蛋白静脉滴注,可提高疗效。

5)提高血浆胶体渗透压:定期输注血浆、新鲜血白蛋白。

6)腹水浓缩回输:将放出的腹水经超滤浓缩处理后,回输至患者静脉内,从而减轻水钠潴留提高血浆清蛋白浓度,增加有效血容量,适合于顽固性腹水治疗。

(2)门静脉高压症的手术治疗 主要用于门静脉高压引起的大出血经各种内科治疗无效时,目的是降低门脉系统压力和消除脾功能亢进,从而减轻出血的严重程度。包括各种分流、断流术和脾切除术等。

(3)并发症的治疗

1)自发性细菌性腹膜炎:选择敏感抗生素抗疗炎症发作,首选第3代头孢菌素,可联合应用舒他西林或喹诺酮类药物。

2)肝肾综合征:积极预防或消除肝肾综合征的诱发因素,如感染、上消化道出血等,同时输注白蛋白以扩充有效血容量,必要时配合外科手术治疗。

(4)肝移植 是各种原因引起的晚期肝硬化的最佳治疗方法。

【护理评估】

1.病史 询问患病及治疗经过。

2.身体评估 详见体格检查。

3.实验室及其他辅助检查 详见辅助检查。

【护理诊断/问题】

1.营养失调:低于机体需要量 与肝功能减退、门静脉高压引起食欲减退、消化和吸收障碍有关。

2.体液过多 与肝功能减退、门静脉高压引起水钠潴留有关。

3.潜在并发症 上消化道失血、肝性脑病。

4. 有感染的危险   与机体抵抗力低下、门腔静脉侧支循环开放等因素有关。

【护理措施】

1. 休息与活动   代偿期患者适当减少活动,但仍可参加轻体力工作,失代偿期患者则应以卧床休息为主。

2. 饮食护理   既保证饮食营养又遵守必要的饮食限制是改善肝功能、延缓病情进展的基本措施。

3. 用药护理   遵医嘱给予治疗,并严密观察药物的不良反应。如腹水时使用利尿剂时应特别注意维持水、电解质和酸碱平衡。利尿速度不宜过快,每天体重减轻一般不超过 0.5 kg。对剧烈呕吐、进食减少的患者,可予静脉补液,如高渗葡萄糖液、复方氨基酸、白蛋白或新鲜血。

4. 病情观察   观察腹水和水肿的消长情况。准确记录出入量,测量腹围、体重,并教会患者正确的测量和记录方法。

5. 腹腔穿刺放腹水的护理   术前说明注意事项,测量体重、腹围、生命体征,排空膀胱以免误伤;术中及术后监测生命体征,观察有无不适反应;术毕用无菌敷料覆盖穿刺部位,如有溢液可用明胶海绵处置;术毕缚紧腹带,以免腹内压骤然下降;记录抽出腹水的量、性质和颜色等。

【健康指导】

1. 疾病知识指导   肝硬化为慢性过程,护士应帮助患者和家属掌握本病的有关知识和自我护理方法,并发症的预防及早期发现。

2. 生活指导   遵循饮食治疗原则和计划,做好活动与休息指导。

3. 用药指导   护士应向患者详细介绍所用药物的名称、剂量、给药时间和方法,教会其观察药物疗效和不良反应。

4. 照顾者指导   指导家属理解和关心患者,给予精神支持和生活照顾。细心观察、及早识别病情变化,如有异常应及时就诊。

 临床案例分析

患者,男,56 岁,患有"肝硬化"2 年,时有乏力、食欲不振,经保肝、利尿对症治疗,病情能控制,但时有反复。近 2 周因外出旅游后感腹胀、乏力症状加重,尿少伴双下肢浮肿,为进一步治疗收住入院。查体:腹部膨隆,可见腹壁静脉曲张,移动性浊音阳性;肝肋下未及,脾肋下 4 cm;双下肢凹陷性水肿(+)。血常规:Hb 90 g/L,红细胞 2.9×10^{12}/L,白细胞 2.8×10^9/L,血小板 55×10^9/L。

请问:①目前患者最可能的临床诊断是什么?②该疾病的主要致病因素有哪些?腹水的护理要点有哪些?③作为责任护士,如何进行有效健康指导?

(袁晓华)

第五节　急性阑尾炎

急性阑尾炎是腹部外科最常见的急腹症之一,多发生于青壮年,男性发病率高于女性。由于手术方法的改进、抗生素的早期应用及护理技术的进步,绝大多数患者能够得到良好治疗效果。但是,急性阑尾炎发病初期表现不典型,易被忽视,病情变化多端,如不能及时诊断和治疗,可引起严重并发症,甚至造成死亡。

【病因】

1.阑尾管腔阻塞　是急性阑尾炎最常见的病因。引起阻塞的最常见原因是淋巴滤泡的明显增生,约占60%,多见于年轻人。其次是粪石阻塞,约占35%。较少见的是由异物、炎性狭窄、食物残渣、蛔虫、肿瘤等引起。

2.细菌入侵　由于阑尾管腔阻塞,细菌繁殖,分泌内毒素和外毒素,黏膜上皮受损并形成溃疡,细菌穿透溃疡进入肌层。阑尾壁间质压力升高,动脉血流受阻,导致阑尾缺血,最终造成梗死和坏疽。致病菌多为肠道内的革兰氏阴性杆菌和厌氧菌。

几种特殊类
型阑尾炎

【临床表现】

(一)症状

1.腹痛　多起于上腹部或脐周,为持续性钝痛,可有阵发性加剧;数小时(6～8 h)后,腹痛转移并固定在右下腹,70%～80%急性阑尾炎具有这种典型的转移性腹痛的特点。

2.胃肠道症状　发病早期可有厌食,恶心、呕吐,但程度较轻。有的患者可发生腹泻。病情发展致弥漫性腹膜炎时可引起麻痹性肠梗阻。

3.全身症状　病变早期患者常乏力,炎症重时出现中毒症状,表现为心率加快,发热,达38 ℃左右。阑尾穿孔时体温可高达39 ℃。若发生门静脉炎可出现寒战、高热和轻度黄疸。

(二)体征

1.右下腹固定压痛　是急性阑尾炎最常见的重要体征。压痛点常位于脐与右髂前上棘连线中外1/3交界处,即麦氏(McBurney)点,也可随阑尾位置的变异而有改变,但压痛点始终在一个固定位置上。

2.腹膜刺激征　包括压痛、反跳痛、腹肌紧张,是壁腹膜受炎症刺激出现的防御性反应,提示阑尾炎症加重,出现渗出、化脓、坏疽或穿孔等病理改变。

3.右下腹包块　如体检发现右下腹饱满,扪及一压痛性包块,边界不清,固定,应考虑有阑尾周围脓肿。

【辅助检查】

1.实验室检查　大多数急性患者血常规检查有白细胞计数增高。白细胞计数可高达$(10\sim20)\times10^9/L$,可发生核左移现象。

2.影像学检查　腹部 X 射线平片可见盲肠扩张和液气平面。B 超有时可发现肿大的阑尾周围脓肿。CT 扫描可获得与 B 超相似的效果,可靠性更高,尤其有助于阑尾周围脓肿的诊断。

【诊断要点】

根据以下 3 点即可对典型的急性阑尾炎进行诊断:①转移性右下腹痛;②固定的右下腹压痛点(区);③实验室检查中白细胞数和中性粒细胞比例增高。

【治疗要点】

急性阑尾炎
的辅助诊
断依据

1.手术治疗　绝大多数急性阑尾炎一经确诊,应早期施行阑尾切除术。如阑尾穿孔已被包裹,阑尾周围脓肿形成,病情较稳定者,应用抗生素治疗或联合中药治疗,促进脓肿吸收消退,也可在超声引导下穿刺抽脓或置管引流。如脓肿扩大,无局限趋势,定位后行手术切开引流。

2.非手术治疗　部分急性单纯性阑尾炎,可经非手术治疗而获痊愈。措施包括禁食、补液、大剂量抗生素治疗,中药以清热、解毒、化瘀为主。若病情有发展趋势,应改为手术治疗。

【护理评估】

1.健康史　询问病史及诊治经过。

2.身体状况　详见体格检查。

3.辅助检查　详见辅助检查。

【护理诊断/问题】

1.疼痛　与阑尾炎症刺激、手术创伤等有关。

2.体温过高　与感染有关。

3.潜在并发症　术后出血、切口感染、粘连性肠梗阻、腹腔脓肿等。

【护理措施】

(一)术前护理

1.病情观察　加强巡视、观察患者精神状态,定时测量生命体征及腹部症状的变化。患者体温一般低于 38 ℃,高热则提小阑尾穿孔;若患者腹痛加剧,出现腹膜刺激征,应及时通知医师。

2.对症处理　疾病观察期间,患者禁食;按医嘱静脉输液、保持水电解质平衡,应用抗生素控制感染。为减轻疼痛，患者可取半卧位，使腹肌松弛，减轻腹部张力，缓解疼痛。禁服泻药及灌肠，以免肠蠕动加快，增高肠内压力，导致阑尾穿孔或炎症扩散。诊断未明确之前禁用镇静止痛剂如吗啡等，以免掩盖病情。

3. 术前准备　做好血、尿、便常规，出、凝血时间及肝、肾、心、肺功能等检查，清洁皮肤，遵医嘱行手术区备皮。做好药物过敏试验并记录。嘱患者术前禁食 12 h，禁水 4 h。按手术要求准备麻醉床、氧气及监护仪等用物。

4. 心理护理　向患者和家属介绍有关急性阑尾炎的知识，讲解手术的必要性和重要性，提高他们的认识，消除不必要的紧张和担忧，使之积极配合治疗和护理。

(二)术后护理

1. 一般护理

(1)体位与活动　患者回病房后，应根据不同麻醉，选择适当卧位休息。6 h 后，血压、脉搏平稳者，改为半卧位，利于呼吸和引流。鼓励患者术后在床上翻身、活动肢体，术后 24 h 可起床活动，促进肠蠕动恢复，防止肠粘连，同时可增进血液循环，加速伤口愈合。老年患者术后注意保暖，经常拍背帮助咳嗽，预防坠积性肺炎。

(2)饮食护理　患者手术当天禁食，经静脉补液。待肠蠕动恢复后，逐步恢复经口进食。正常情况下，若进食后无不适，第 3~4 天可进易消化的普食。少数病情重的坏疽、穿孔性阑尾炎，术后饮食恢复较缓慢。

(3)病情观察　密切监测生命体征及病情变化，遵医嘱定时测量体温、脉搏、血压及呼吸，并准确记录；加强巡视，倾听患者的主诉，观察患者腹部体征的变化，尤其注意观察有无粘连性肠梗阻、腹腔感染或脓肿等术后并发症的表现，及时发现异常，通知医生并积极配合治疗。

2. 切口和引流管的护理　保持切口敷料清洁、干燥，及时更换渗血、渗液污染的敷料；观察切口愈合情况，及时发现出血及切口感染的征象。当引流液量逐渐减少、颜色逐渐变淡至浆液性，患者体温及血常规正常，可考虑拔管。

3. 用药护理　遵医嘱术后应用有效抗生素，控制感染，防止并发症发生。

4. 并发症的预防和护理

(1)切口感染　是阑尾术后最常见的并发症。

(2)粘连性肠梗阻　较常见的并发症。病情重者须手术治疗。术后患者早期离休活动可适当预防此并发症。

5. 心理护理　术后给予患者和家属心理上的支持，解释术后恢复过程，术后疼痛、各种治疗的意义，以及积极配合治疗和护理对康复的意义。

【健康指导】

1. 知识宣教　对于非手术治疗的患者，应向其解释禁食的目的和重要性，教会患者自我观察腹部症状和体征变化的方法。

2. 饮食与活动指导　对于手术治疗的患者，指导患者术后饮食的种类及量，鼓励患者循序渐进，避免暴饮暴食；向患者介绍术后早期离床活动的意义，鼓励患者尽早下床活动,促进肠蠕动恢复,防止术后肠粘连。

3.出院指导 若出现腹痛、腹胀等不适,应及时就诊。

临床案例分析

王某,女,17岁,外出旅游时,于4h前出现脐周疼痛,现疼痛转移至右下腹,伴发热、恶心,呕吐1次。查体:T 38.7 ℃,右下腹麦氏点压痛明显,肌紧张,有明显压痛及反跳痛。初步诊断为急性阑尾炎,准备行手术治疗。

请问:①术前应对该患者采取哪些护理措施?②术后应注意观察哪些并发症?

第六节 急性胆囊炎

胆道感染是指胆囊壁和(或)胆管壁受到细菌的侵袭而发生的炎症反应。按发病部位分为胆囊炎和胆管炎。胆道感染和胆石症互为因果关系,胆石症可引起胆道梗阻,导致胆汁淤滞,细菌繁殖,而致胆道感染。胆道感染反复发作又是胆石形成的重要致病因素和促发因素。

【病因及分类】

1.急性胆囊炎 是胆囊管梗阻和细菌感染引起的急性胆囊炎症。95%以上患者有胆囊结石,称结石性胆囊炎;约5%的患者无胆囊结石,称非结石性胆囊炎。

2.慢性胆囊炎 是胆囊持续的、反复发作的炎症过程。超过90%的患者有胆囊结石。

3.急性梗阻性化脓性胆管炎 又称急性重症胆管炎。其发病基础是胆道梗阻及细菌感染。最常见的梗阻原因是胆管结石,其次是蛔虫和胆管狭窄。

【临床表现】

(一)急性胆囊炎

1.症状 ①腹痛:常于饱餐、进油腻食物后,或在夜间发作。典型的表现为突发性右上腹剧烈绞痛,阵发性加重,常向右肩背部放射。②消化道症状:常伴恶心、呕吐、食欲减退、腹胀、腹部不适等消化道症状。③发热:如胆囊积脓、坏疽、穿孔,常表现为畏寒、发热。

2.体征 墨菲(Murphy)征阳性。右上腹部可有压痛和肌紧张。若胆囊穿孔,则出现急性弥漫性腹膜炎症状和体征。

(二)慢性胆囊炎

临床表现常不典型,多数患者有典型胆绞痛史。表现为腹胀不适、厌食油腻、嗳气等消化不良症状及右上腹和肩背部隐痛。体检示右上腹轻压痛。

(三)急性梗阻性化脓性胆管炎

患者多有胆道疾病史或胆道手术史。起病急骤,病情进展快。临床表现除具有一般胆道感染的查体三联征(腹痛、寒战高热、黄疸)外还可出现休克、中枢神经系统抑制的表现,称雷诺(Reynolds)五联征。

【辅助检查】

(一)急性胆囊炎

1. 实验室检查 血常规可见白细胞计数升高,中性粒细胞比例升高。部分患者可有血清转氨酶、碱性磷酸酶、血清胆红素增高。

2. 影像学检查 B超检查显示胆囊增大、壁厚,大部分可探及胆囊内有结石光团。CT、MRI可协助诊断。

(二)慢性胆囊炎

B超检查显示胆囊壁增厚,胆囊缩小或萎缩,排空功能减退或消失,常伴有胆囊结石。

(三)急性梗阻性化脓性胆管炎

1. 实验室检查 白细胞计数升高,可超过 20×10^9/L,中性粒细胞比例明显升高。肝功能出现不同程度损害,凝血酶原时间延长。

2. 影像学检查 B超检查显示肝和胆囊增大,肝内、外胆管扩张,胆管内有结石光团。CT、内镜逆行胰胆管造影(ERCP)可协助诊断。

【诊断要点】

结石性胆囊炎主要依靠临床表现和B超检查即可得到确诊。B超检查能显示胆囊体积增大,胆囊壁增厚,厚度常超过 3 mm,在 85% ~ 90% 的患者中能显示结石影。在诊断有疑问时,可应用同位素 ^{99m}Tc-IDA 做胆系扫描和照相,在造影片上常显示胆管,胆囊因胆囊管阻塞而不显示,从而确定急性胆囊炎的诊断。此法正确率可达 95% 以上。

【治疗要点】

(一)急性胆囊炎

主要治疗措施为手术。
1. 非手术治疗 包括禁食、胃肠减压、补液;解痉、止痛;应用抗生素控制感染。
2. 手术治疗 ①胆囊切除术:胆囊炎症较轻者可采用腹腔镜胆囊切除术(LC)。②急性化脓性、坏疽穿孔性胆囊炎可采用开腹胆囊切除术。③胆囊造口术:患者情况极差,不能耐受胆囊切除术者,可先行胆囊造口术减压引流。④超声或CT引导下经皮经肝胆囊穿刺引流术:适用于病情危重不宜手术的化脓性胆囊炎患者。

(二) 慢性胆囊炎

临床症状明显,并伴有胆囊结石者应行胆囊切除术。

(三) 急性梗阻性化脓性胆管炎

紧急手术解除胆道梗阻,及时而有效地降低胆道压力。

1.非手术治疗　既是治疗的手段,又是术前准备措施。①联合应用足量有效的广谱点生素;②纠正水、电解质、酸碱平衡失调;③恢复血容量,纠正休克;应用肾上腺糖皮质激素,血管活性剂,改善通气功能。④对症给予解痉、止痛剂,应用维生素 K 等处理。

2.手术治疗　首要目的在于抢救患者生命,手术应力求简单有效。常采用胆总管切开减压、取石、T 形管引流。

3.胆管减压　引流常用方法有经皮经肝胆管引流,经内镜鼻胆管引流术,当胆囊肿大时,亦可行胆囊穿刺置管引流。

【护理评估】

1.健康史　了解患者的疾病发作史,治疗及检查情况。

2.身体状况　详见体格检查。

3.辅助检查　详见辅助检查。

【护理诊断/问题】

1.急性疼痛　与结石突然嵌顿、胆囊或胆管强烈收缩及继发感染有关。

2.体液不足　与呕吐、禁食、胃肠减压及感染性休克等有关。

3.体温过高　与胆道感染有关。

4.营养失调:低于机体需要量　与呕吐、进食减少或禁食、应激消耗等有关。

5.潜在并发症　胆囊穿孔、胆道出血、胆瘘、多器官功能障碍或衰竭等。

【护理措施】

(一) 术前护理

1.病情观察　观察生命体征、神志及尿量的变化;观察腹部症状及体征变化。若出现寒战、高热、腹痛加重、腹痛范围扩大、血压下降、意识障碍等,应及时报告医师,并配合抢救及治疗。

2.缓解疼痛　嘱患者卧床休息,取舒适的体位;指导患者进行有节律的深呼吸,以达到放松和减轻疼痛的目的。对诊断明确且疼痛剧烈者,遵医嘱给予解痉、镇静和止痛,常用盐酸哌替啶50 mg、阿托品0.5 mg肌内注射,但要注意不要使用吗啡,以免造成 Oddi 括约肌收缩,增加胆道压力。

3.维持体液平衡

(1)加强观察　严密监测生命体征及循环状况,如血压、脉搏、每小时尿量,准确记录

24 h出入水量。

（2）补液扩容　有休克者,应迅速建立静脉通路,尽快恢复血容量;必要时应用血管活性药物,以改善和保证组织器官的血液灌注。

（3）纠正水、电解质及酸碱平衡失调　根据病情、中心静脉压及每小时尿量等,遵医嘱补液,合理安排输液顺序和速度,维持水、电解质及酸碱平衡。

4.降低体温　根据患者体温升高的程度,采用温水擦浴、冰敷等物理降温或药物降温。遵医嘱应用抗生素控制感染,使体温恢复正常。

5.维持营养状态　病情轻者可给予清淡饮食。病情严重需要禁食和胃肠减压者,可经肠外营养途径补充足够的热量、氨基酸、维生素、水、电解质等,清维持良好的营养状态。

6.心理护理　解释各种治疗的必要性、手术方式、注意事项;针对个体情况进行针对性心理护理。

（二）术后护理

1.病情观察　观察生命体征、腹部体征及引流情况,对术前有黄疸的患者观察大便颜色并监测血清胆红素变化。

2.饮食护理　术后禁食,待胃肠功能恢复、出现肛门排气、无腹痛腹胀不适,可由流质饮食逐步过渡到正常饮食,食物应清淡易消化、低脂,忌油腻食物及饱餐。

3.T形引流管护理　胆总管切开取石术后,在胆总管切开处放置T形管引流,一端通向十二指肠,由腹壁戳口穿出体外,接引流袋。主要目的:①引流胆汁;②引流残余结石;③支撑胆道。

具体护理步骤:①妥善固定;②保持有效引流;③观察并记录引流液的色、质、量;④预防感染;⑤拔管,T形管一般放置2周。如胆汁正常且量逐渐减少,于手术后10 d左右,经夹管2～3 d,患者无不适可先行经T形管胆道造影,若无异常发现,应开放引流管24 h以上,使造影剂完全排出,再次夹管2～3 d,仍无症状可予拔管。拔除后残留窦道用凡士林纱布填塞,1～2 d可自行闭合。如造影发现结石残留,则须保留T形管6周以上,再做取石或其他处理。

4.并发症的处理及护理　①出血:一般术后12～24 h腹腔引流管可有少量血性渗液,若出血量大,呈鲜红色,或有血压下降、脉搏细速、面色苍白等休克征象,应立即与医师联系,并配合进行抢救。②胆瘘:注意观察腹腔引流情况,以及有无胆汁性腹膜炎。若术后或次日腹腔引流管引流出胆汁或出现发热、腹痛、黄疸等症状,应疑有胆瘘,立即与医师联系并协助处理。

5.心理护理　根据患者文化层次和疾病情况的不同,做好心理指导。

【健康指导】

1.合理作息　合理安排作息时间,劳逸结合,避免过度劳累等。

2.合理饮食　禁忌油腻食物,避免暴饮暴食,宜少量多餐。

3.疾病预防指导　告知患者胆囊切除术后出现消化不良、脂肪性腹泻的原因,解除其焦虑情绪。如果出现黄疸、陶土样大便应及时就诊。

4. 定期复查　行胆囊造口术的患者,遵医嘱服用消炎利胆药物,按时复查,以确定是否行胆囊切除手术。出现腹痛、发热、黄疸等症状及时就诊。

5. T形管护理指导　做好带T形管出院患者的T形管护理指导。

 临床案例分析

罗女士,急性腹痛,来外科门诊就诊。自述于昨晚餐后突然出现右上腹阵发性剧烈疼痛,向右肩、背部放射,并伴有腹胀、恶心、呕吐。查体:T 38.5 ℃,P 110 次/min,BP 112/88 mmHg。右上腹压痛、肌紧张、反跳痛,Murphy 征阳性。

请问:①为了进一步完善资料,罗女士应该做哪些辅助检查?②应对罗女士采取哪些护理措施?

第七节　肠梗阻

肠内容物不能正常运行、顺利通过肠道,称为肠梗阻是外科常见的急腹症。

【病因及发病机制】

根据肠梗阻发生的基本原因分类:

1. 机械性肠梗阻　是最常见的类型。是由于各种原因导致的肠腔缩窄和肠内容物通过障碍。主要原因有以下几点。①肠腔内堵塞:如寄生虫、粪石、异物、结石等;②肠管外受压:如粘连带压迫、肠管扭转、嵌顿疝或受肿瘤压迫等;③肠壁病变:如肿瘤炎症性狭窄、先天性肠道闭锁等。

2. 动力性肠梗阻　是由于神经反射或毒素刺激引起肠壁肌功能紊乱,使肠蠕动丧失或肠管痉挛,以致肠内容物无法正常通行,但肠管本身无器质性肠腔狭窄。可分为麻痹性肠梗阻和痉挛性肠梗阻两种类型。麻痹性肠梗阻较常见,见于急性弥漫性腹膜炎、腹部大手术、腹膜后血肿或感染等。痉挛性肠梗阻较少,可见于肠道功能紊乱、慢性铅中毒或尿毒症。

3. 血运性肠梗阻　由于肠系膜血管栓塞或血栓形成,使肠管血运障碍,继而发生肠麻痹,使肠内容物不能运行。随着人口老龄化,动脉硬化等疾病增多,此类肠梗阻亦比较常见。

根据肠壁有无血运障碍分类:①单纯性肠梗阻,只有肠内容物通过受阻,而无肠管血运障碍。②绞窄性肠梗阻,指梗阻伴有肠壁血运障碍,可因肠系膜血管受压、血栓形成或栓塞等引起。

按梗阻的部位:肠梗阻可分为高位(如空肠上段)和低位(如回肠末段和结肠)两种。

按梗阻的程度:可分为完全性和不完全性肠梗阻。

按发展过程的快慢:分为急性和慢性肠梗阻。

短肠综合征

【临床表现】

（一）症状

1.腹痛　阵发性腹部绞痛是机械性肠梗阻的特征，由于梗阻部位以上强烈肠蠕动导致，疼痛多在腹中部，也可偏于梗阻所在的部位。持续性伴阵发性加剧的绞痛提示纹窄性肠梗阻或机械性肠梗阻伴感染。麻痹性肠梗阻时表现为持续性胀痛，无绞痛。

2.呕吐　梗阻早期，呕吐呈反射性，呕吐物为食物或胃液。此后，呕吐随梗阻部位高低而有所不同，高位梗阻呕吐早、频繁，呕吐物主要为胃及十二指肠内容物。低位梗阻呕吐迟而少、可吐出粪臭样物。结肠梗阻呕吐迟，以腹胀为主。绞窄性肠梗阻时呕吐物呈咖啡样或血性。

3.腹胀　高位梗阻，一般无腹胀，可有胃型。低位梗阻及麻痹性肠梗阻腹胀显著，遍及全腹，可有肠型。绞窄性肠梗阻表现为不均匀腹胀。

4.停止肛门排便排气　见于急性完全性肠梗阻。但梗阻初期、高位梗阻、不完全性梗阻可有肛门排便排气。血便或果酱样便见于绞窄性肠梗阻、肠套叠、肠系膜血管栓塞等。

（二）体征

1.全身表现　单纯性肠梗阻早期，患者全身情况多无明显改变。梗阻晚期或绞窄性肠梗阻患者，可有口唇干燥、眼窝内陷、皮肤弹性消失，尿少或无尿等明显缺水征，以及脉搏细速、血压下降、面色苍白、四肢发冷等中毒和休克征象。

2.腹部情况　机械性肠梗阻时，腹部膨隆、见肠蠕动波、肠型；麻痹性肠梗时，呈均匀性腹胀，肠扭转时有不均匀腹胀。单纯性肠梗阻者有轻度压痛；绞窄性肠梗阻有固定压痛和腹膜刺激征，可扪及痛性包块。绞窄性肠梗阻内有渗液，移动性浊音阳性。机械性肠梗阻时肠鸣音亢进，有气过水声或金属音；麻痹性肠梗阻或绞窄性肠梗阻后期腹膜炎时肠鸣音减弱或消失。直肠指检：触及肿块提示肿瘤或肠套叠，指套染血提示肠套叠或绞窄。

（三）几种常见肠梗阻

1.粘连性肠梗阻　最为常见，多由于腹部手术、炎症、创伤、出血、异物等引起。临床上以腹部手术后所致的粘连性肠梗阻为最多。

2.肠扭转　一段肠袢沿其系膜长轴旋转所形成的闭袢性型肠梗阻，称为肠扭转。常见小肠扭转和乙状结肠扭转。

3.肠套叠　一段肠管套入其相连的肠腔内，称为肠套叠。是小儿肠梗阻的常见病因，80%发生于2岁以下的儿童，以回盲部回肠套入结肠最为常见。

4.蛔虫性肠梗阻　指肠蛔虫聚集成团引起的肠道阻塞。多见于儿童。

【辅助检查】

1.实验室检查　单纯性肠梗阻后期，白细胞计数增加；血液浓缩后，红细胞计数增高、血细胞比容增高、尿比重增高。绞窄性肠梗阻早期即有白细胞计数增加。水、电解质紊乱及酸碱平衡失调时可伴 K^+、Na^+、Cl^- 及血气分析等改变。

2.影像学检查　在梗阻 $4\sim6\ h$ 后 X 射线立位平片可见到梗阻近段多个气液平面及气胀肠袢，梗阻远段肠内无气体。

【诊断要点】

1.是否肠梗阻　症状:痛、吐、胀、闭;体征:全身及腹部体征。

2.机械性或动力性肠梗阻　麻痹性肠梗阻无阵发性绞痛,肠鸣音减弱;多继发于腹腔感染,腹膜后出血,腹部手术,炎症,脊髓损伤。

3.单纯性或绞窄性肠梗阻　以下情况应考虑绞窄性肠梗阻:腹痛发作急剧,持续性剧痛,病情发展迅速,早期出现休克,腹膜炎体征及全身表现,腹部局部隆起有压痛的肿块,呕吐早而频繁,呕吐物、肛门排出血性物,X 射线见孤立胀大肠袢。

4.高位或低位肠梗阻　高位梗阻呕吐早而频繁,腹胀不明显,低位梗阻呕吐晚而少,腹胀明显,可呕吐粪样物,低位小肠梗阻 X 射线示扩张肠袢于腹中部,液平呈阶梯状排列,低位结肠梗阻则梗阻近端结肠扩展、充气。

5.完全或不完全肠梗阻　完全性高位梗阻则呕吐频繁,如低位梗阻则腹胀明显,肛门完全停止排便排气。不完全梗阻则症状相对较轻,肛门可有少量排气排便。

【治疗要点】

解除梗阻、纠正水和电解质紊乱、酸中毒、感染和休克等并发症。

1.非手术治疗　包括禁食、胃肠减压,以及纠正水、电解质失衡。应用抗生素防治腹腔内感染。必要时给予输血浆、全血。禁用强导泻剂、强镇痛剂,防止延误病情。可给予解痉剂、低压灌肠、针灸等非手术治疗措施,并密切观察病情变化。

2.手术治疗　适用于绞窄性肠梗阻、肿瘤或先天性肠道畸形引起的梗阻,和非手术治疗无效的患者。手术方法根据梗阻病因、性质、部位及患者全身情况决定,可归纳为 4 种。①去除病因:如松解粘连、解除疝环压迫、扭转复位、切除病变肠管等。排尽梗阻近侧肠道内的积气积液,减少毒物吸收。②肠切除肠吻合术:如肠肿瘤、炎症性狭窄或局部肠袢已坏死,则就作肠切除肠吻合术。③短路手术:如晚期肿瘤已浸润固定,或肠粘连成团与周围组织粘连,可作梗阻近端与远端肠袢的短路吻合术。④肠造口或肠外置术:如患者情况极严重,或局部病变所限,不能耐受和进行复杂手术者,可行此术式解除梗阻。

【护理评估】

1.健康史　询问病史,有无感染、饮食不当、过度劳累等诱因,尤其注意腹部疾病史、手术史、外伤史。

2.身体状况　详见临床表现。

3.辅助检查　详见辅助检查。

【护理诊断/问题】

1.疼痛　与肠蠕动增强或手术创伤有关。

2. 体液不足　与呕吐、禁食、肠腔及腹腔积液丢失过多有关。

3. 腹胀　与肠梗阻致腹腔积液、积气有关。

4. 知识缺乏　缺乏术前、术后相关配合知识。

5. 潜在并发症　肠坏死、腹腔感染、感染性休克。

【护理措施】

（一）非手术治疗患者的护理

1. 一般护理　休息和体位：患者卧床休息，生命体征稳定者给予半卧位，以减轻腹胀对呼吸循环系统的影响，促进舒适。

2. 病情观察　注意观察患者神志、精神状态、生命体征、呕吐、排气、排便、腹痛、腹胀、腹膜刺激征及肠蠕动情况，观察期间慎用或禁用止痛药，以免掩盖病情。出现下列情况应考虑绞窄性梗阻，及时报告医师。

3. 维持体液平衡　遵医嘱静脉输液，准确记录液体出入量，结合血清电解质和血气分析结果，合理安排输液种类和调节输液量，维持水、电解质、酸碱平衡。

4. 呕吐的护理　呕吐时嘱患者坐起或头侧向一边，以免误吸引起吸入性肺炎或窒息；及时清除口腔内呕吐物，给予漱口，保持口腔清洁，并观察记录呕吐物的颜色、性状和量。

5. 用药护理　遵医嘱应用抗生素，防治感染，减少毒素产生。应注意观察用药效果和副作用。给予解痉剂等药物治疗，解除胃肠道平滑肌痉挛，还可热敷腹部，针灸双侧足三里，缓解腹痛和腹胀。

6. 术前准备　除常规术前准备外，酌情备血。

7. 心理护理　在与患者和家属建立良好沟通的基础上，做好解释安慰工作，向患者和家属介绍有关肠梗阻的知识，消除不必要的紧张和担忧，使之积极配合治疗和护理。

（二）手术治疗患者的护理

1. 手术前患者的护理　同非手术治疗患者的护理。

2. 手术后患者的护理

（1）一般护理　体位：手术后患者取平卧位，全麻患者头偏向一侧，保持呼吸道通畅。麻醉清醒生命体征平稳后取半卧位。禁食与胃肠减压：术后患者仍禁食，保持胃肠减压通畅（用生理盐水 5～10 mL 冲管，每 4 h 1 次）。观察和记录引流液的颜色、性状及量。饮食护理：胃管拔除、肠蠕动恢复后逐步进食。先少量饮水，无不适可进食流质、半流质饮食，逐渐改为软食。原则是少量多餐，禁食油腻，逐渐过渡。

（2）病情观察　注意观察神志、精神及生命体征变化，准确记录 24 h 出入量。观察有无腹胀及腹痛，肛门排气、排便、粪便性质等情况，有腹腔引流管者，妥善固定、保持引流通畅，发现异常，及时报告。

（3）输液护理　禁食期间给予静脉补液，遵医嘱应用抗生素。

（4）并发症的观察与护理　绞窄性肠梗阻术后，若出现腹部胀痛、持续发热、白细胞计数增高、腹壁切口处红肿或腹腔引流管周围流出较多带有粪臭味的液体时,应警惕腹腔内感染、切口感染及肠瘘的可能,应及时报告医师,并协助处理。

(5)心理护理 积极配合治疗,做好心理护理。

【健康指导】

1. 饮食指导 注意饮食卫生,预防肠道感染;进食易消化食物,保持排便通畅,忌暴饮暴食及生冷饮食。

2. 预防指导 避免腹部受凉和饭后剧烈运动,防止发生肠扭转。

3. 出院指导 出院后若有腹胀腹痛等不适应及时到医院检查。

 临床案例分析

杨先生,30岁,因胃溃疡穿孔行"毕Ⅰ式胃大部切除术",术后4 d,患者出现腹部胀痛,恶心,肛门停止排气、排便。查体:全腹膨隆,未见肠型,全腹压痛,以中上腹最为显著,轻度肌紧张,肠鸣音消失。T 37.8 ℃,P 90 次/min,BP 112/78 mmHg。血常规:白细胞$12×10^9$/L,中性粒细胞比例为0.86。

请问:①杨先生发生了什么情况?②杨先生的首要护理诊断是什么?应对杨先生采取哪些护理措施?

第八节 胃 癌

胃癌在我国各种恶性肿瘤中居首位。年平均死亡率为25.53/10万,好发年龄在50岁以上,男女发病率之比为2∶1。

【病因】

胃癌的确切病因尚未完全清楚,目前认为与下列因素有关。

1. 地域环境与饮食因素 胃癌发病有明显的地域性差别。

2. 幽门螺杆菌感染 幽门螺杆菌感染是引发胃癌的主要因素之一。

3. 癌前病变 癌前病变是指一些增加胃癌发病危险性的良性胃疾病和病理改变,如胃息肉、慢性萎缩性胃炎及胃部部分切除后的残胃。

4. 遗传和基因。

【临床表现】

1. 症状 早期胃癌多无明显症状,少数患者有类似溃疡病的上消化道症状,无特异性,故早期胃癌诊断率低。进展期胃癌最常见的临床症状是疼痛和体重减轻,患者常有明显的消化道症状。如上腹部不适、进食后饱胀,因病情发展而上腹疼痛加重,食欲减退、乏力、消瘦,部分患者伴恶心、呕吐。晚期胃癌患者常出现贫血、消瘦、营养不良甚至恶病质等表现。此外,因肿瘤部位不同而有特殊表现。贲门胃底癌可有胸骨后疼痛和进行性吞咽困难;幽门附近的胃癌有幽门梗阻的表现;肿瘤破坏血管后可有呕血、黑便等上消化道出血症状。

2.体征 多有上腹部压痛,部分患者可触及上腹部肿块。癌肿转移可出现相应症状,如转移到骨骼时,可有骨骼疼痛;如胰腺转移出现持续性上腹痛并放射至背部;远处淋巴结转移常见于左锁骨上淋巴结。

【辅助检查】

1.实验室检查 血常规可有贫血表现,大便隐血试验可呈持续性阳性,进展期胃癌患者表现为无酸或低胃酸分泌。

2.X射线钡餐检查 气钡双重造影检查,早期胃癌主要为黏膜相异常。进展期胃癌与大体分型基本一致。

3.纤维胃镜检查 直接观察胃黏膜病变的部位和范围,并可获取病变组织做病理学检查,为目前最可靠的诊断手段。

【诊断要点】

胃癌的诊断主要依据内镜检查加活检以及X射线钡餐。早期诊断是根治胃癌的前提。出现下列情况应及早和定期做胃镜检查:①40岁以上,特别是男性,近期出现消化不良、呕血或黑粪者;②慢性萎缩性胃炎伴胃酸缺乏,有肠化生或不典型增生者;③良性溃疡但胃酸缺乏者固胃溃疡经正规治疗2个月无效,X射线钡餐提示溃疡增大者;④X射线发现>2 cm的胃息肉,应进一步做胃镜检查者;⑤胃切除术后10年以上者。

【治疗要点】

早期有胃癌无特异性症状,患者就诊率低。为提高早期胃癌诊断率,对于有胃癌家族史或既往有胃病史的人群定期检查。对于下列人群应做胃的相关检查:40岁以有上消化道症状而无胆道疾病者;原因不明的消化道慢性失血者;短期内体重明显减轻,食欲减退者。治疗方法以手术治疗为主的综合治疗。

1.手术治疗 外科手术切除加区域淋巴结清扫是目前唯一可能治愈胃癌的手段。手术效果取决于胃癌的分期、浸润的深度和扩散的范围。常见的手术方式有:①胃癌根治术;②姑息性切除;③短路手术。

2.其他治疗 ①全身治疗:包括化疗、生物免疫治疗、中医中药治疗等;②局部治疗:包括放疗、腹腔灌注疗法、动脉介入治疗等。化疗用于根治性手术的术前、术中和术后,可延长生存期。晚期胃癌应用适量化疗,可缓解癌肿的发展速度,改善症状,有一定的近期效果。可采用全身化疗、腹腔灌注化疗、动脉介入治疗等。

【护理评估】

1.健康史 了解患者的病史及诊治经过。

2.身体状况 详见体格检查。

3.辅助检查 详见辅助检查。

【护理诊断/问题】

1. 焦虑　与环境改变、担心手术及胃癌预后有关。
2. 疼痛　与癌症及手术创伤有关。
3. 营养失调:低于机体需要量　与摄入不足及消耗增加有关。
4. 潜在并发症　出血、感染、吻合口破裂或瘘、术后梗阻、倾倒综合征等。

【护理措施】

（一）术前护理

1. 改善营养　患者应少量多餐,进食高蛋白、高热量、富含维生素、易消化的食物。营养状态差的患者,术前应予以纠正,必要时静脉补充血浆或全血,以提高手术的耐受力。术前 1 d 进流质饮食。
2. 术前准备　协助患者做好术前各种检查及手术前常规准备。
3. 心理护理　根据患者情况做好安慰工作,真实而巧妙地回答患者提出的问题。解释相关的疾病和手术的知识。

（二）术后护理

1. 体位与活动　患者全麻清醒后,血压平稳后取低半卧位。患者卧床期间,协助患者翻身。病情允许者,鼓励患者早期活动。
2. 饮食护理　术后暂禁食,禁食期间,遵医嘱静脉补充液体,维持水、电解质平衡并提高必要营养素;准确记录 24 h 出入水量,以便保证合理补液;若患者营养状况差或贫血,应补充血浆或全血。拔除胃管后由试验饮水或米汤,逐渐过渡到半量流质饮食、全量流质饮食、半流质饮食、软食至正常饮食。
3. 病情观察　监测生命体征,每 30 min 1 次,病情平稳后延长间隔时间。
4. 胃管与引流管的护理　保持管道通畅,妥善固定胃肠减压管和引流管,防止脱出;观察并记录胃管和引流管引流液体的颜色、性质和量。
5. 疼痛护理　根据患者疼痛情况,适当应用止痛药物。
6. 并发症的观察和护理　胃手术后主要并发症有出血、胃排空障碍、吻合口破裂或瘘、十二指肠残端破裂和术后梗阻。

【健康指导】

1. 知识宣教　向患者及家属讲解有关疾病康复知识,学会自我调节情绪,保持乐观态度,坚持综合治疗。
2. 饮食指导　指导患者饮食　应定时定量,少量多餐,营养丰富,逐步过渡为正常饮食。少食腌、熏制食品,避免进食过冷、过硬、过烫、过辣及油煎炸的食物。
3. 并发症预防指导　告知患者及家属有关手术后期可能出现的并发症的表现。
4. 出院指导　告知患者注意休息、避免过劳,同时劝告患者放弃喝酒、吸烟等对身体有危害性的不良习惯。向患者及家属讲解化疗的必要性和副作用。定期门诊随访,若有不适及时就诊。

 临床案例分析

李先生,56岁,有胃溃疡病史多年,反复用药治疗至今。李先生诉近期药物治疗效果不佳,饮食差,伴消瘦、乏力明显。今日前来医院就诊,门诊拟"胃溃疡癌变待查"入院。

请问:①术前应协助医生采取哪些检查措施?李先生目前主要护理问题是什么?②李先生术前应做哪些准备?

(芮秋琴)

 章节练习

一、单项选择题

1.治疗十二指肠溃疡最重要的措施( )

　A.少量多餐　　　　　　　　B.黏膜保护剂

　C.抑制过多胃酸分泌　　　　D.早期手术

　E.戒烟、酒

2.有助于脑出血和脑血栓形成的鉴别( )

　A.高血压动脉硬化史　　　　B.出现瘫痪

　C.脑脊液检查　　　　　　　D.出现昏迷

　E.有短暂性脑缺血发作史

3.慢性胃炎最有诊断价值的检查是( )

　A.GI　　　　　　　　　　　B.胃液分析

　C.腹部检查站　　　　　　　D.胃镜+活组织检查

　E.B超检查

4.肝硬化患者最危重并发症是( )

　A.继发感染　　　　　　　　B.肝性脑病

　C.肝肾综合征　　　　　　　D.上消化道出血

　E.原发性肝癌

5.肝硬化患者表现蜘蛛痣和肝掌是由于体内哪种激素增多所致( )

　A.雌激素　　　　　　　　　B.雄激素

　C.醛固酮　　　　　　　　　D.抗利尿激素

　E.肾素

二、题干选择题(A3/A4型)

患者,男性,42岁。晨起吃油煎荷包蛋2个后,突感右上腹阵发性绞痛4h来急诊。
(第1~3题共用题干)

1.此时最有价值的辅助检查是( )

A. X 射线   B. CT

C. 胃镜   D. B 超

E. 胆管造影

2. 此时下列护理措施中正确的是(　　)

A. 少量清淡流质   B. 暂禁食

C. 镇静镇痛   D. 理疗

E. 热敷

3. 此时病情观察的重点是(　　)

A. 腹部症状和体征   B. 呕吐情况

C. 计 24 h 出入量   D. 血常规变化

E. 黄疸变化

三、名词解释

1. 肝肾综合征　2. 穿透性溃疡　3. 雷诺(Reynolds)五联征

四、简答题

1. 简述消化性溃疡的常见并发症。

2. 简述急性肠梗阻的主要临床表现。

答案:一、1. C　2. C　3. D　4. B　5. A

二、1. D　2. B　3. A

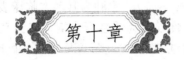

第十章

泌尿系统疾病患者的护理

学习目标

1. 掌握慢性肾小球肾炎、慢性肾衰竭的临床表现、护理评估要点、护理诊断及相应的护理措施和健康指导。

2. 熟悉肾小球肾炎、肾病综合征、急慢性肾衰竭的病因和治疗要点，熟悉留置尿路感染患者发生尿路染的原因。

3. 了解泌尿系统常见疾病的发病机制和辅助检查。

第一节　肾小球肾炎

肾小球肾炎又称肾炎，是发生于双侧肾脏肾小球的变态反应性疾病。肾小球肾炎是常见的肾脏疾病之一。按照临床分类可将肾小球肾炎分为急性、慢性和急进性肾炎综合征、隐匿性肾炎[无症状血尿和(或)蛋白尿]。一般所称肾小球肾炎如不加说明常指原发性慢性肾炎。本章重点介绍慢性肾小球肾炎。

一、慢性肾小球肾炎

慢性肾小球肾炎(chronic glomerulonephritis, CGN)，简称慢性肾炎，系指蛋白尿、血尿、高血压、水肿为基本临床表现，起病方式各有不同，病情迁延，病变缓慢进展倾向和最终将发展为慢性肾衰竭的一组肾小球病。由于本组疾病的病理类型及病期不同，主要临床表现可各不相同。疾病表现早多样化。

急性肾小球
肾炎

【病因及发病机制】

仅有少数慢性肾炎是由急性肾炎发展所致(直接迁延或临床痊愈若干年后再现)，大部分慢性肾炎的发病机制是免疫介导炎症。另外，非免疫、非炎症机制在疾病发展过程中起重要作用，如健存肾单位长期代偿处于血流高灌注、高滤过和高跨膜压的"三高"状态，久之导致健存肾小球硬化。

【临床表现】

慢性肾炎可发生于任何年龄,但以青中年为主,男性多见。多数起病缓慢、隐袭。临床表现呈多样性,蛋白尿、血尿、高血压、水肿为其基本临床表现,可有不同程度肾功能减退,病情时轻时重、迁延,渐进性发展为慢性肾衰竭。实验室检查多为轻度尿异常,尿蛋白常在 $1 \sim 3$ g/d,尿沉渣镜检红细胞可增多,可见管型。血压可正常或轻度升高。肾功能正常或轻度受损(肌酐清除率下降或轻度氮质血症),这种情况可持续数年,甚至数十年,肾功能逐渐恶化并出现相应的临床表现(如贫血、血压增高等),进入尿毒症。

如血压控制不好,肾功能恶化较快,预后较差。另外,部分患者因感染、劳累呈急性发作,或用肾毒性药物后病情急骤恶化,经及时去除诱因和适当治疗后病情可一定程度缓解,但也可能由此而进入不可逆慢性肾衰竭。多数慢性肾炎患者肾功能是慢性渐进性损害,病理类型为决定肾功能进展快慢的重要因素(如系膜毛细血管性肾小球肾炎进展较快,膜性肾病进展常较慢),但也与是否合理治疗相关。

【实验室及其他辅助检查】

1.尿液检查　多数尿蛋白+ ~ +++,尿蛋白定量为 $1 \sim 3$ g/24 h,镜下可见多形性红细胞,可有红细管型。

2.血常规检查　早期血常规检查多正常或轻度贫血。晚期红细胞计数和血红蛋白明显下降。

3.肾功能检查　晚期血肌酐、血尿素氮升高,内生肌图清除率明显下降。

4.B超检查　晚期双侧肾脏缩小,皮质变薄。

5.肾活组织检查　病理类型多样,常见的有系膜增生性肾小球肾炎(包括 IgA 和非 IgA 系膜增生性肾小球肾炎)、系膜毛细血管性肾小球肾炎、膜性肾病及局灶节段性肾小球硬化等,病变选展至后期,所有上述不同类型病理变化均可转化为程度不等的肾小球硬化,伴肾小管萎缩、间质纤维化。疾病晚期肾脏体积缩小、肾皮质变薄,病理类型均可转化为硬性肾小球肾炎。

【诊断要点】

凡尿液检查异常,出现蛋白尿和(或)血尿和(或)管型尿,水肿及高血压病史达 1 年以上,无论有无肾功能损害均应考虑此病,在除外继发性肾小球肾炎及遗传性肾小球肾炎后,临床上可诊断为慢性肾炎。

【治疗要点】

治疗的主要目的在于防止或延缓肾功能恶化、防治严重并发症。可采用下列综合疗措施。

1.积极控制高血压和减少尿蛋白　高血压和尿蛋白是加速肾小球硬化、促进肾功能恶化的重要因素。慢性肾炎常有水钠潴留引起容量依赖性高血压,故血压患者应限盐;可选用噻嗪类利尿剂,如氢氯噻嗪。Cer<30 mL/min 时,噻嗪类无效应改用袢利尿剂,但

一般不宜过多、长久使用。血管紧张素转化酶抑制剂(ACEI)或血管紧张素Ⅱ受体拮抗剂(ARB)除具有降低血压作用外,还有减少尿蛋白和延缓肾功能恶化的肾脏保护作用,为慢性肾炎治疗高血压和(或)减少尿蛋白的首选药物。通常要达到减少尿蛋白的目的,应用剂量常需高于常规的降压剂量。肾功能不全患者应用 ACEI 或 ARB 需防止高血钾,血肌酐>264 μmol/L(3 mg/dL)时务必严密监测血肌酐、血钾,防止不良反应发生。此外,还可联合或选用 β 受体阻滞剂、钙离子通道阻滞剂。

2.限制食物中蛋白及磷入量　肾功能不全氮质血症患者应限制蛋白及磷的入量,采用优质低蛋白饮食或加用必需氨基酸或 α-酮酸。

3.糖皮质激素和细胞毒药物　患者肾功能正常或仅轻度受损,肾脏体积正常,病理类型较轻(如轻度系膜增生性肾炎、早期膜性肾病等),尿蛋白较多,如无禁忌者可试用,无效者逐步撤去。

4.抗凝、纤溶及抗血小板解聚药物　此类药物可抑制纤维蛋白形成、血小板聚集,降低补体活性,但疗效不肯定。

5.避免加重肾脏损害的因素　避免感染、劳累、妊娠及肾毒性药物(如氨基糖苷类抗生素、含马兜铃酸的中药等)等可能导致肾功能恶化的因素。

【护理评估】

1.健康史　询问患者的病史及诊治经过。

2.身体状况　评估患者的体征及尿液改变。

【护理诊断/问题】

1.体液过多　与肾小球滤过率下降导致水钠潴留等因素有关。

2.营养失调:低于机体需要量　与低蛋白饮食,长期蛋白尿致蛋白丢失过多有关。

3.潜在并发症　慢性肾衰竭。

【护理措施】

1.体液过多

(1)休息与运动　急性期绝对卧床休息,尿液检查只有蛋白尿和镜下血尿时,方可离床活动,病情稳定后逐渐增加运动量,1~2 年内避免劳累和剧烈活动。

(2)饮食护理　急性期严格限制钠的摄入,盐<3 g/d;并将蛋白质的摄入控制在0.5~0.8 g/(kg·d)。

(3)限制进水量　每日进水量应为不显性失水量(约 500 mL)加上 24 h 尿量。

(4)病情观察　注意观察水肿的范围程度及血压的变化,早期发现并发症。

(5)用药护理　使用降压药时需嘱咐患者定时定量服用,并监测血压的变化,防止眩晕及直立性低血压发生。

(6)心理护理　多关心多巡视患者,注意患者的情绪变化和精神需要。对卧床休息的时间给予适当说明。

2.有营养失调的危险:低于机体需要量

（1）饮食护理　一般情况下不必限制饮食,若肾功能减退应给优质低蛋白低磷饮食,0.6～0.8 g/(kg·d),其中50%以上为优质蛋白。限盐2～3 g/d。低蛋白饮食时,适当增加碳水化合物和脂肪饮食热量中的比例,以满足机体生理代谢所需要的热量,避免发生负氮平衡,控制磷的摄入。同时注意补充多种维生素及锌,因锌有刺激食欲的作用。

（2）静脉补充营养素　遵医嘱静脉补充必需氨基酸。

（3）营养监测　合理制订饮食计划并观察记录进食情况,包括每天摄入的食物总量、品种。观察口唇、指甲和皮肤色泽有无苍白;监测体重和上臂肌围(体重指标不适合水肿患者的营养评估);监测血红蛋白浓度和血清蛋白浓度。

【健康指导】

1. 疾病知识指导　向患者介绍疾病基础知识,在饮食和服药等各方面取得患者的配合和理解。慢性肾炎病程较长,易反复发作,护士应关心体贴患者,鼓励其树立与疾病做斗争的信心,密切配合治疗,战胜疾病。

2. 病情监测指导　患者及家属监测病情:密切观察血压的变化,因高血压可加剧肾功能的恶化;准确记录24 h出入液量,监测尿量、体重和腹围,观察水肿的消长情况;注意有无胸闷、气急及腹胀等胸、腹腔积液的征象;监测尿量及肾功能变化,及时发现肾衰。

 临床案例分析

患者男,48岁,发现蛋白尿、乏力、颜面浮肿2年。3 d前因上呼吸道感染使症状加重,伴头昏、头痛、视物模糊。查体:T 36.7 ℃,P 82 次/min,R 20 次/min,BP 150/100 mmHg,面色苍白,双下肢凹陷性水肿。尿检:尿蛋白++、红细胞++;血常规:红细胞3.0×10^{12}/L、血红蛋白90 g/L。初步诊断为:慢性肾小球肾炎。

请问:①导致慢性肾小球肾炎的患者出现水肿的主要机制是什么?②请结合患者情况提出主要的护理诊断及合作性问题?③如何对该患者进行饮食护理?

第二节　肾病综合征

肾病综合征(NS)是由多种肾小球病引起的具有以下共同临床表现的一组综合征:大量蛋白尿(尿蛋白>3.5 g/d);低蛋白血症(血浆白蛋白<30 g/L)水肿;高脂血症。其中前两项为诊断所必需。

【病因】

肾病综合征分为原发性和继发性两大类,且不同年龄患者继发肾病综合征的病因不同。

1. 儿童及青少年　主要可见系统性红斑狼疮肾炎;过敏性紫癜肾炎;乙型肝炎病毒相关性肾炎;骨髓瘤性肾病。

2. 中老年　主要可见糖尿病肾炎;肾淀粉样变性;淋巴瘤或实体肿瘤性肾病。

【临床表现】

原发性肾病综合合征的起病缓急与病理类型有关。系膜增生性半数起病急骤,部分为隐匿性;局灶性节段性多隐匿起病;系膜毛细血管性大多起病急骤;膜性肾病通常起病隐匿,基本临床表现临床特点是"三高一低"即大量蛋白尿、水肿、高脂血症和低蛋白血症。

1.大量蛋白尿 是指 24 h 尿蛋白定量>3.5 g/d,主要原因为滤过屏障受损造成原尿中蛋白质含量增多超过了肾小管的重吸收量。

2.水肿 低白蛋白血症所致血浆胶体渗透压降低为其基本原因。

3.高脂血症 形成原因主要为低蛋白血症刺激肝脏合成脂蛋白增加,脂蛋白分解和外周利用减少(相关调节因子从尿中丢失)所致。

4.低蛋白血症 指血浆清蛋白低于 30 g/L,形成原因主要为尿中丢失的蛋白质超过了肝脏代偿性合成的蛋白质,胃黏膜水肿所致蛋白质摄入与吸收减少。

【实验室及其他辅助检查】

1.尿液检查 尿蛋白定性一般为+++～++++,尿中可有红细胞、管型等。24 h 尿蛋白定量超过 3.5 g。

2.血液检查 血浆清蛋白低于 30 g/L,血中胆固醇、三酰甘油、低及极低密度脂蛋白可增高。肾衰竭时血尿氮素、血肌酐升高。

3.肾活检 可明确肾小球的病理类型。

4.肾 B 超检查 双肾正常或缩小。

【诊断要点】

肾病综合征(NS)是一种临床症候群,分为原发与继发两大类,皆有肾小球疾病引起。在诊断原发性肾病综合征时,必须严格按照下列 3 步进行:①是否为肾病综合征? ②是否为原发性肾病综合征? ③是哪种肾小球疾病引起的肾病综合征?

【治疗要点】

治疗原则以抑制炎症反应为主,同时防治并发症。

(一)一般治疗

休息和饮食治疗。卧床休息至水肿消退,但长期卧床会增加血栓形成机会,所以应保持适当的床上及床旁活动。给予高热量、低脂、高维生素、低盐及富含可溶性纤维的饮食。肾功能良好者可给予正常量的优质蛋白,肾功能减退者应给予优质低蛋白。

(二)对症处理

1.利尿 消肿利尿治疗的原则是不宜过快、过猛,以免引起有效血容量不足、加重血液高黏倾向,诱发血栓、栓塞并发症,常用噻嗪类利尿剂和保钾类利尿剂作基础治疗,两者并用可提高利尿的效果,同时可减少钾的紊乱。上述治疗无效时,改为渗透性利尿剂并用袢利尿剂,可获良好利尿效果。

2. 减少尿蛋白　应用 ACEI 抑制剂和其他降压药,可通过有效地控制高血压,而达到不同程度的减少尿蛋白的作用。

3. 降脂治疗　高脂血症可加速肾小球疾病的发展,增加心、脑血管病的发生率,故肾病综合征的高脂血症应予以治疗。大多数患者仅用低脂饮食难以控制高血脂,需用降脂药物,常用的有他汀类和氯贝丁酯类。

(三)抑制免疫与炎症反应

1. 糖皮质激素　该药可能是通过抑制免疫与炎症反应,抑制醛固酮和抗利尿激素的分泌,影响肾小球基膜通透性而达到治疗作用。

(1)肾病综合征　患者对激素治疗的反应可分为 3 种类型。①激素敏感型:即治疗 8～12 周内肾病综合征缓解。②激素依赖型:即药量减到一定程度即复发。③激素抵抗型:即对激素治疗无效。

(2)应用激素时应注意以下几点　①起始用量要足:如泼尼松始 1 mg/(kg·d),共服 8～12 周。②撤、减药要慢:足量治疗后每 1～2 周减少原药量的 10%,当减至 20 mg/d 时疾病易反跳,应更加缓慢减量。③维持用药要久:最后以最小有效剂量(10 mg/d)作为维持量,再服半年至 1 年或更久。激素可采用全日量顿服,维持用药期间 2 d 量隔日一次顿服,以减轻激素的副作用。

2. 细胞毒药物　目前国内外最常用的细胞毒药物为环磷酰胺(CTX),细胞毒药物常用于"激素依赖型"或"激素抵抗型"肾病综合征,配合激素治疗有可能提高缓解率。一般不首选及单独应用。

3. 环孢素　该药可选择性抑制辅助性 T 细胞及细胞毒效应 T 细胞。近年来已开始用该药治疗激素及细胞毒物都无效的难治性肾病综合征,但此药昂贵,不良反应大,停药后病情易复发,因而限制了它的广泛应用。

(四)并发症防治

肾病综合征常见并发症

1. 感染　用激素治疗时,不必预防性使用抗生素,因其不能预防感染,反而可能诱发真菌双重感染。一旦出现感染。应及时选用敏感、强效及无肾毒性的抗生素。

2. 血栓及栓塞　当血液出现高凝状态时应给予抗凝剂如肝素,并辅以抗血小板药如双嘧达莫。一旦出现血栓或栓塞时,应及早予尿激酶或链激酶溶栓,并配合应用抗凝药。

3. 急性肾衰竭　利尿无效且达到透析指征时应进行透析等。

(五)中医中药治疗

一般主张与激素及细胞毒药物联合使用,不但可降尿蛋白,还可拮抗激素及细胞毒药物的不良反应,如雷公藤等。

【护理评估】

1. 病史　询问患者起病与诊治经过。

2.身体评估　详见体格检查。

3.实验室及其他辅助检查　了解血液、尿液检查和肾或组织检查。

【护理诊断/问题】

1.体液过多　与低蛋白血浆致血浆胶体渗透压下降等有关。

2.营养失调:低于机体需要量　与大量蛋白质的丢失、胃肠黏膜水肿致蛋白质吸收障碍等因素有关。

3.感染　与机体抵抗力下降,应用激素和或免疫抑制剂有关。

4.皮肤完整性受损　与水肿、营养不良有关。

5.潜在并发症　血栓形成、急性肾衰竭、心脑血管并发症。

【护理措施】

(一)体液过多

1.休息与活动　有全身严重水肿、胸腹腔积液者应绝对卧床休息,并取半卧位。护理人员可协助患者在床上做关节的全范围活动。以防止关节僵硬及挛缩,并可防止肢体血栓形成。

2.饮食护理　肾病综合征患者的饮食要求是既能改善患者的营养状况,又不增加肾脏的负担。饮食原则如下:①限制水钠摄入,液体入量视水肿程度和尿量而定。②蛋白质:提倡富含必需氨基酸的动物蛋白摄入,按 1 g/(kg·d)供给。③热量供给要充足。④减轻高脂血症。⑤水肿时需低盐饮食,勿食腌制食品。⑥注意各种维生素及微量元素(如铁、钙)的补充。

3.病情观察　观察生命体征及各项实验室指标的变化。

4.用药指导　遵医嘱使用药物,观察药物疗效及不良反应。

5 心理指导　做好心理护理,减轻患者病情。

(二)营养失调:低于机体需要量

1.饮食护理　一般情况下不必限制饮食,若肾功能减退应给优质低蛋白低磷饮食,0.6~0.8 g/(kg·d),其中50%以上为优质蛋白。限盐2~3 g/d。低蛋白饮食时,适当增加糖类和脂肪饮食的比例,以满足机体生理代谢所需要的热量,避免发生负氮平衡。控制磷的摄入。同时注意补充多种维生素及锌,因锌有刺激食欲的作用。

2.营养监测　合理制订饮食计划并观察记录进食情况包括每天摄入的食物总量、品种。观察口唇、指甲和皮肤色泽有无苍白;监测体重和上臂肌围(体重指标不适合水肿患者的营养评估);监测血红蛋白浓度和血清蛋白浓度。

(三)感染

保持环境清洁,做好感染的预防指导。

【健康指导】

1. 预防感染　认识到积极预防感染的重要性,能够加强营养,注意休息,避免受凉、感冒,保持个人卫生,积极采取措施防止外界环境中病原微物的侵入。

2. 生活指导　能够根据病情适当的运动,注意避免肢体血栓等并发症的产生。饮食上注意限盐,如果肾功能异常,限制蛋白质摄入量。

3. 病情监测指导　学会每日用浓缩晨尿自测尿蛋白,出院后坚持定期门诊随访,密切观察肾功能的变化。

4. 用药指导　告诉患者坚持遵医嘱用药,勿擅自减量或停用激素,介绍各类药物的使用方法、注意事项及可能的不良反应。

5. 心理指导　帮助患者意识到良好的心理状态有利于提高机体的抵抗力,增强适应能力。鼓励保持乐观开朗的心态,对充满对疾病信心。

 临床案例分析

患者,男性,50岁,患2型糖尿病10年,近半个月来发现上下肢水肿,并逐渐加重,常感乏力、头晕,遂来医院就诊,查血浆白蛋白25 g/d,血清胆固醇及三酰甘油升高,血肌酐,尿素氮正常,查体血压170/110 mmHg,双下肢重度可凹性水肿。

请问:①该患者可能的诊断为什么疾病?②为明确诊断还应该进行哪些检查?③请针对该患者的病情制定相应的护理措施。

第三节　肾衰竭

一、急性肾衰竭

急性肾衰竭是由于各种原因引起的肾功能在短时间(几小时至几天)内突然下降而出现的临床综合征。主要表现为血肌酐和尿素氮升高,水、电解质和酸碱平衡失调及全身各系统并发症。

广义的急性肾衰竭分为肾前性、肾性和肾后性3类。狭义的肾衰竭是指急性肾小管坏死。本节主要重点介绍慢性肾衰竭。

急性肾衰竭

二、慢性肾衰竭

慢性肾衰竭简称肾衰,是各种原发性和继发性慢性肾脏病进行性进展引起 CFR 下降和肾功能损害,导致以代谢产物潴留、水、电解质和酸碱衡紊乱为主要表现的临床综合征。

为各种原发和继发性肾脏疾病持续进展的共同转归,终末期称为尿毒症。我国将慢性肾衰竭根据肾功能损害程度分 4 期：肾功能代偿期、肾功能失代偿期、肾衰竭期和尿毒症期(表 10-1)。

表 10-1 中国慢性肾衰竭分期

分期	肌酐清除率 (mL/min)	血肌酐		临床症状
		(mL/min)	(mg/dL)	
肾功能代偿期	50~80	133~177	1.5~2.0	无症状
肾功能失代偿期	20~50	186~442	2.1~5.0	轻度贫血、乏力和夜尿增多
肾衰竭期	10~25	451~707	5.1~7.9	贫血、消化道症状明显，夜尿增多，可有轻度水、电解质、酸碱平衡紊乱
尿毒症期	<10	≥707	≥8.0	各种尿毒症状：明显贫血，恶心、呕吐，水、电解质、酸碱平衡紊乱，神经系统症状

【病因及发病机制】

(一)病因

1. 西方国家的主要病因 包括缺血性心肌损害如冠心病心肌缺血和(或)心肌梗死；糖尿病肾病、高血压肾小动脉硬化。

2. 我国的常见病因 依次为原发性肾小球肾炎、糖尿病肾病、高血压肾小动脉硬化、狼疮性肾炎、梗阻性肾病、多囊肾等。

(二)发病机制

病的发生机制尚未完全明了，主要有以下几种学说。

1. 肾小球高滤过学说 各种病因引起肾单位被破坏，导致健存肾单位代偿肥大，单个健存肾单位的肾小球滤过率增高(高滤过)、血浆流量增高(高灌注)和毛细血管跨膜压增高(高压力)，这种高血流动力学状态使细胞外基质增加和系膜细胞增殖，加重肾小球进行性损伤，导致肾小球硬化和健存肾单位进一步减少。

2. 矫枉失衡学说 肾小球滤过率下降引起某些物质代谢失衡，机体在纠正这些不平衡时进行了代偿性调节，但在调节过程中又导致了新的不平衡，造成了机体损害，称为矫枉失衡。

3. 肾小管高代谢学说 残余肾单位的肾小管的高代谢状态，可致氧自由基产生增多，加重细胞和组织损伤，引起肾小管萎缩、小管间质炎症、纤维化和肾单位功能丧失。

4. 其他 慢性肾衰竭的发生与脂质代谢紊乱、细胞因子和生长因子介导肾损伤、蛋白尿和高蛋白饮食加速肾小球硬化等有密切关系。

【临床表现】

慢性肾衰竭起病隐匿,早期常无明显临床症状或症状不典型,当发展至肾衰竭失代偿期时才出现明显症状,尿毒症时出现多个系统的功能紊乱。

(一)各系统症状体征

1.消化系统　消化道症状是最早、最突出的症状。表现为食欲缺乏、恶心、呕吐、呃逆、腹泻及消化道出血。口腔有尿臭味(与体内毒素刺激及水电解质紊乱,代谢性酸中毒有关)。

2.心血管系统

(1)高血压　尿毒症时80%以上患者有高血压,与水钠潴留、肾素活性增高有关。

(2)心力衰竭　常见死亡原因之一,与水钠潴留高血压,贫血,毒素尿毒症性心肌病等有关。

(3)尿毒症性心包炎　可为干性,表现为胸痛、心包摩擦音,也可为心包积液。多与尿毒症毒素沉着有关。

(4)心律失常　与心肌病变、毒素,电解质紊乱。

(5)尿毒症性心肌病　表现为心脏扩大,与高血压、尿毒症、毒素有关。

3.呼吸系统　酸中毒时呼吸深而长,代谢产物潴留可引起尿毒症性支气管炎,胸膜炎、肺炎。其肺炎表现为呼吸困难、咳泡沫痰,两肺湿啰音,胸片肺门血管淤血,周缘肺野相对清楚,为蝶翼分布称"尿毒症肺"。

4.血液系统　贫血显著,是尿毒症几乎必有的症状。血红蛋白可降到 $20 \sim 30$ g/L,贫血主要是由于红细胞生成减少和破坏增加,肾功能不全使肾产生红细胞生成素减少为主要原因,其次为代谢产物抑制骨髓造血;毒素使红细胞寿命缩短。铁、叶酸缺乏均可引起贫血,另常有出血现象,主要由于毒素的作用,使血小板功能异常及数量减少所致。

5.神经系统　肾衰竭早期常有疲乏、失眠,逐渐出现精神异常、幻觉、抑郁、淡漠,严重者昏迷。同时常有周围神经病变,以下肢受累多见。患者有肢体麻木,烧灼、疼痛,与毒素潴留有关。

6.骨骼系统　可引起肾性骨营养不良症,又称肾性骨病。

7.皮肤表现　常见皮肤瘙痒,与尿毒症毒素沉积皮肤及甲旁亢引起的钙沉着于皮肤所致。尿毒症患者因贫血出现面色苍白或色素沉着异常呈黄褐色,为尿毒症患者特征性面容。

8.内分泌失调　慢性肾衰时可出现肾上腺皮质功能不全。血中肾素升高,1,25 - $(OH)_2$维生素 D_3降低,红细胞生成素减少。再由于肾脏降解功能减退,胰岛素、胰高血糖素、甲状旁腺素可以升高。男、女性激素可降低。

9.感染免疫　功能低下,易并发感染,以肺部及尿路感染多见。不易控制,多为主要死亡原因之一。

(二)水电解质和酸碱平衡失调

1.失水或水过多　肾小管浓缩功能减退,表现夜尿多又常厌食、呕吐腹泻易引起脱水、尿少。晚期尿量可<400 mL/d,水钠摄入过多则引起水钠潴留,出现水肿、高血压甚至心力衰竭。大量应用强有力的利尿剂可引起低钠血症,表现乏力,表情淡漠、厌食、恶心、呕吐及血压下降。容易脱水和水肿为尿毒症常见的特点。

2.高血钾及低血钾　由于利尿、呕吐、腹泻,摄入不足可出现低钾,表现为肌肉软弱无力,肢体瘫痪,重者心律失常,心搏骤停。终末期常发生高血钾。因尿量少,进食水果,肉类及使用保钾、利尿剂造成。患者常诉无力和感觉异常,表现心律失常或心搏骤停。

3.酸中毒　患者会出现轻重不等的代谢性酸中毒。慢性肾衰竭患者对代酸耐受性较强,CO_2结合力≤13.5 mmol/L 时,表现为头痛、腹痛、恶心、呕吐、食欲缺乏、虚弱无力,深大呼吸,心力衰竭甚至昏迷。

4.低钙血症和高磷血症　慢性肾衰竭时,尿磷排出减少,血磷升高,为维持钙磷沉积,血钙下降。

(三)代谢紊乱

表现为空腹血糖轻度升高,糖耐量可异常,高三酰甘油血症,高胆固醇血症,蛋白质营养不良,出现负氮平衡及低蛋白血症。

【实验室及其他辅助检查】

1.血常规　Hb<80 g/L,红细胞减少;血小板功能障碍;血沉加快。

2.尿液检查　尿量减少<1 000 mL/d 或无尿(晚期);尿比重低;不同程度蛋白尿;尿 RBC、WBC 阳性;颗粒和蜡样管型(有助于诊断)。

3.肾功能　Ccr 降低,Scr 和 BUN 升高。

4.血生化　血 Ca^{2+}<2 mmol/L;血 P^{3-}>17 mmol/L。血钾、血钠改变,代谢性酸中毒。

5.其他　B 超、X 射线平片、CT 等示双肾缩小。

【诊断要点】

根据慢性病史,临床表现和肾功能损害的指标即可做出诊断。确诊后尽量寻找病因和促使肾功能恶化的原因。

【治疗要点】

(一)治疗原发病和纠正肾衰竭可逆因素

治疗原发病和纠正肾衰竭可逆因素是治疗慢性肾衰竭的关键。积极治疗引起慢性肾衰竭原发病,如高血压、糖尿病肾病等;纠正肾衰竭可逆因素,如感染、脱水、高凝状态、使用肾毒性药物等,以延缓或防止肾功能减退,保护残存肾功能。

(二)营养治疗

1.饮食治疗　高热量、低蛋白、低磷饮食。

2.其他　应用必需氨基酸或 α-酮酸,补钙。

（三）对症疗法

1. 高血压容量依赖型 限水钠,配合利尿药和降压药。

2. 感染 控制感染,避免使用肾毒性药物。

3. 纠正酸中毒 一般可通过口服碳酸氢钠 $3 \sim 6$ g/d 纠正,严重者采用碳酸氢钠或乳酸钠静滴。纠正过程同时补钙。若经过积极补碱仍不能纠正,应及时透析治疗。

4. 贫血 促红细胞生成素是治疗肾性贫血的特效药。也可补充铁、叶酸,严重可输新鲜血。

5. 肾性骨病 维生素 D_3 治疗。

（四）透析疗法

透析指征:①内生肌酐清除率≤$10 \sim 15$ mL/L,血肌酐 $707.2 \sim 884$ μmol/L,尿素氮≥28.56 mmol/L;②严重尿毒症临床表现;③高血钾>6.5 mmol/L;④心衰;⑤严重酸中毒

（五）肾移植

肾移植是目前治疗终末期肾衰竭最有效的方法。

【护理评估】

1. 病史评估 评估患病及治疗经过、目前病情与一般状况和心理状况。

2. 身体评估 详见临床表现。

3. 实验室及其他辅助检查 详见辅助检查。

【护理诊断/问题】

1. 营养失调:低于机体需要量 与消化道功能紊乱有关。

2. 有皮肤完整性受损的危险 与皮肤水肿、瘙痒、凝血机制异常、机体抵抗力下降有关。

3. 活动无耐力 与并发高血压、心力衰竭、贫血、水、电解质和酸碱平衡紊乱等因素有关。

4. 有感染的危险 与机体免疫功能低下、白细胞功能降低和透析有关。

5. 潜在并发症水、电解质、酸碱平衡失调、心力衰竭、肾性骨病等。

【护理措施】

（一）营养失调:低于机体需要量

1. 合理饮食 保证蛋白质的质和量:60% 以上的蛋白是富含必需氨基酸的蛋白,即高生物价优质蛋白,如鸡蛋、牛肉、瘦肉。正常 GFR = 125 mL/min,GFR<50 mL 开始限制蛋白:GFR<5 mL/min 时,20 g;GFR 为 $5 \sim 10$ mL/min 时,25 g;GFR 为 $10 \sim 20$ mL/min 时,35 g;GFR>20 mL/min 时,40 g。

2.热量的供给　供给充足的热量:主要供给糖类和脂肪,减少蛋白的消耗。

3.电解质紊乱的观察和护理　监测血清电解质的变化,如血钾、钠、钙、磷,发现异常及时通知医生。患者有高钾血症时,应限制含钾量高的食物。观察低钙血症的症状,如手指麻木,易激,腱反射亢进。

4.用药护理　必需氨基酸和α-酮酸的护理主要用于低蛋白饮食的肾衰竭。

(二)潜在并发症:水、电解质、酸碱平衡紊乱

1.休息与活动　维持期患者绝对卧床休息,保持安静,以减轻肾脏的负担,下肢水肿患者抬高下肢,对意识障碍者加床护栏,昏迷者按昏迷患者常规护理。当尿量增加、病情好转时,可逐渐增加活动量,以患者不感觉劳累为度。

2.病情观察　密切观察患者有无急性肾衰竭的全身并发症;监测患者生命体征、尿量、血尿素氮、血肌酐及血电解质的变化,发现异常,及时报告医师。

3.监测并处理高钾血症　高钾血症是临床危急表现,应密切监测血钾的浓度,当血钾超过6.5 mmol/L,心电图表现为 QRS 波增宽等明显变化时,应紧急协助医师处理。此外,高钾血症患者禁用库存血,限制摄入含钾高的食物,停用含钾药物,并及时纠正酸中毒。

4.心理护理　加强与患者的沟通,做好的心理护理。

(三)活动无耐力

1.评估活动的耐受情况　评估患者活动时有无出现疲劳感,有无胸痛、呼吸困难、头晕,有无血压改变等。活动后心率的改变,如心率比静止状态增加 20 次/min 以上,活动停止 3 min 后,心率没有恢复到活动前的水平,提示活动量过大。

2.合理休息与活动　慢性肾衰竭患者应卧床休息,避免过度劳累。

3.用药护理　用促红细胞生成素的患者,应观察有无疼痛、高血压、癫痫发作,遵医嘱用降压药、强心药。

【健康指导】

1.疾病预防指导　早期发现和积极治疗各种可能导致肾损害的疾病,如高血压、糖尿病等。老年、高血脂、肥胖、有肾脏病家族史是慢性肾衰竭的高危因素,此类人群应定期检查肾功能。已有肾脏基础病变者,注意避免加速肾功能衰退的各种因素,如血容量不足、肾毒性高物的使用、尿路梗阻等。

2.疾病知识指导　向患者及家属讲解慢性肾衰竭的基本知识,使其理解本病预后较差,但只要坚持治疗,消除或避免加重病情的各种因素,可以延缓病情进展,提高生存质量。

3.饮食指导　指导患者严格遵从慢性肾衰竭的饮食原则:强调合理饮食对治疗本病的重要性。

4.病情监测指导

(1)指导患者准确记录每天的尿量和体重。

（2）指导患者掌握自我监测血压的方法，每天定时测量。

（3）监测体温变化。

（4）定期复查血常规、肾功能、血清电解质等。

（5）告知患者如果出现体重迅速增加超过 2 kg，水肿、血压显著增高、气促加剧或呼吸困难、发热、乏力或虚弱感加重、嗜睡或意识障碍，需及时就诊。

5. 治疗指导　遵医嘱用药，避免使用肾毒性药物，切勿自行用药。向患者解释有计划地使用血管以及尽量保护前臂、肘部等部位的大静脉，及其对于日后进行血透治疗的重要性，使患者理解并配合治疗。已行血液透析者应指导其保护好动静脉瘘管，腹膜透析者保护好腹膜透析管道。

 临床案例分析

李先生，30 岁。10 年前经常发生扁桃体炎，无意中测尿常规，发现有尿蛋白（++），红细胞 1～3 个/HP，但无高血压、水肿及发热，肾功能检查正常，在某医院拟诊为"急性肾小球肾炎"，给予青霉素治疗，休息 2 周后痊愈出院。5 年前门诊随访发现尿中出现颗粒管型；现全身乏力，食欲不振，两下肢轻度浮肿。查：体温 36.8 ℃，脉搏 88 次/min，呼吸 20 次/min，血压 170/110 mmHg。神志清，两下肢轻度浮肿。尿常规：蛋白（+～++），白细胞 0～2 个/HP，红细胞 2～3 个/HP，颗粒管型 0～2 个/HP，血尿素氮 7.0 mmol/L，内生肌酐清除率 84 mL/min。自患病后情绪低落，常暗自流泪。

请问：①该患者可能的诊断为什么疾病？②请针对患者的病情提出主要的护理诊断及医护合作性问题？③该如何对该患者进行健康教育？

（杨　琳）

第四节　泌尿系结石

泌尿系结石又称尿石症，是肾、输尿管、膀胱、尿道结石的总称。我国南方发病率高于北方，多见于青壮年，男女比例大约为 3∶1。尿结石按发生的部位分为上尿路结石和下尿路结石。上尿路结石指：肾、输尿管的结石，以草酸钙结石多见；下尿路结石指膀胱、尿道的结石，以磷酸镁铵结石常见，临床上以上尿路结石多见。

【病因与病理生理】

影响结石形成的因素很多，年龄、性别、种族、遗传、环境因素、饮食习惯和职业对结石形成影响很大。身体的代谢异常、尿路的梗阻、感染、异物和药物的使用是结石形成的常见病因。重视这些问题，能够减少结石的形成和复发。尿路的梗阻、感染、尿路中存在异物是结石形成的主要局部因素，对结石的复发也起很大作用。

【临床表现】

1. 上尿路结石的主要表现　肾、输尿管结石出现的疼痛和血尿与活动有关，一般为钝通和绞痛,肾绞痛发作时可伴出汗、恶心呕吐。疼痛位于腰部或上腹部,并沿输尿管行经向下腹和外阴部放射;可伴明显肾区叩击痛。

2.下尿路结石的主要表现 下尿路结石有膀胱结石、尿道结石两种,膀胱结石主要是膀胱刺激症状、排尿突然中断和终末血尿,尿道结石主要表现为排尿困难、点滴状排尿及尿痛。

结石位于输尿管膀胱壁段和输尿管口处或结石伴感染时可有尿频、尿急、尿痛症状,尿道和阴茎头部放射痛,感染严重时伴发热、畏寒等。

【辅助检查】

B超、KUB、IVP、膀胱镜检是泌尿系结石的常规检查方法,其他造影检查如逆行肾盂造影、膀胱造影、尿道造影、血管造影及CT、核磁共振都可选择。

【治疗要点】

随着泌尿系结石病因研究的深入及腔内泌尿外科技术的发展,使得泌尿系结石的治疗已逐渐由低创伤的内腔镜现代技术替代了传统的开放技术。目前常用的方法有药物溶石、体外冲击波碎石、腔镜下碎石、后腹腔镜手术取石以及开放手术等。根据结石的性质、形态、大小、部位,以及是否与周围组织粘连,远端是否有梗阻,肾盂肾盏是否有积水,等局部和全身状况,选择恰当的治疗方法。

1.药物治疗 仅适于直径<0.5 cm的远端无梗阻结石,尿酸结石可用药物溶石但疗效不定,临床有复发可能。

2.体外冲击波碎石 是目前应用广泛、也较成熟的技术,损伤小、费用低,尤其适用小于2 cm的结石,但有些患者结石粉碎后不能排出。

3.腔镜下碎石取石(MPCNL及URL) 这是近年发展起来的一项较成熟新技术,可治疗不同类型、部位的结石,但费用较高,有一定创伤,效果肯定,起到"立竿见影"效果。

4.后腹腔镜手术取石 这是一项较成熟的新技术,优点是可治疗输尿管不同类型、部位的结石,缺点是费用较高,有一定创伤。

5.手术取石 分为腔镜下碎石取石、后腹腔镜下取石、开刀取石,皆为有创性治疗,尤其是开刀取石目前已很少应用。

【护理评估】

1.健康史 了解病史,常反复发作及结石梗阻尿路情况。
2.身体情况 详见临床表现。
3.辅助检查 相应是物理检查中出现泌尿系结石的特征。

【护理诊断/问题】

1.疼痛 与结石刺激引起的炎症、损伤及平滑肌痉挛有关
2.有感染的危险 与结石引起梗阻、尿液淤积和侵入性诊疗、术后免疫力低下有关。
3.体液不足 与恶心、呕吐和手术失血过多有关。

4.知识缺乏 缺乏有关病因和预防复发的知识。

【护理措施】

1.非手术患者护理

(1)心理护理 安慰患者,缓解患者的紧张、焦虑情绪。

(2)休息 发作期患者应卧床休息。

(3)严密观察病情,对症治疗 ①观察排石的效果,疼痛时给予解痉、止痛;②严密观察、预防并发症的发生,碎石后可导致血尿、肾绞痛、梗阻、感染等并发症。

(4)保持尿路通畅 告知患者多饮水、多活动,促进排石,保证每日饮水量在3 000 mL 以上,保持每日尿量在2 000 mL 以上。

(5)饮食调节 根据结石的成分,合理饮食。含钙结石应限制牛奶、豆制品、坚果、浓茶、菠菜、番茄等含钙、草酸多的食物,尿酸结石应限制动物肝脏、啤酒等。

(6)预防并发症的发生 结石位于肾下盏者碎石后取头低位;位于中肾盏、输尿管上端者碎石后取头高脚低位;左肾结石碎石后采取右侧卧位,右肾结石碎石后采取左侧卧位。巨大肾结石碎石后应采取患侧卧位48～72 h,以后逐渐间断起立。

(7)药物预防 应用药物碱化或酸化尿液,预防结石复发,定期复查及预防骨质脱钙。

2.体外冲击波碎石(ESWL)护理

(1)碎石前 ①健康教育及心理护理:向患者讲明该手术方式简单、安全、有效,可重复治疗,解除患者恐惧心理,争取其主动配合,术中不能随意移动体位,术后后会有暂时性肉眼血尿。②术前准备:镇静,术前3 d 禁食产气食物,前1 d 口服缓泻剂,术前禁饮水。

(2)ESWL 术后护理 ①多饮水;②止痛;③体位:若患者无全身反应及明显疼痛者,可适当活动,经常变换体位,肾下盏结石可采用头低位,并叩击背部加速排石;④观察排尿、排石情况。用纱布过滤尿液,收集结石碎渣做成分分析;⑤健康教育:定时 X 射线检查,若需再次治疗,两次间隔时间>7 d。

3.手术治疗的护理

(1)手术前护理 输尿管结石的患者,术前1 h 摄腹部 X 射线平片,进行结石定位。故拍摄后应保持定位时的体位。

(2)手术后护理 注意伤口及引流管的护理,肾盂造口者,不常规冲洗,以免引起感染。必须冲洗时,应严格无菌操作,低压冲洗,冲洗量不超过5～10 mL。并在医生的指导下进行。肾实质切开取石及肾部分切除的患者,应绝对卧床2 周,以减轻肾的损伤,防止再发出血。耻骨上膀胱切开取石术后应保持切口清洁干燥,敷料被浸湿时要及时更换。

【健康指导】

1.养成饮水的习惯,每天饮水2 000 mL 以上,最好饮用磁化水,少饮矿泉水、浓咖啡、可可、茶、酒精类饮料。

2.术中留置双 J 管的患者4～6 个月膀胱镜下拔管。

3.调整饮食种类,减少或预防结石的复发。

 临床案例分析

　　患者,男,35 岁,厨师,平素喜肉食,不喜蔬菜,不爱喝水。因活动后突发腰部疼痛,向下腹、会阴及大腿内侧放射。尿液检查示镜下血尿。KUB 平片示右肾盂内有多个直径 0.3 ~ 0.5 cm 大小的结石。拟诊为肾结石。

　　请问:①该患者目前主要的护理诊断是什么? ②需要如何处理?

(王崇宇)

 章节练习

一、单项选择题

1.慢性肾炎患者24 h尿蛋白量多为(　　)
　　A. >150 mg/d　　　　　　　　　　B. <1 g/d
　　C. <1.5 g/d　　　　　　　　　　　D. 1 ~ 3 g/d
　　E. >3.5 g/d

2.慢性肾炎治疗的主要目的为(　　)
　　A. 消除蛋白尿　　　　　　　　　　B. 消除血尿
　　C. 防止或延缓肾功能进行性减退　　D. 消除水肿
　　E. 治疗贫血

3.肾病综合征患者最常见的并发症是(　　)
　　A. 慢性肾衰　　　　　　　　　　　B. 动脉粥样硬化
　　C. 血栓及栓塞　　　　　　　　　　D. 感染
　　E. 慢性胃炎

4.在我国引起慢性肾衰的第一位病因是(　　)
　　A. 糖尿病肾病　　　　　　　　　　B. 高血压肾病
　　C. 慢性肾盂肾炎　　　　　　　　　D. 慢性肾小球肾炎
　　E. 狼疮性肾病

5.下列慢性肾衰临床表现中,哪项为最早,最突出的表现是(　　)
　　A. 高血压　　　　　　　　　　　　B. 心力衰竭
　　C. 贫血　　　　　　　　　　　　　D. 胃肠道症状如食欲缺乏、恶心、呕吐等
　　E. 心律失常

6.尿毒症患者易发生的水,电解质紊乱和酸碱失衡不包括(　　)
　　A. 脱水或水肿　　　　　　　　　　B. 高血钾
　　C. 低血钾　　　　　　　　　　　　D. 低磷血症
　　E. 高钠血症

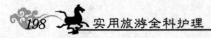

二、简答题

1.试述对慢性肾小球肾炎患者进行健康教育的要点。

2.简述肾病综合征的主要临床表现。

答案:1. A　2. C　3. D　4. D　5. D　6. D

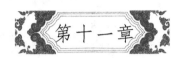

第十一章

血液系统疾病患者的护理

学习目标

1.掌握贫血、缺铁性贫血、再生障碍性贫血的概念、诊断标准、临床表现、护理评估要点及护理措施。

2.熟悉贫血的分类、缺铁性贫血、AA、ITP、白血病诊断要点及治疗要点。

3.了解造血系统疾病的常用辅助检查方法。

4.运用所学知识对造血系统疾病制订护理计划,并进行健康宣教。

第一节 贫 血

【诊断标准】

最常采用 Hb 血红蛋白作为诊断标准,一般认为在平原地区,成年男性 Hb<120 g/L,成年女性 Hb<110 g/L,妊娠妇女 Hb<100 g/L 可诊断为贫血。

【分类】

贫血的分类方法很多,临床上可根据不同的需要进行分类。

(一)根据红细胞形态分类

有助于寻找贫血的病因和判断预后,主要根据平均红细胞容积(mean corpuscular volume,MCV)和平均红细胞血红蛋白浓度(mean corpuscular hemoglobin concentrationn,MCHC)进行分类(表 11-1)。

表 11-1　贫血按细胞形态分类

贫血类型	MCV(fl)	MHCH(%)	疾病
大细胞性贫血	>100	32~35	巨幼细胞性贫血
正常细胞性贫血	80~100	32~35	再生障碍性贫血、溶血性贫血、急性失血性贫血
小细胞低色素性贫血	<80	<32	缺铁性贫血、地中海贫血、铁粒幼红细胞性贫血

(二)根据血红蛋白浓度分类

有助于评估病情和指导临床治疗与护理(表 11-2)。

表 11-2　贫血程度的划分标准

贫血程度	Hb(g/L)	临床表现
轻度	>90	症状轻微
中度	60~90	头晕、耳鸣、疲乏无力、活动后心悸、气促
重度	30~59	静息状态下就感到心悸、气促
极重度	<30	除重度贫血表现外,常合并贫血性心脏病的表现

(三)根据贫血的病因和发病机制分类

临床上常用这种办法分析贫血的病因和指导治疗。

1.红细胞生成减少

(1)造血干祖细胞异常　如再生障碍性贫血、白血病。

(2)造血微环境异常　如骨髓纤维化、慢性病性贫血。

(3)造血原料不足或利用障碍　如巨幼红细胞贫血、缺铁性贫血。

2.红细胞破坏过多　见于各种原因导致的溶血性贫血。

(1)红细胞内在缺陷如遗传性球形细胞增多症、阵发性睡眠性血红蛋白尿、葡萄糖-6-磷酸脱氢酶缺乏症、地中海性贫血。

(2)外在因素　如免疫性、血管性和理化因素所致的溶血性贫血。

【临床表现】

贫血的临床表现与贫血进展的速度和机体的耐受力有关,贫血发生速度快,机体耐受力差的患者贫血症状重,体征也较明显。由于贫血患者红细胞数下降,红细胞携氧减少,全身系统均有可能出现相应的临床表现。

1.一般表现　疲乏、困倦、软弱无力常为贫血最常见和出现最早的症状。皮肤黏膜苍白是贫血最突出的体征,溶血性贫血患者可出现黄疸。

2. 呼吸、循环系统 轻度贫血对心肺功能影响不明显,仅在活动后出现呼吸加快、加深和心悸;重度贫血者平静状态下即可发生呼吸困难;长期贫血,会出现贫血性心脏病。

3. 神经系统 头昏、耳鸣、嗜睡、注意力不集中等,是贫血缺氧导致神经组织损害的常见症状。

4. 消化系统 由于贫血使消化腺体萎缩,导致消化不良,出现食欲缺乏、腹胀、大便规律及性状改变、舌乳头萎缩、黄疸和脾大。

5. 泌尿生殖内分泌系统 月经失调、性功能衰退,重者可引起少尿、无尿甚至急性肾衰竭。

【治疗要点】

1. 对因治疗 对因治疗是纠正贫血达到彻底治愈的关键环节。明确贫血病因后应积极治疗原发病因,如缺铁性贫血补充铁剂、巨幼红细胞性贫血补充叶酸和维生素 B_{12}、自身免疫性溶血性贫血采用糖皮质激素治疗或脾切除。

2. 对症治疗 对于贫血病因不明或老年、已合并有心肺功能不全的患者,可考虑输注全血或选择红细胞成分输血。多次输血出现继发性血色病者应予去铁治疗。

第二节 缺铁性贫血

缺铁性贫血(iron deficiency anemia,IDA)是最常见的一种贫血,是由于体内贮存铁缺乏,导致血红蛋白合成减少而引起的一种小细胞低色素性贫血。

IDA 发病遍及全球,占人口的 10% ~20%,为国内外常见病、多发病。在发达国家,儿童的发病率为 50%,育龄妇女为 20%,孕妇为 40%,在多数发展中国家,约 2/3 的儿童和育龄妇女缺铁,其中 1/3 患 IDA。

【病因及发病机制】

(一)铁的代谢

1. 铁的总量和组成 人体内的铁总含量为 3.0~4.5 g,男性略高于女性。体内铁分为两部分:其一为功能状态铁,包括血红蛋白铁(约占体内铁的 67%)、肌红蛋白铁(约占体内铁 15%)、其他(转铁蛋白铁、乳铁蛋白等);其二为储存铁,包括铁蛋白和含铁血黄素。

2. 铁的摄入、吸收、转运及排泄 铁主要是由食物供给,食物中的三价铁进入体内,在胃酸作用下还原为二价铁,吸收入血的二价铁在十二指肠及空肠上段被吸收后再氧化成三价铁,然后与血浆转铁蛋白结合后转运到组织或通过幼红细胞膜转铁蛋白受体胞饮入细胞内参与血红蛋白的合成,多余的铁贮存于肝、脾、骨髓等器官的单核巨噬细胞系统。铁主要经粪便排出,育龄妇女主要通过月经、妊娠及哺乳途径丢失。

(二)病因

1. 铁需要量增加而摄入量不足　多见于婴幼儿、青少年、妊娠期或哺乳期的妇女,铁的需要量增多而补充不足易造成 IDA。

2. 铁吸收不良　铁主要是在十二指肠及空肠上段被吸收,胃大部切除术后,食物绕过铁的主要吸收部位(十二指肠)快速进入空肠,使铁吸收减少也可引起 IDA。此外,胃肠道功能紊乱(长期不明原因腹泻、慢性肠炎)和铁转运障碍(无转铁蛋白血症、肝病)可引起 IDA。

3. 铁丢失过多　慢性失血是成人 IDA 最常见的病因,如消化性溃疡出血、肠道肿瘤、痔疮、钩虫病、女性月经过多等,由于丢失大量铁,导致体内贮存铁缺乏而引起贫血。

(三)发病机制

1. 缺铁对铁代谢的影响　当体内贮存铁较少至不足以补偿功能铁时,可出现铁代谢指标的异常,如铁蛋白、含铁血黄素、血清铁和转铁蛋白饱和度减低,总铁结合力和未结合铁的转铁蛋白升高。转铁蛋白受体脱落进入血液,血清可溶性转铁蛋白受体升高。

2. 缺铁对造血系统的影响　缺铁时,血红素合成障碍,大量原卟啉不能与铁结合成为血红素,以游离原卟啉的形式积累在红细胞内或与锌原子结合成为锌原卟啉,血红蛋白生成减少,发生小细胞低色素性贫血;严重时粒细胞、血小板的生成也受影响。

3. 缺铁对组织细胞代谢的影响　组织缺铁,细胞中含铁醇和铁依赖酶的活性降低,进而影响患者的精神、行为、体力、免疫功能及患儿的生长发育和智力。此外,缺铁可引起黏膜组织病变和外胚叶组织营养障碍。

【临床表现】

IDA 大多起病隐匿,症状进展缓慢。患者常由于贫血发生的速度和程度、机体的耐受力及原发病的不同而表现出不同的症状和体征。

1. 一般表现　患者常有乏力、易倦、头昏、头痛、耳鸣、心悸、气促、食欲缺乏等。

2. 缺铁表现　常是 IDA 特有的表现,包括:口腔炎、舌炎、舌乳头萎缩、口角炎、缺铁性吞咽困难;毛发干枯、脱落;皮肤干燥、皱缩;指(趾)甲缺乏光泽、脆薄易裂,重者指(趾)甲变平,甚至呈勺状(匙状甲);精神行为异常,如烦躁、易怒、注意力不集中、异食癖;儿童生长发育迟缓、智力低下。

3. 原发病表现　如消化性溃疡、肿瘤或痔疮导致的黑便、血便或腹部不适;妇女月经过多;肿瘤性疾病的消瘦等。

【辅助检查】

1. 血常规　呈小细胞低色素性贫血。

2. 骨髓象　骨髓增生活跃或明显活跃,以红细胞系增多为主。

3. 铁代谢的生化检查　血清铁低于 8.95 μmol/L;总铁结合力高于 64.44 μmol/L;转铁蛋白饱和度低于 15%;血清铁蛋白低于 12 μg/L,血清铁蛋白是早期诊断贮存铁缺乏的常用指标。红细胞游离原卟啉增高,红细胞游离原卟啉/血红蛋白>4.5 μg/g。

4.其他检查　为了寻找 IDA 的病因,还需做一些相关检查,如肝肾功能、出凝血检查、纤维胃镜、妇科 B 超等。

【诊断要点】

缺铁性贫血患者血红蛋白低于正常值低限,平均红细胞体积低于80 fl,平均红细胞血红蛋白浓度低于32% ,属于小细胞低色素性贫血。骨髓铁染色反映单核-吞噬细胞系统中的贮存铁,是诊断缺铁的金指标。铁代谢的生化检查有助于 IDA 的早期诊断。诊断 IDA 时应积极寻找引起 IDA 的原因。

【治疗要点】

1.病因治疗　是根治 IDA 的关键。如婴幼儿、青少年和妊娠妇女由于营养不良引起 IDA,应增加含铁丰富的食物或铁强化食物;慢性失血所致 IDA,应积极治疗原发疾病。

2.补铁治疗　首选口服铁剂,常用药物如琥珀酸亚铁(0.1 g,3 次/d),为避免胃肠道反应,宜在餐后服用。铁剂治疗应在血红蛋白恢复正常后至少持续 4 ~ 6 个月。对于口服铁剂不能耐受、吸收障碍、病情要求迅速纠正贫血的患者,可肌内注射铁剂,如右旋糖苷铁,第一天给 50 mg,如无不适,以后每日或隔日给 100 mg,直至用完。注射用铁的总需量(mg)=(需达到的血红蛋白浓度-患者的血红蛋白浓度)×0.33×患者体重(kg)。

【护理评估】

1.病史　评估患者的主要症状及特点。
2.身体评估　详见临床表现。
3.实验室及其他辅助检查　包括血常规、骨髓象、铁的生化检查以及针对原发疾病诊断的检查。

【护理诊断/问题】

1.营养失调:低于机体需要量　与铁摄入不足、不能维持机体内铁的需要量有关。
2.活动无耐力　与 IDA 导致组织缺氧有关。
3.知识缺乏　缺乏关于缺铁的病因和防治方面的知识有关。

【护理措施】

1.饮食护理　指导患者选择高蛋白、高维生素、高热量、含铁丰富易消化饮食,强调食物多样性、均衡规律饮食的重要性。

2.病情观察　注意观察患者的临床表现,监测血红蛋白、网织红细胞计数检查结果,以判断患者贫血程度和铁剂治疗效果;对于严重贫血患者警惕贫血性心脏病,应密切观察心率和脉搏的变化。

3.用药护理　遵医嘱服用口服或注射铁剂,注意药物用法及不良反应。

(1)口服铁剂的护理　①为避免胃肠道反应,口服铁剂应在饭后或餐中服用,从小剂量开始。②应与维生素 C 和酸性药物或食物同时服用,以促进铁的吸收。③避免与牛奶、浓茶、咖啡和影响胃酸分泌的药物同时服用。因牛奶含磷较高,可影响铁的吸收;浓茶中鞣酸与铁结合成不易吸收物质;抗酸药及 H_2 受体拮抗剂由于影响胃酸分泌可抑制铁的吸收。④口服液体铁剂应使用吸管,避免染黑牙齿。⑤服用铁剂后大便会变成黑色,这是由于铁剂与肠内硫化氢作用而生成黑色的硫化铁所致,应事先做好解释。⑥坚持按剂量和疗程服用。铁剂治疗后,血红蛋白恢复至正常,患者仍需继续服用铁剂 4～6 个月,以补足体内贮存铁。

(2)注射铁剂的护理　一般采用深部肌内注射。注射时应注意:①观察注射铁剂的不良反应。注射部位表现为局部肿痛、硬结形成,全身反应包括脸色潮红、头痛、肌肉关节痛和荨麻疹,重者发生过敏性休克。因此,首次使用需用 0.5 mL 进行试验性用药,同时备好肾上腺素。②经常更换注射部位,以促进吸收,避免硬结形成。③避免药液外溢,药液的溢出可引起皮肤染色,因此不要在皮肤暴露部位注射;抽取药液入空针后,更换一个新针头注射;可采用"Z"形注射法或留空气注射法,以免药液溢出。

4.心理护理　积极原发疾病,做好心理护理及对疾病的认识和经济支持。

【健康教育】

1.疾病预防指导　对 IDA 高危人群开展防治缺铁的知识教育。

2.疾病知识指导　向 IDA 患者介绍疾病相关知识和自我护理方法。鼓励患者积极治疗原发疾病;指导患者正确服用铁剂,向其说明药物的不良反应及坚持治疗的意义,嘱其定期诊随访观察疗效。

 临床案例分析

苏女士,36 岁。患痔疮多年,头晕、乏力多年。检查:T 36 ℃,P 80 次/min,R 18 次/min,BP 100/70 mmHg,皮肤、黏膜苍白,发毛稀疏无光。指端苍白,指甲脆裂呈匙状。实验室检查:Hb 50 g/L,RBC $2.5×10^{12}$/L,WBC $9.8×10^9$/L,BPC $130×10^9$/L,红细胞呈小细胞低色素。血清铁 6.5 μmol/L,骨髓检查:红系增生活跃,骨髓铁染色阴性。

请问:①该患者可能的诊断是什么?针对患者病情提出相应的护理诊断及合作性问题。②请简述口服铁剂时的护理措施。

(杨　琳)

第三节　再生障碍性贫血

再生障碍性贫血(aplasticanemia,AA)简称再障。是由多种原因引起骨髓造血功能衰竭的一类贫血,以骨髓造血功能低下和外周血中全血细胞减少为特征,临床表现为选行性贫血、皮肤黏膜和脏器出血以及反复感染。AA 的发病率在欧美为(4.7～13.7)/100万,我国为 7.4/100 万,各年龄组均可以发病,老年人发病率较高,男、女发病率无显差别。

临床上根据患者的病情、血常规、骨髓象及预后将 AA 分为重型(SAA)和非重型(NSAA)。

【病因及发病机制】

1.病因　多数患者找不到明确的病因,然为原发性 AA,能找到病因的称为继发性 AA,常见的病因包括化学、物理、生物和其他相关因素。

(1)化学因素　包括药物与化学物质。常见致 AA 药物有抗肿瘤药物、氯霉素、磺胺药等,以往以氯霉素最为多见,但近年来其使用有所减少。化学物品中以苯及其衍生物最为常见。

(2)物理因素　各种电离辐射如 X 射线、γ 射线及其他放射性物质等可致 AA。

(3)生物因素　各型肝炎病毒、EB 病毒、流感病毒、微小病毒 B19、风疹病毒均可引起 AA。

(4)其他　有少数疾病可演变成 AA,如阵发性睡眠性血红蛋白尿、慢性肾衰竭、系统性红狼疮等。

2.发病机制　目前 AA 的发病机制尚不清楚,近年来认为免疫调节异常是 AA 的主要发病机制。

【临床表现及辅助检查】

SAA 起病急,临床主要表现为出现进行性贫血、出血和感染,无肝、脾和淋巴结肿大,骨髓造血功能低下,预后差。而 NSAA 起病慢,症状轻,骨髓象增生减低,预后好。SAA 和 NSAA 的临床表现和辅助检查见表 11-3。

表 11-3　SAA 和 NSAA 的鉴别

	SAA	NSAA
起病和进展	起病急,进展快,病情重	起病和进展较缓慢,病情较轻
临床表现	贫血进行性加重;多数患者反复感染,体温常在 39 ℃以上,多发生呼吸道感染,严重者发生败血症;可发生皮肤、黏膜和内脏出血	贫血、出血和感染的程度较 SAA 轻
血常规	中性粒细胞计数<0.5×10^9/L 血小板计数<20×10^9/L 网织红细胞绝对值<15×10^9/L	中性粒细胞计数>0.5×10^9/L 血小板>20×10^9/L 网织红细胞绝对值>15×10^9/L
骨髓象	多部位骨髓增生重度减低、粒、红系及巨核细胞明显减少,非造血细胞比例明显增高,骨髓小粒空虚,骨髓活检可见造血组织均匀减少	增生减低或活跃,局部可有增生灶
预后	不良,1/3 的患者死于出血和感染	较好,多数可缓解甚至治愈,仅少数死亡

【诊断要点】

骨髓象是明确诊断的主要依据,AA 的诊断要点包括:①患者出现进行性贫血、出血和感染,无肝、脾和淋巴结肿大;②全血细胞减少,网织红细胞绝对值<0.01;③骨髓至少一个部位增生减低或极度减低,三系细胞减少,淋巴细胞及非造血细胞比例增高,骨髓小粒空虚,骨髓活检可见造血组织均匀减少;④一般抗贫血药物治疗无效;⑤除外其他引起全血细胞减少的疾病。初步诊断后应积极寻找引起 AA 的病因和诱因。

【治疗要点】

(一)支持治疗

由于 AA 不易在短期内取得较好的疗效,因此应加强支持治疗。

1.加强保护措施   杜绝各类危险致病因素;预防感染和出血。

2.对症治疗

(1)控制感染   对于 SAA,多主张早期、足量和联合使用抗生素治疗,早期可经验性使用广谱抗生素,待细菌培养和药敏试验结果出来后换用敏感的抗生素。

(2)控制出血   可用一般的止血药控制出血;出血严重或内脏出血者可输新鲜血小板,效果不佳时可改输 HIA 配型相配的血小板。

(3)纠正贫血   通常认为血红蛋白低于 60 g/L,且患者对贫血耐受较差时可输注浓缩红细胞,但多次输血会增加其日后造血干细胞移植排斥的概率,所以应尽量减少输血次数。

(二)针对不同发病机制的治疗

1.免疫抑制剂治疗

(1)抗胸腺细胞球蛋白(ATG)和抗淋巴细胞球蛋白(ALG)能抑患者 T 淋巴细胞或非特异性自身免疫反应,是目前治疗 SAA 的主要药物。

(2)环孢素(CYA)可与 ATG 和 ALG 组成强化免疫抑制方案,选择性作用于 T 淋巴细胞。

2.促造血治疗

(1)雄激素   是目前治疗 NSAA 的首选药。

(2)造血生长因子   一般在免疫抑制剂治疗 SAA 后使用,包括重组人粒系集落刺激因子(rhG-CSF)、粒-巨噬细胞集落刺激因子(rhGM-CSF)、红细胞生成激素(EPO)、维持3 个月以上为宜。

(3)中药补肾   中药与环孢素或雄激素同用可提高治疗的有效率,如复方皂矾丸等。

3.造血干细胞移植   对于年龄不超过 40 岁,有合适供体的 SAA 患者,如无感染及其他并发症,可考虑造血干细胞移植。

【护理评估】

1.病史   评估患者的主要症状及特点。

2．身体评估　评估患者有无贫血、出血和感染的体征。

3．实验室及其他辅助检查　做好血常规和骨髓象检查，及时了解检查结果。

【护理诊断/问题】

1．活动无耐力　与贫血所致的机体组织缺氧有关。

2．有感染的危险　与粒细胞减少有关。

3．有受伤的危险：出血　与血小板减少有关

4．身体形象紊乱　与女性患者使用雄激素引起的不良反应有关。

5．知识缺乏　缺乏疾病相关知识。

【护理措施】

（一）用药护理

1．ATG 和 ALG　ATG 和 ALG 属于异种蛋白，用药期间会出现超敏反应（寒战、发热、皮疹等）、出血加重、血清病（发热、皮疹、关节肌肉痛等）及继发感染等不良反应，首次用药前需做皮试，输注速度不宜过快，输注过程中严密观察药物的不良反应，如出现上述反应应马上告之医生并协助其处理。

2．环孢素　环孢素有肝、肾毒性，还可引起牙龈增生、胃肠道反应、高血压等，用药时应注意定期检测血清中环孢素的浓度以调整用药剂量。

3．丙酸睾酮　注意药物副作用。

（二）心理护理

与患者及其家属建立相互信任的良好关系，注意监测患者的情绪反应及行为表现，鼓励患者讲出自己所关注的问题并及时给予有效的心理疏导，积极配合治疗。

【健康教育】

（一）疾病预防指导

去除病因和诱因，杜绝各种危险因素，如禁用对骨髓有抑制的药物，避免接触放射性物质和含苯及其衍生物的化学毒物，必须接触者应严格加强防护措施，定期体检。

（二）疾病知识指导

1．指导患者注意饮食和适当运动。

2．向患者及其家属说明药物的不良反应和注意事项。

3．指导患者自我监测病情。向患者讲解贫血、出血和感染的表现，如果出现应该及时就医。定期监测血常规和骨髓象，以了解病情变化。

4．指导患者学会自我调节，积极寻求各种社会支持。

临床案例分析

　　患者,男,35 岁。头晕、乏力 2 个月,鼻出血 2 周入院。既往刷牙后牙龈出血,四肢皮肤经常出现散在出血点。1 d 前排柏油样便 4 次,量约 500 g。查体:T 37.5 ℃,P 100 次/min,R 20 次/min,BP 90/60 mmHg。神志清楚,贫血貌,皮下多处瘀斑。实验室检查:Hb 73 g/L,RBC 3.0×10^{12}/L,WBC 2.64×10^{9}/L,PLT 33×10^{9}/L。入院后,患者未下床活动,如厕后即感疲乏无力,情绪低落,担心疾病预后不佳。

　　请问:①为进一步明确诊断,应做哪些检查? 临床诊断考虑是什么病? ②应采取哪些护理措施? 如何进行健康教育?

第四节　特发性血小板减少性紫癜

　　特发性血小板减少性紫癜(idiopathic thrombocytopenic purpura,ITP)是一种由于外周血中血小板受到免疫性破坏,导致血小板减少的出血性疾病,是最常见的一种血小板减少性紫癜。临床特点为广泛皮肤黏膜及内脏出血,外周血小板减少,血小板寿命缩短,骨髓巨核细胞增多但发育成熟障碍。

　　ITP 的发病率为(5~10)/10 万人口。临床上分为急性型和慢性型,急性型多见于儿童,慢性型多见于成人,以 40 岁以下女性常见。

【病因及发病机制】

　　1. 病因　本病病因尚未完全明确,可能与以下因素有关。

　　(1)感染　急性型 ITP 患者在发病前 2 周左右常有上呼吸道感染,且慢性型 ITP 患者由于感染会致病情加重,因此考虑 ITP 的发病可能与细菌或病毒感染有关。

　　(2)免疫因素　部分 ITP 患者血浆和血小板膜糖蛋白特异性自身抗体,近年来,研究认为除了体液免疫,尚有 T 细胞介导的细胞免疫对血小板的直接破坏。

　　(3)肝、脾因素　发病期间血小板寿命明显缩短,肝、脾是血小板抗体产生的场所,也是血小板破坏的主要部位,部分 ITP 患者可出现脾大。

　　(4)其他因素　慢性 ITP 多见于女性,青春期后及绝经期前易发病,可能与女性雌激素水平有关。

　　2. 发病机制　目前 ITP 的发病机制尚不明确。

【临床表现】

　　临床主要表现为广泛皮肤黏膜及内脏出血。急性型与慢性型 ITP 的临床表现见表 11-4。

【辅助检查】

　　1. 血常规与骨髓象　见表 11-4。

2.其他 血块收缩不良、血小板生存时间缩短、束臂试验阳性、出血时间延长。目前认为血小板膜糖蛋白特异性自身抗体阳性有助于 ITP 的诊断。

表 11-4 急性型与慢性型 ITP 的鉴别

	急性型	慢性型
发患者群	多见于儿童	常见于 40 岁以下成年女性
起病	急骤,多数起病前 1~2 周有呼吸道感染史	隐匿或缓慢
出血症状	严重,常有皮肤、黏膜及内脏出血	相对较轻,主要表现为反复出现四肢皮肤散在瘀点、瘀斑,女性患者常有月经过多
血常规	血小板计数常<20×10^9/L	血小板计数常为(30~80)×10^9/L
骨髓象	幼稚巨核细胞比例增加,胞体大小不一	颗粒型巨核细胞比例增加,胞体大小不一
病程	自限性,常在数周内恢复	常反复发作,持续数周、数月或数年

【诊断要点】

ITP 的诊断要点包括:①广泛皮肤、黏膜及内脏出血症状;②血小板计数减少;③脾不大或轻度大;④骨髓巨核细胞增多或正常,有成熟障碍;⑤泼尼松或脾切除治疗有效;⑥排除其他继发性血小板减少症。

【治疗要点】

1.一般治疗 病情严重者应卧床休息,防止创伤;防止便秘,以免颅内压增高;可用一般止血药物如止血敏、止血芳酸等;避免应用降低血小板数量及抑制血小板功能的药物。

2.肾上腺糖皮质激素 为治疗 ITP 的首选药物。

3.脾切除 对以下患者可考虑脾切除:糖皮质激素治疗 3~6 个月无效;激素治疗虽然有效但有依赖性,停药或减量后容易复发或需要大剂量维持(超过 30 g/d);对激素使用有禁忌证者。

4.免疫抑制剂 对糖皮质激素及脾切除有禁忌或复发者可采用免疫抑制剂治疗,通常与糖皮质激合用。考虑到免疫抑制剂的副作用,一般不作为首选。常用药物有长春新碱、环磷酰胺和硫唑嘌呤。

【护理评估】

1.病史 评估患者的出血的起因和经过。

2.身体评估 评估体格检查和实验室及其他辅助检查。

【护理诊断/问题】

1.有受伤的危险:出血　与血小板减少有关。
2.恐惧　与血小板过低,随时有出血的危险有关。
3.焦虑　与慢性型ITP病程迁延有关。
4.有感染的危险　与糖皮质激素和免疫抑制剂治疗有关。
5.潜在并发症　颅内出血。

【护理措施】

1.心理护理　向患者及家属讲述本病为慢性病,具有反复发作的特点,应积极寻诱发因素,以减少发作。
2.用药护理　用药期间应向患者及其家属介绍药物的不良反应,说明在减药或停药后可以逐渐消失,以避免患者忧虑;需定期为患者检查血压、血糖、血常规等,嘱其注意观察相关的临床表现,如果发现异常应尽早报告医生。

【健康教育】

1.疾病知识指导　教会患者避免引起出血的病因和诱因。
2.病情监测指导　告诉患者及家属出血的征象;服药期间注意观察药物的不良反应;定期监测血常规、血压和血糖,发现异常应及时就医。
3.用药指导　服用糖皮质激素者,应告知患者必须遵医嘱、按时、按剂量、按疗程用药,不可自行减量或停药,以免加重病情。为减轻药物的不良反应,应饭后服药,必要时可加用胃膜保护剂或制酸剂。定期复查血常规,了解血小板数目的变化,以便判断疗效和调整方案。

第五节　白血病

　　白血病(leukemia)是一类造血干细胞恶性克隆性疾病。由于白血病细胞增殖失控、分化凋亡和凋亡受阻,在骨髓和其他造血组织中大量增生,使正常造血功能受到抑制,并浸润其他组织器官和组织。临床上常有贫血、发热、出血和肝、脾、淋巴结肿瘤等组织器官浸润表现。

　　我国白血病发病率为 2.76/10 万,男性略高于女性。虽然白血病在恶性肿瘤死亡率中,男性居第 6 位,女性居第 8 位,但在儿童及 35 岁以下的成人中居第 1 位。

一、概述

【分类】

(一)根据白血病细胞的成熟程度和自然病程分类

1. 急性白血病　起病急,发展迅速,病程短,细胞分化停滞在较早阶段,骨髓和外周血中多为原始细胞及幼稚细胞。

2. 慢性白血病　起病慢,发展缓慢,病程长,细胞分化停滞在较晚阶段,骨髓和外周血中多为成熟和较成熟的细胞。

慢性白血病

(二)根据主要受累的细胞系列分类

1. 急性白血病　目前国际上常用 FAB 分类法(即法、美、英白血病协作组,简称 FAB)将急性白病分为急性淋巴细胞白血病(简称急淋白血病)及急性髓细胞白血病(简称急粒白血病)。

急性髓细胞白血病又分为 8 型。急性髓细胞白血病微分化型(M_0);急性粒细胞白血病未分化型(M_1);急性粒细胞白血病部分分化型(M_2);急性早幼粒细胞白血病(M_3):急性粒-单核细胞白血病(M_4);急性单核细胞白血病(M_5);急性红白血病(M_6);急性巨核细胞白血病(M_7)。

2. 慢性白血病　分为慢性粒细胞白血病(简称慢粒白血病)和慢性淋巴细胞白血病(简称慢淋白血病)及少见的毛细胞白血病、幼淋巴细胞白血病等。

(三)MICM 分型

MICM 分型通过形态学(M,morphology)、免疫学(I,immunology)、细胞遗传学(C,cytogeneties)和分子生物学(M,molecular biology)方法协助白血病的诊断。该分型与患者临床特点结合,极大提高了诊断的准确性。

【病因及发病机制】

(一)病因

白血病的病因尚不清楚,可能与以下因素有关。

1. 生物因素　病毒可直接或在某些理化因素诱发下导致白血病,现已证实人类 T 淋巴细胞病毒-I(human T lymphocytotrophic virus-I, HTLV-I)能引起成人 T 细胞白血病(ATL),HTLN-I 可通过哺乳、性生活及输血而传播。

2. 物理因素　电离辐射如 X 射线、γ 射线等有致白血病作用。

3. 化学因素　如苯及其衍生物、氯霉素、保泰松、乙双吗啉、烷化剂、细胞毒药物均可致白血病。

4.遗传因素 家族性白血病约占白血病的7‰。

5.其他 血液病如阵发性睡眠性血红蛋白尿、淋巴瘤、多发性骨髓瘤等血液病可发展成急性白血病。

(二)发病机制

白血病的发病机制比较复杂。近年来认为遗传易感性个体免疫力低下时,受到各种理化因素影响引起某个细胞突变,然后病毒感染、染色体畸变等激活了癌基因,部分抑癌基因失活及凋亡基因过度表达,导致突变细胞大量恶性增殖、分化受抑和凋亡受阻,最终导致白血病的发生。

二、急性白血病

急性白血病(acute leukemia)时骨髓中异常的原始细胞及幼稚细胞大量增殖,抑制正常造血并浸润其他组织和器官。我国成人以急性髓细胞白血病多见,儿童以急性淋巴细胞血病多见,急性髓细胞白血病发病率高于急性淋巴细胞白血病。

【临床表现】

(一)正常骨髓造血功能受到抑制表现

1.发热 大多数患者常以发热为早期表现,可突然出现高热,体温达39~40 ℃以上,常伴有畏寒、出汗等。高热常提示继发感染,以口腔炎、牙龈炎、咽峡炎最为常见、肺部感染、肛周炎、肛旁脓肿,严重时可致败血症。

2.出血 多数患者因出现皮肤紫癜、月经过多或拔牙时出血不止而就医时被发现。出血可发生致视力障碍,严重时发生颅内出血,常导致死亡。急性早幼粒白血病易并发DIC而出现全身广泛出血。

3.贫血 半数患者就诊时已有重度贫血。

(二)白血病细胞组织器官浸润表现

1.淋巴结和肝、脾大 白血病患者可有轻到中度的肝、脾大,表面光滑,偶伴轻度触痛。淋巴结肿大以急淋白血病多见,纵隔淋巴结肿大常见于T细胞急淋白血病。

2.骨骼和关节 胸骨下端局部压痛较为常见,常有明显骨痛和四肢关节疼痛,尤以儿童多见。

3.皮肤及黏膜 浸润白血病细胞浸润可使牙龈增生、肿胀,皮肤出现蓝灰色丘斑疹,局部皮肤出现较硬隆起的紫蓝色结节。

4.中枢神经系统白血病(CNS-L) 常见表现为头痛、头晕,重者有呕吐、颈项强直,甚至抽搐、昏迷。主要是因为化学药物难以通过血-脑脊液屏障,隐藏在中枢神经系统的白血病细胞不能有效地被杀灭,因而引起CNS-L。

5.其他 眼部、睾丸、心、肺、消化道、泌尿生殖系统等部位均可以累及。

【辅助检查】

1. 血常规　可分为白细胞增多性和不增多性白血病,前者患者白细胞超过 $10 \times 10^9 /$ L,血涂片分类检查可见相当数量的原始和幼稚细胞,一般占 $30\% \sim 90\%$。患者有不同程度的正常细胞性贫血。半数患者血小板低于 $60 \times 10^9 /L$。

2. 骨髓象　是确诊白血病及其类型的主要依据。原始细胞占骨髓有核细胞的30%以上为诊断急性白血病的标准。

3. 细胞化学染色　主要用于急淋、急粒及急单白血病的诊断与鉴别诊断。常用方法有过氧化物酶染色、非特异性酯酶染色、中性粒细胞碱性磷酸酶测定及糖原染色等。

4. 免疫学检查　根据白血病细胞表达的系列相关抗原确定其系列来源,从而对白血病进行分类诊断。

5. 染色体和基因检查　可通过特异的染色体和基因改变协助白血病诊断。

【诊断要点】

临床上根据患者临床表现、血常规和骨髓象特点可诊断白血病,但为了更加准确地指导治疗和判断预后,应该进行 MICM 方面的检查。

【治疗要点】

(一)一般治疗

1. 防治感染　患者有发热而病因不明时先以足量的广谱抗生素治疗,同时需做细菌培养及药敏试验。伴有粒细胞缺乏症时,可输注浓缩粒细胞、粒细胞集落刺激因子(CSF-G)或粒-单核细胞集落刺激因子。

2. 成分输血　是纠正贫血和血小板减少的有效办法。严重贫血可输注浓缩红细胞,血小板计数过低而出血者,输注新鲜血小板悬液。

3. 预防高尿酸性血症肾病　由于白血病细胞大量破坏,血清和尿中尿酸浓度增高,可发生高尿酸性血症肾病。因此应鼓励患者多饮水并碱化尿液,并给予别嘌醇,每次100 mg 口服,3 次/d,以抑制尿酸合成。

(二)抗白血病治疗

抗白血病治疗是目前白血病最主要的治疗方法,分为诱导缓解和缓解后治疗两个阶段。

1. 诱导缓解　其目标是通过化疗迅速大量地杀灭白血病细胞,使机体造血功能达到完全缓解(CR),即患者的症状和体征消失,血常规和骨髓象基本恢复正常。目前多采用联合化疗,可提高疗效及延缓耐药性的发生。

2. 缓解后治疗　目的是进一步巩固及强化治疗,彻底消灭残存的白血病细胞,对延长 CR 期和无病存活期、争取治愈起决定性作用。

(1)化疗药物及方案的选择　具体方案(表 11-5)。急性早幼粒白血病获得完全缓解后采用化疗与全反式维 A 酸或砷剂交替维持治疗2～3年较妥。

（2）CNSL 的防治　临床常采用颅脊照射和腰穿鞘注预防 CNSL。急淋白血病患者常在缓解后鞘内注射甲氨蝶呤或阿糖胞苷,同时加用地塞米松以减轻药物刺激引起的不良反应。

骨髓穿刺术

（3）造血干细胞移植　所有年龄在 50 岁以下的急性白血病应在第一次完全缓解时进行造血干细胞移植。

表 11-5　急性白血病常用的联合化疗方案

	急淋白血病	急粒白血病
诱导缓解	VP(长春新碱和泼尼松)	DA(柔红霉素和阿糖胞苷)
	DVLP(柔红霉素、长春新碱、左旋门冬酰胺酶和泼尼松)	HOAP(高三尖杉酯碱、长春新碱、阿糖胞苷和泼尼松)
	DVLP 基础上加上环磷酰胺或阿糖胞苷	HA(高三尖杉酯碱和阿糖胞苷)
缓解后治疗	强化巩固:HD Ara-C(高剂量阿糖胞苷)或 HD MTX(高剂量甲氨蝶呤)维持治疗:采用硫嘌呤和甲氨蝶呤联合长期口服	强化巩固:HD Ara-C(高剂量阿糖胞苷),可单用或联合使用柔红霉素、去甲氧柔红霉素等维持治疗:联合化疗或行造血干细胞移植

【护理评估】

1.病史　了解发病经过、主要症状、既往史和家族史和诊治经过等情况。

2.身体状况　全身状况的评估。

3.实验室及其他辅助检查　详见辅助检查。

【护理诊断/问题】

1.活动无耐力　与白血病引起贫血,代谢率曾高,化疗药物不良反应有关。

2.有受伤的危险:出血　与血小板减少、白血病细胞浸润等有关。

3.有感染的危险　与正常粒细胞减少、化疗有关。

4.潜在并发症　化疗药物的不良反应。

5.悲伤　与急性白血病治疗效果差、死亡率高有关。

6.知识缺乏　缺乏白血病治疗,预防感染、出血等方面的知识。

【护理措施】

1.静脉炎及组织坏死的预防及处理

（1）静脉炎及组织坏死的预防　首选中心静脉置管,输注时防止药物外渗。外渗局部冷敷后再用 50% 硫酸镁湿敷,亦可用 0.5% 普鲁卡因局部封闭。

（2）静脉炎的处理　发生静脉炎时,注射的血管会出现条索状红斑,局部温度较高,并且还有硬结或压痛,处理同药液外渗,也可用紫外线灯照射。

2.骨髓抑制的护理 多数化疗药物抑制骨髓至最低点的时间为 7 ~ 14 d,因此从化疗开始到化疗结束后 2 周应加强护理,预防出血和感染;化疗中必须每天复查血常规,化疗结束后需复查骨髓象,了解化疗的效果和骨髓抑制程度。

3.消化道反应的护理 大多数化疗药物可使患者出现消化道反应,饮食应清淡、易消化,以半流质为主;避免食用产气、刺激性和高脂食物。遵医嘱在治疗前给予止吐药物。

4.肝肾功能损害 巯嘌呤、甲氨蝶呤、左旋门冬酰胺酶对肝功能有损害,用药期间注意定期监测肝、肾功能。化疗期间应鼓励患者多饮水,保证输液量,注意观察不良反应,如出现应立即停止用药。

5.心理护理 护理人员应向患者及家属介绍本病的相关知识及治疗成功的病例,鼓励患者能够乐观对待疾病,消除不利心理对疾病的影响,同时鼓励患者多与家属和病友沟通,建立良好的社会支持系统。

【健康教育】

1.疾病知识指导 去除病因和诱因,预防感染和出血。

2.教会患者自我监测病情 注意观察白血病的临床表现;定期复查血常规和骨髓象。

3.生活指导 饮食应清淡和富含营养,避免辛辣和刺激性食物;应保证充足的休息时间,适当进行体育活动,如散步、慢跑、打太极拳等;指导家属关心患者,鼓励其树立信心,争取早日恢复健康。

(裘晓华)

 章节练习

一、单项选择题

1.我国最常见的贫血为(   )
A.再生障碍性贫血   B.溶血性贫血
C.缺铁性贫血   D.恶性贫血
E.巨幼细胞型贫血

2.铁的吸收主要在什么部位(   )
A.胃   B.十二指肠球部
C.十二指肠及空肠上段   D.回盲部
E.大肠

3.下列哪项是缺铁性贫血的特征性表现(   )
A.皮肤、黏膜苍白   B.头晕、眼花
C.体力活动后气短   D.食欲缺乏
E.恶心呕吐

答案:1.C 2.C 3.B

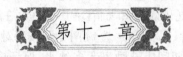

第十二章

神经系统疾病患者的护理

学习目标

1.掌握脑卒中的临床表现、护理评估重点、护理诊断、护理措施、健康指导及脑卒中的抢救配合与护理。

2.熟悉脑卒中、癫痫的概念、病因及诱因。

3.了解脑卒中、癫痫的辅助检查、治疗要点。

4.运用所学知识,结合病情及病史对脑卒中、癫痫患者进行护理评估,制订护理计划。

第一节　脑卒中

脑血管病(cerebrovascular disease,CVD)又称脑卒中(stroke)或中风,是一组由于脑部血管病变或全身血液循环紊乱所造成的脑组织供血障碍性疾病的总称。

脑卒中具有起病急,死亡率高、致残率高的特点,是中老年人的多发病、常见病。按病理改变可分出血性脑血管病和缺血性脑血管病两大类,前者包括脑出血、蛛网膜下腔出血;后者包括短暂性脑缺血发作、脑血栓形成、脑栓塞。

按发病急缓可分为急性和慢性脑血管病,临床以急性脑血管病更多见。按病程发展可分为短暂性脑缺血发作、进展性卒中(发病后24 h症状逐渐加重)、完全性卒中(发病6 h内症状达高峰)。

一、短暂性脑缺血发作

短暂性脑缺血发作(transient ischemic attack,TIA)是指一过性脑缺血导致供血区的神经功能障碍。临床表现为突然起病,几分钟内达高峰,多在1 h内缓解,最长恢复时间不超过24 h,可反复发作,但不留有神经功能缺损后遗症。TIA是发生脑梗死的重要危险因素之一。

【病因】

短暂性脑缺血发作是一种多病因的综合征,但绝大多数病因是动脉粥样硬化。为防止 TIA 反复发作及脑梗死发生,应做进一步检查,明确病因。

1.微栓塞　是动脉硬化,颈内动脉颅外段粥样硬化部分纤维素与血小板黏附,脱落后成为微栓子,进入颅动脉,引起颅内小血管被堵塞缺血而发病。

2.脑血管狭窄、痉挛或受压　脑动脉粥样硬化导致血管腔狭窄,或血管壁受到各种刺激发生痉挛或颈椎骨质增生压迫椎动脉,均可引起 TIA 发作。

3.血液动力学改变　心力衰竭、心肌梗死、房室传导阻滞或血压突然下降均可致脑灌注压下降,引起 TIA;血液成分改变,如真性红细胞增多症、血小板增多症、白血病、严重贫血和各种原因所致的高凝状态,均可出现 TIA。

【临床表现】

好发于 50～70 岁,男性多于女性。起病突然,多在几分钟内达高峰,历时短暂,多在 1 h 内缓解,不留后遗症。发作时出现局部神经功能缺损,很少出现全脑症状。可反复发作,每次发作时的症状基本相似,椎-基底动脉系统 TIA 发作较频繁。

1.颈内动脉系统 TIA　常见症状以对侧偏身运动障碍、感觉障碍为主;可出现同侧单眼一过性黑矇,优势半球受累还可出现失语。

2.椎-基底动脉系统 TIA　最常见的症状是发作性眩晕、恶心、呕吐,很少出现耳鸣;可伴有共济失调及平衡障碍、复视、构音障碍、吞咽困难、感觉障碍及瘫痪等,亦可出现一过性黑矇,脑干网状结构缺血可引起跌倒发作。

【实验室及其他检查】

1.CT 或 MRI 检查　在 TIA 发作时,MRI 可显示脑局部缺血改变。

2.超声检查　颈动脉超声、TCD 等检查有助于评估颅内外血管的病变情况。

3.常规检查　血常规、血糖、血脂等检查,对于查找病因十分重要。

【诊断要点】

多数患者就诊时临床症状已消失,故诊断主要依据病史。①突然起病;②短暂的局部脑神经功能缺损症状,多在 1 h 内缓解,持续时间不超过 24 h;③可反复发作,未发作间期完全正常。

【治疗要点】

(一)病因治疗

积极查找病因,进行有效治疗,如治疗高血压、心脏病、糖尿病、动脉粥样硬化、血脂异常等。

（二）药物治疗

1. 抗血小板聚集剂治疗

（1）肠溶阿司匹林　可作为首选药物,50～300 mg/d,以晚间 10 点左右服用为宜。不良反应可见胃肠道不适或出血。

（2）氯吡格雷　75 mg/d,疗效优于阿司匹林,上消化道出血副作用较少。

2. 抗凝治疗　可及早进行抗凝治疗。目前多应用低分子肝素,腹部皮下注射。

3. 钙拮抗剂　适用于椎–基底动脉系统 TIA。如尼莫地平 20～40 mg,3 次/d。

4. 其他　可用中医中药治疗,如丹参、川芎嗪等。

【护理评估】

1. 病史　患者有无动脉粥样硬化病史,发病年龄、性别,有无诱发因素。

2. 典型临床表现　有无起病突然,历时短暂,有无在 1 h 内缓解,无后遗症。

【护理诊断/问题】

1. 有跌倒的危险　与突发眩晕、平衡失调和一过性失明有关。

2. 潜在并发症　严重脑卒中。

3. 恐惧　与突发眩晕、肢体活动障碍或一过性失明有关。

4. 知识缺乏　缺乏 TIA 防治知识。

【护理措施】

1. 饮食护理　给予低脂、低胆固醇、低盐饮食,忌刺激性及辛辣食物,避免暴饮暴食。

2. 用药指导　在抗凝药物治疗期间,应密切观察有无出血倾向,及时测定出凝血时间及凝血酶原时间,一旦出现情况及时给予相应的处理。坚持按医嘱服药,不可随意停药或换药。

3. 病情观察　尽量避免患者单独外出,防跌倒。应避免各种引起循环血量减少、血液浓缩的因素,如大量呕吐、腹泻、高热、大汗等,以防诱发脑血栓形成。

4. 心理护理　避免精神紧张及过度操劳,保持情绪稳定。

【健康指导】

1. 疾病知识指导　向患者及家属介绍疾病发生的基本病因、主要危险因素、早期症状和体征、及时就诊和治疗与预后的关系等。

2. 生活放松及饮食指导　宜给予低脂、低胆固醇、低盐饮食,忌刺激性及辛辣食物,避免暴饮暴食。戒烟限酒,生活规律,根据身体情况适当参加体育锻炼,加强功能运动。避免精神紧张及过度劳累,保持情绪稳定。

3. 安全指导　尽量避免患者单独外出,扭头或仰头等动作不宜过急、过猛,以防诱发 TIA 或疾病发作时跌倒。一旦出现肢体麻木、无力、头晕或突然跌倒时,应引起重视,及时就医。

4.预后指导 如能积极配合治疗,坚持服药,预后相对较好,但发生脑卒中的概率仍明显高于一般人群。

二、脑梗死

脑梗死(cerebral infarction)又称缺血性脑卒中,是指局部脑组织由于血液供应中断而发生的缺血性坏死或脑软化。临床上最常见的类型有脑血栓形成和脑栓塞。

(一)脑血栓形成

脑血栓形成(cerebral thrombosis)是脑梗死中最常见的类型,是由于脑动脉粥样硬化等原因导致动脉管腔狭窄、闭塞或血栓形成,引起急性脑血流中断,脑组织缺血、缺氧、软化、坏死,又称为动脉粥样硬化血栓形成性脑梗死。

【病因及发病机制】

1.血管病变 最常见的病因是动脉粥样硬化,高血压、糖尿病、高脂血症等可加速动脉粥样硬化。其次为脑动脉炎。

2.血液成分改变 真性红细胞增多症、血小板增多症、高纤维蛋白原血症、高黏血症均可导致血栓形成。

3.血液动力学改变 当血流过缓、血流量降低时,易形成血栓。

【临床表现】

1.年龄 好发于中年以后,多见于 50～60 岁以上动脉粥样硬化者,多伴有高血压、冠心病或糖尿病。

2.起病 较缓,常在安静或休息状态下发病,1～3 d 达高峰。

3.先兆 部分患者在发作前有前驱症状(头痛、头晕等),约25%的人有 TIA 发作史,多数患者无意识障碍及生命体征的改变。

脑梗死的
特殊临床
类型

4.临床表现 取决于病变部位、血栓形成速度及大小、侧支循环状况等。如颈内动脉系统受累,尤其是大脑中动脉主干闭塞可引起三偏征(对侧偏瘫、偏身感觉障碍、偏盲),优势半球受累可有失语;还可出现中枢性面舌瘫、小便潴留。如椎-基底动脉系统受累,常出现眩晕、眼球震颤、可伴有共济失调及平衡障碍、复视、构音障碍、吞咽困难、感觉障碍及瘫痪等,亦可出现一过性黑蒙;基底动脉主干闭塞导致脑桥广泛梗死,可表现为四肢瘫、双瞳孔缩小、意识障碍、高热,常迅速死亡。

【实验室及其他辅助检查】

1.脑脊液腰穿检查 脑脊液化验多正常,大面积坏死时压力可增高。

2.CT 和 MRI 脑 CT 扫描:在 24～48 h 后可见低密度梗死灶;MRI:可在数小时内检出脑梗死病灶。

3.脑血管造影 可显示血栓形成部位、程度及侧支循环。

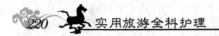

4.一般常规检查　血常规、血糖、血脂、血液流变学等检查,对于查找病因十分重要。

【诊断要点】

根据患者典型的症状和体征,如:①中老年患者,有动脉粥样硬化史,病前常有 TIA 史;②安静或休息状态下发病;③症状和体征在数小时至 1~3 d 内达高峰;④一般意识清楚,脑脊液检查多正常,头颅 CT 在 24~48 h 后可见低密度梗死灶。

【治疗要点】

(一)急性期治疗

溶解血栓和保护治疗最为关键。是指发病在 3~6 h 以内,经 CT 证实无出血灶,应用溶栓药物给予超早期溶栓治疗。需严格掌握适应证和禁忌证。但出血性脑梗死时,禁忌溶栓、抗凝、抗血小板治疗。

1.血压的调控　早期血压处理取决于血压升高程度和患者的整体状况。如收缩压低于 180 mmHg 或舒张压低于 110 mmHg,可不需降压治疗,以免加重脑缺血。如平均动脉压大于 130 mmHg,出现梗死后出血,合并心肌缺血、心衰、肾衰和高血压脑病,则需积极降压。

2.脑保护剂　胞二磷胆碱、钙拮抗剂、自由基清除剂(维生素 E 和维生素 C、超氧化物歧化酶)、亚低温治疗等。

3.脱水降颅压　大面积脑梗死时有明显颅内压升高,应进行脱水降颅压治疗。常用药物有甘露醇、呋塞米、甘油果糖。

4.一般治疗　早期卧床休息,保证营养供给,保持呼吸道通畅,低氧血症者给予吸氧,严重者开放气道。维持水、电解质平衡,防止肺炎、尿路感染、压疮等并发症。

5.其他　中医中药治疗、介入治疗等。

(二)恢复期治疗

恢复期是指患者的神经系统的症状和体征不再加重,并发症控制,生命体征稳定。应积极而系统地进行患肢运动和语言功能的训练和康复治疗。

三、脑栓塞

脑栓塞是指血液中的各种栓子脱落,随血液流入脑动脉而阻塞血管,引起相应供血区脑组织缺血坏死,导致局灶性神经功能缺损。脑栓塞占全部脑梗死的 15%~20%。

【病因】

1.心源性　栓子为脑栓塞最常见病因,约占 95%。引起脑栓塞的心脏疾病有风湿性心脏病二尖瓣狭窄并房颤、感染性心内膜炎及心肌梗死。

2.非心源性　栓子常见的为主动脉弓及其发出的大血管的动脉粥样斑块、脂肪栓、气栓、菌栓、癌栓。

3. 来源不明　约30%脑栓塞不能确定病因。

【临床表现】

1. 年龄　任何年龄均可发病，风湿性心脏病、先天性心脏病等以中青年为主，冠心病及大动脉病变以老年为主。

2. 先兆　多于活动中发病且常无前驱症状。

3. 起病　急骤是主要特征，症状于数秒至数分钟内达高峰，多为完全性卒中。

4. 临床症状　取决于栓塞部位、大小、侧支循环状况等。临床症状取决于栓塞血管所支配供血区的神经功能。如大脑中动脉栓塞可引起对侧偏瘫、失语；还可出现中枢性面舌瘫、小便潴留。如基底动脉栓塞，可出现眩晕、复视、交叉性瘫痪等。

【实验室及其他检查】

1. CT 和 MRI　脑 CT、MRI 可明确诊断。

2. 超声检查　超声心动图有助于发现心源性栓子来源，颈部血管超声检查能发现动脉粥样硬化斑块。

3. 脑脊液检查　腰穿检查，脑脊液化验多正常，大面积坏死时压力可增高；脑脊液检查在感染性栓塞时白细胞增高，出血性栓塞时可见红细胞。

【诊断要点】

病前有房颤、风湿性心脏病、动脉粥样硬化等病史，突发偏瘫、失语等局灶性神经功能缺损，数秒至数分钟内症状达高峰，尤其是年轻人，要考虑脑栓塞的可能。头颅 CT、MRI 可明确诊断。

【治疗要点】

1. 脑部病变的治疗与脑血栓形成的治疗大致相同。尤其主张抗凝、抗血小板聚集治疗，防止形成新的血栓，预防复发。但出血性梗死时，应禁用溶栓、抗血小板、抗凝治疗。

2. 原发病治疗目的是根除栓子来源，防止复发。如心源性栓塞时，应积极纠正心律失常，治疗相关心脏疾病；感染性栓塞时积极应用抗生素。

【护理评估】

1. 病史　评估患者的病因、病程发展经过。

2. 身体评估　详见临床表现。

3. 实验室及其他检查　详见辅助检查。

【护理诊断/问题】

1. 躯体移动障碍　与脑血栓导致偏瘫或平衡能力减弱有关。

2. 生活自理能力缺陷综合征　与偏瘫、认知障碍和体力不支有关。

3.语言沟通障碍　与脑血栓导致失语或构音障碍有关。

4.知识缺乏　缺乏疾病的相关知识。

【护理措施】

1.功能训练　告知患者早期活动的必要性及重要性。教会患者保持瘫痪肢体功能位,防止关节变形,及早开始肢体功能锻炼,避免损伤。

2.饮食护理　给予低盐、低糖、低脂、低胆固醇、丰富维生素及足量纤维素的无刺激性饮食,防止发生误吸。保持大便通畅。

3.用药护理　用溶栓、抗凝药物时,用药前后应监测出凝血时间、凝血酶原时间,密切观察患者意识和血压变化,观察有无出血征象,特别是颅内出血倾向;用低分子右旋糖酐时,用药前应做皮试,阳性禁用;应用甘露醇时需警惕肾损害;使用钙通道阻滞剂时应监测血压变化。

4.心理护理　向患者解释病情,帮助患者正视现实,说明积极配合治疗和护理有助于病情恢复和改善预后。鼓励患者主动获取维持健康的知识,积极参与生活自理。充分利用家庭和社会的力量关心患者,消除患者思想顾虑,增强战胜疾病的信心。

【健康指导】

1.疾病知识　指导积极治疗已有的原发病(如高血压、心脏病、糖尿病、高脂血症等),尤其要重视对可逆性缺血性神经功能缺失处理。控制高危因素。

2.饮食及生活方式指导　宜给予低脂、低胆固醇、低盐、高维生素饮食,忌烟酒,生活规律。根据身体情况适当参加体育活动,加强功能锻炼。避免精神紧张及过度劳累,保持情绪稳定。

3.康复治疗知识和自我护理指导　对患者的残肢进行被动运动,可由医护人员、家属或患者自己来进行。对单侧下肢不能行走的可用拐杖慢慢练习行走,双下肢不能行走的可以用手摇式轮椅,对四肢瘫痪患者协助翻身,每2h一次,以防压疮发生。

4.预后指导　脑血栓形成或急性期为5%～15%。存活者中致残率为50%。影响预后的最主要因素是神经功能缺损程度。脑栓塞急性期病死率为5%～15%,多死于严重脑水肿引起的脑疝、肺部感染和心衰。栓子来源不能清除者易复发,复发者病死率高。

四、脑出血

脑出血(intracerebral hemorrhage,ICH)指非外伤性脑实质内出血,占急性脑血管病的20%～30%。大脑半球出血约在80%,小脑和脑干出血约占20%。

【病因】

1.高血压和动脉粥样硬化　是脑出血最常见的病因。

2.颅内动脉瘤　主要是先天性动脉瘤,少数是动脉硬化性动脉瘤和外伤性动脉瘤。

3.脑内动静脉畸形　因管壁发育异常,故较易出血。

4.其他病因 脑动脉炎引起管壁坏死出血;脑瘤细胞侵袭血管或肿瘤组织内新生血管破裂出血;血液病引起出血;抗凝治疗、溶栓治疗可并发脑出血。

【临床表现】

由于大量血液进入脑实质,故可引起头痛、恶心、呕吐等急性颅内压增高的表现。神经系统临床表现取决于出血部位及出血量。

1.基底核出血 最常见的出血部位,常累及内囊,除全脑症状外,可有病灶对侧偏瘫、偏身感觉障碍和同向性偏盲(三偏征),优势半球受累可有失语。

2.脑叶出血 占脑出血的5%~10%。常由脑动静脉畸形和肿瘤等所致。常出现头痛、呕吐、抽搐等,而昏迷较少见。以顶叶最常见,可见偏身感觉障碍、空间构象障碍。

3.脑桥出血 约占脑出血的10%。出血量少时,患者意识清楚,出现交叉性瘫痪,双眼呈"凝视瘫肢"状。大量出血时(>5 mL),血肿波及双侧脑桥,患者可突然昏迷,出现四肢弛缓性瘫痪、双侧针尖样瞳孔、中枢性高热、呼吸困难,多在48 h内死亡。

4.小脑出血 约占脑出血的10%。发病突然,眩晕、共济失调明显,可有枕部头痛、呕吐。大量出血时(>15 mL),尤其是蚓部出血,患者很快昏迷,双侧瞳孔缩小、呼吸不规则,甚至致枕骨大孔疝而死亡。

5.脑室出血 少量出血表现为头痛、呕吐、脑膜刺激征,一般意识清楚,预后良好。大量出血则迅速出现昏迷、呕吐、四肢瘫痪、瞳孔极度缩小、病理反射阳性、呼吸不规则、中枢性高热,预后差,多迅速死亡。

【实验室及其他辅助检查】

1.CT和MRI 脑CT为首选,可显示圆形或椭圆形的高密度影,边界清楚。MRI可发现CT不能确定的脑干或小脑少量出血。

2.脑脊液检查 脑脊液检查压力常增高,呈均匀血性;有脑疝可能和小脑出血者禁忌腰穿。

3.其他检查 血、尿常规、电解质、血糖、肝肾功能、心电图等,有助于鉴别诊断和了解全身情况。

【诊断要点】

①50岁以上的中老年患者,有高血压病史;②诱发因素:情绪激动、过度兴奋、劳累、用力排便或脑力紧张活动时等;③起病急,进展迅速;④有不同程度的意识障碍及颅内压增高症状;⑤头颅CT示高密度影。

【治疗要点】

急性期治疗原则是防止再出血、控制脑水肿、降低颅内压、维持生命功能和防止并发症。以控制脑水肿、降低颅内压和控制血压为主要措施,同时应用止血药。

1.降低颅内压,减轻脑水肿 目前降颅压的首选药为20%甘露醇125~250 mL快速静脉滴注(30 min内滴完),每6~8 h一次,注意心、肾功能和电解质平衡;还可选用呋塞米 20～40 mg 静脉注射。

2. 控制血压　颅内压降低,血压也会随之下降,故急性期暂不使用降压药。但如收缩压高于 200 mmHg,舒张压高于 110 mmHg,应予以温和降压药,如卡托普利、呋塞米、硫酸镁等,使血压维持在略高于发病前水平。

3. 亚低温治疗　可减轻脑水肿,减少自由基产生,促进神经功能恢复,改善预后。实施越早,效果越好。

4. 一般治疗　卧床休息 2～4 周,保持安静,减少搬动;观察生命体征和瞳孔、意识变化;保持呼吸道通畅,必要时吸痰甚至气管切开;维持水、电解质平衡,保证营养,不能进食者鼻饲;保持大便通畅,必要时给予缓泻剂。

5. 防止并发症　加强口腔、尿路护理,定时翻身拍背,必要时给予抗生素,预防肺部和泌尿系感染,预防下肢深静脉血栓、肺栓塞和压疮等形成。如出现上消化道出血,可应用止血药。

6. 手术治疗　目的是清除血肿,降低颅压,抢救生命,挽救功能,同时还可以针对病因(如动静脉畸形、动脉瘤等)进行治疗。

【护理评估】

1. 病史　评估患者的病因、病程发展经过。

2. 身体评估　评估体格检查。

3. 实验室及其他检查　详见辅助检查。

【护理诊断/问题】

1. 意识障碍　与脑出血、脑水肿有关。

2. 潜在并发症　脑疝、消化道出血。

4. 有受伤的危险　与脑出血导致脑功能损害、意识障碍有关。

5. 自理缺陷　与意识障碍、偏瘫有关。

6. 有皮肤完整性受损的危险　与长期卧床导致局部皮肤组织受压过久有关。

【护理措施】

1. 观察　严密观察病情变化,如血压、脉搏、呼吸、神志、瞳孔的变化,并做好详细记录。观察患者有无脑疝先兆,保证患者呼吸道通畅,一旦出现,应及时通知医生,配合抢救。

2. 休息与体位　急性期绝对卧床休息,保持环境安静,避免各种刺激。

3. 饮食护理　发病 3 d 后,如神志仍不清楚,不能进食者,应鼻饲流质,以保证营养供给。协助做好生活护理,定时更换体位,防止压疮形成。

4. 用药护理　遵医嘱使用止血、降低颅内压等药物,注意观察其疗效和副作用。

【健康指导】

1. 疾病知识指导　向患者及家属介绍本病基本知识,告知其应积极治疗原发病,尤其要控制好血压。常见脑血管病鉴别诊断见表12-1。

2.生活方式指导 具体内容参见 TIA。避免精神紧张及过度劳累,保持大便通畅。

3.康复锻炼指导 早期介入康复训练,进行康复锻炼指导,促进神经功能恢复,减少致残。包括肢体功能康复训练、语言功能康复训练等。康复护理要遵循早期同步、主动参与、多方参与、功能训练要与日常生活相结合的原则。

4.预后指导 脑出血患者预后取决于出血部位、出血量、全身情况及是否有并发症。轻者预后较好,常可生活自理,部分留有后遗症;重症者多于急性期死亡,昏迷1周以上者常死于并发症。

表12-1 常见脑血管病鉴别诊断

鉴别项目	缺血性脑血管病		出血性脑血管病
	脑血栓形成	脑栓塞	脑出血
发病年龄	中老年人多见	青壮年多见	中老年人多见
常见病因	动脉粥样硬化	各种心脏病	高血压
TIA 史	常有	可有	多无
起病状态	安静状态或睡眠中	不定	活动或情绪激动时
起病急缓	较缓(小时、日)	急骤(秒、分)	急(分、小时)
意识障碍	多无	少见	多见
颅压高表现(头痛、呕吐等)	多无	少见	有
血压	正常或增高	多正常	明显提高
偏瘫	多见	多见	多见
脑膜刺激征	无	无	可有
脑脊液	多正常	多正常	压力增高、血性
头颅 CT	低密度灶	低密度灶	高密度灶

五、蛛网膜下腔出血

蛛网膜下腔出血(subarachnoid hemorrhage,SAH)通常是脑表面动脉破裂或脑底部动脉瘤血管破裂,血液直接流入软脑膜和蛛网膜间的脑脊液腔中的总称。占出血性脑卒中20%。临床上分为自发性和外伤性,自发性又分为原发性和继发性。

【病因及发病机制】

最常见的病因是先天性动脉瘤破裂,约占70%,其次是脑血管畸形和高血压动脉硬化。

【临床表现】

蛛网膜下腔出血发病多见于40～60岁患者,如脑动脉畸形常在40岁以前发病。起病急骤,多于活动或激动时发病,患者表现剧烈头痛、频繁呕吐及脑膜刺激征阳性(最具特征性的体征),无明显的脑部局灶体征,一侧动眼神经麻痹常提示该侧动脉瘤破裂。

【辅助检查】

1. 脑脊液检查　肉眼可呈均匀血性脑脊液(最具诊断价值),显微镜下可见大量红细胞,如出血时间较长,有陈旧的皱缩红细胞。脑脊液的压力明显增高(常超过200 cmH$_2$O)。

2. CT、MRI检查　急性期可显示蛛网膜下腔高密度的出血征象。

【治疗要点】

蛛网膜下腔出血的治疗原则是去除病因,防止继发性脑血管痉挛,制止继续出血和预防复发。

1. 一般治疗　对于急性蛛网膜下腔出血的一般处理与高血压脑出血相同,应严格绝对卧床休息4～6周,避免剧烈活动和用力排便,以免再出血。保持情绪稳定,避免各种刺激,有利于患者的康复。

2. 大剂量止血药　一般主张在急性期使用大剂量止血药,常用氨基己酸、氨甲苯酸等静脉给药。

3. 降低颅内压　应用甘露醇和呋塞米等,与高血压脑出血相同。

4. 手术治疗　如经CT、MRI、DSA检查发现脑动脉瘤的患者,可早日手术切除或血管内介入治疗,是防止再出血的最根本方法。

【护理评估】

1. 病史评估　患者的年龄,发病前有无诱发因素等。

2. 身体评估　详见临床表现。

3. 实验室及其他辅助检查　脑脊液检查和CT、MRI检查可明确出血征象。

【护理诊断/问题】

1. 疼痛:头痛　与血液刺激脑膜、颅内压增高和继发性脑血管痉挛有关。

2. 潜在并发症　再出血。

3. 恐惧　与剧烈头痛、担心再次出血有关。

4. 生活自理缺陷　与医源性限制(绝对卧床)有关。

【护理措施】

1. 一般护理　急性期绝对卧床休息4～6周,保持环境安静,避免剧烈活动和用力排便,多食蔬菜水果,保持大便通畅,以免再出血。

2. 用药护理　遵医嘱使用止血、降低颅内压等药物,注意观察其疗效和副作用。对剧烈头痛和躁动不安者,可应用止痛剂、镇痛剂。

3.病情观察 观察生命体征,意识状态,瞳孔变化,密切观察再出血,必要时联系医生。

4.心理护理 保持情绪稳定,避免各种刺激,有利于患者的康复。

【健康指导】

1.饮食及生活方式指导 多食蔬菜水果,保持大便通畅,以免再出血。保持情绪稳定,避免各种刺激,有利于患者的康复。患者痊愈后不宜从事过重的体力劳动和剧烈的体育活动,女性患者1~2年内避免妊娠、分娩。

2.疾病相关知识指导 告诉患者和家属该病病因与疾病预后的相关知识,指导患者配合检查,明确病因和尽早手术治疗,解除思想顾虑。

 临床案例分析

患者,男,40岁,因头痛5 d,加重3 h,伴昏迷1 h急诊入院。患者于5 d前无明显诱因突发头痛,无恶心、呕吐,无意识障碍,送就近医院CT检查示:蛛网膜下腔出血。给予补液等治疗后头痛逐渐缓解。于3 h前感头痛加重,难以忍受,伴四肢抽搐,无恶心、呕吐,1 h前出现昏迷,为进一步诊治入院。既往无病史。查体:T 36.9 ℃,P 89 次/min,R 16 次/min,BP 120/85 mmHg,昏迷,检查不合作,双瞳孔散大等圆,对光反射、角膜反射及深反射均消失,口角无偏斜,鼻唇沟对称。颈有抵抗,凯尔尼格征、布鲁津斯基征均阳性。病理反射呈阳性。肺(-),心率89 次/min,律齐,未闻杂音,腹(-)。

请问:①哪些因素可诱发或加重本病?②为明确诊断,该患者还需要立即做哪些检查?③患者目前存在有哪些护理问题?其相应的护理措施有哪些?

第二节 癫 痫

癫痫(epilepsy)是一组由于大脑神经元突然异常放电而造成短暂性大脑功能失常的临床综合征。按照有关神经元的部位和放电扩散的范围,功能失常可能表现为运动、感觉、意识、行为、自主神经等不同障碍,或同时存在。

本病的特点是发作性及重复性,癫痫持续状态为本病的特殊情况,死亡率为10%。

【病因】

1.原发性癫痫 病因不明,可能与遗传有关。

2.继发性癫痫 又称症状性癫痫,多为脑部损害引起。如颅脑外伤、脑膜炎、脑部占位病变、脑血管病、尿毒症等。

【临床表现】

癫痫的临床表现极为多样,但均具有短暂性、间歇性、反复发作的特征,可分为痫性发作和癫痫症两方面。癫痫患者有多种发作类型,每一种癫痫患者可以只有一种发作类型,也可以有一种以上的发作类型。单纯部分性发作可以发展为复杂部分性发作或出现全面性强直-阵挛发作。

1.单纯部分性发作　以发作性一侧肢体、局部肌肉的感觉障碍或节律性抽搐为特征,或出现简单的幻觉、无意识障碍。

2.复杂部分性发作　患者表现为吸吮、咀嚼、舔唇、摸索等动作的重复;伴有意识障碍。

3.精神运动性兴奋　表现为无理吵闹、唱歌、脱衣裸体等,事后不能回忆。

4.单纯失神发作　表现为突然发生和突然停止的意识障碍。持续时间短,发作后仍继续原有的动作。

5.强直-阵挛性发作　也称大发作,以意识丧失和全身抽搐为特征。先有瞬间麻木、疲乏、恐惧或无意识的动作为先兆,随后出现意识丧失,发出叫声倒在地上,所有骨骼肌强直收缩、头后仰、眼球上翻、上肢屈肘、下肢伸直,喉部痉挛,牙关紧闭,呼吸暂停,口唇发紫,瞳孔散大,对光反射消失,持续 $10 \sim 20$ s,随继全身肌肉阵挛,约 1 min 抽搐突然停止,口吐白沫,然后呈昏睡状态,伴有大小便失禁。十余分钟至 $2 \sim 4$ h 后患者逐渐苏醒。对发作不能回忆。若发作间歇期仍有意识障碍称为"癫痫持续状态"。

【辅助检查】

1.电生理检查　通过脑电图检查在癫痫发作间歇期亦可出现各种痫样放电,部分发作患者可出现局灶性异常放电,常规脑电图记录时间短,目前可应用24 h 脑电监测。

2.CT 和 MRI　对癫痫诊断无用,但通过检查可以明确病因。

【诊断要点】

详细病史和发作时目击者的描述,临床表现有发作性、短暂性、间歇性等特点,有时有意识障碍;发作时伴有舌咬伤、跌伤、尿失禁等;脑电图检查有异常发现。根据以上资料首先考虑是不是癫痫;是特发性还是症状性癫痫;借助于神经系统检查、生化等实验室检查、脑血管造影、CT 和 MRI 等检查明确病因。

【治疗要点】

1.消除已知的致病因素　对继发性癫痫应积极治疗原发病。

2.病因治疗　如低血钙、低血糖、感染、肿瘤等,可进行相应的治疗。对颅内占位性病变首先考虑手术治疗。

3.合理用药　长期用药者在完全控制发作后应再持续服药 $3 \sim 5$ 年,然后再考虑停药,平时要遵医嘱定时定量服药,保证一定的血药浓度。

(1)治疗要点　在给氧、防护的同时应从速制止发作,首先给地西泮 $10 \sim 20$ mg 静脉注射,注射速度不超过 2 mg/min,以免抑制呼吸,在监测血液同时静脉滴入苯妥英钠以控制发作。同时进行对症支持治疗,如伴脑水肿、感染、高热等给予脱水、抗感染、退热处理;维持水电解质、酸碱平衡,并给予营养支持治疗。

(2)护理要点　严密观察病情,一旦形成癫痫持续状态,应立即采取相应的抢救措施。

1）立即按医嘱给予地西泮 10～20 mg 缓慢静脉推注,速度每分钟 3～5 mg 滴入,用药中严密观察患者呼吸、心律、血压的变化,如出现昏迷加深、呼吸变浅、血压下降,应停止输药。

2）保持室内环境应安静,避免外界各种刺激,应设专人守护,床周加设护栏以保护患者免受外伤。

3）严密观察病情,做好生命体征、意识、瞳孔等方面的监测,及时发现并处理高热、周围循环衰竭、脑水肿等严重并发症。

4）控制液体入量遵医嘱快速静脉点滴脱水剂和吸氧,以防脑水肿。

5）保持呼吸道畅通和口腔卫生,防止继发感染。

【护理评估】

1.健康史　了解家族史、既往健康状况、有无脑部病变或外伤史,以及各种诱发因素。

2.身体状况　评估病后主要症状的特点,注意观察有无癫痫持续状态的表现。

3.辅助检查　脑电图检查是否出现各种病理波。

【护理诊断/问题】

1.有受伤的危险　与癫痫发作时意识突然丧失或判断力受损有关。

2.有窒息的危险　与癫痫发作时喉头痉挛、气道分泌物增多有关。

3.知识缺乏　缺乏长期、正确服药的知识。

4.潜在并发症　脑水肿、酸中毒、水和电解质紊乱。

【护理措施】

1.评估癫痫类型　如果是强直阵挛性发作,一旦发生应迅速将患者就地平卧,解开领口和裤带,用软物垫在患者头下。必要时可使用吸引器,托起下颌,将舌用舌钳拉出,防止舌后坠堵塞呼吸道。

2.保持呼吸道通畅　及时吸出口腔和气道内分泌物,必要时可做气管切开。可给予吸氧。

3.病情观察　监测生命体征、神志变化,尤其是呼吸频率、节律的改变。抽搐发作时床边加床档,护士应保护患者。

4.用药护理　遵医嘱服药,分次、餐后服用,避免胃肠道反应;注意观察药物疗效和副作用。药物用到一定量时可做血药浓度测定,以防药物的毒、副作用。

5.心理护理　护士应鼓励、疏导患者,使其消除自卑心理,恢复正常生活和情趣,增强治愈信心。

【健康指导】

1.避免诱发因素　避免过度劳累、睡眠不足、便秘、感情冲动、声光电以及惊吓等诱发因素,介绍本病的基本知识及发作时家庭紧急护理方法。

2.饮食指导　饮食以清淡为主,不食辛辣食物,戒除烟酒。

3.适当运动　适当地参加体力和脑力活动,外出时随身携带诊疗卡,不要因自卑感而孤独离群。

4.注意安全　不宜从事危险工作,如高攀、游泳、驾驶等工作。

5.用药指导　遵医嘱服药,不随意增减药物剂量,不随意停药或换药。

 临床案例分析

患者,女,10岁,在校园里活动时突然出现两眼上翻,四肢抽搐,牙关紧闭,神志不清,跌倒在地,伴有大小便失禁。5 min后缓解,被同学发现急送医院治疗。患者精神、饮食、睡眠质量尚可,无恶心、呕吐,无寒战、发热,无头晕、心悸,否认有其他病史。患者性格内向。脑电图示:有左颞叶痫灶可能。

请问:①目前患者主要存在有哪些护理诊断?②针对发作期,应采取哪些护理措施?③如何对这个患者进行健康指导?

（裘晓华）

 章节练习

一、单项选择题

1.高血压脑出血最好发的部位是(　　)

　　A.大脑皮质　　　　　　　　　　　　B.内囊及基底神经节附近

　　C.丘脑　　　　　　　　　　　　　　D.小脑

　　E.脑桥出血

2.有助于脑出血和脑血栓形成的鉴别(　　)

　　A.高血压动脉硬化史　　　　　　　　B.出现瘫痪

　　C.脑脊液检查　　　　　　　　　　　D.出现昏迷

　　E.有短暂性脑缺血发作史

3.老年高血压患者,血压180/100 mmHg,嘱其早晨起床动作要慢,是为了(　　)

　　A.放松疗法　　　　　　　　　　　　B.防止跌倒

　　C.防止体位性低血压　　　　　　　　D.有利四肢活动

　　E.防止脑出血

4.吴先生,58岁。患原发性高血压2年。2 d前与人争吵后开始血压突然明显升高,出现剧烈头痛、呕吐、抽搐、昏迷。最可能为(　　)

　　A.脑血栓形成　　　　　　　　　　　B.高血压危象

　　C.高血压脑病　　　　　　　　　　　D.脑出血

　　E.脑梗死

二、名词解释

1.TIA　2.癫痫持续状态　3.脑卒中

答案:1. B　2. C　3. B　4. C

第十三章

内分泌系统与结缔组织疾病患者的护理

学习目标

1. 掌握甲状腺功能亢进症、糖尿病的临床表现、护理评估重点、护理诊断、护理措施、健康指导及甲状腺危象的抢救配合与护理。

2. 熟悉甲状腺功能亢进症、糖尿病、系统性红斑狼疮、类风湿性关节炎的概念、病因及诱因;熟悉甲状腺危象、糖尿病酮症酸中毒的诱因。

3. 了解甲状腺功能亢进症、系统性红斑狼疮、类风湿性关节炎的辅助检查、治疗要点。

4. 运用所学知识,结合病情及病史对甲状腺功能亢进症患者进行护理评估,制订护理计划。

第一节 甲状腺功能亢进症

甲状腺功能亢进症(简称甲亢)是指甲状腺腺体本身产生甲状腺激素过多而引起的甲状腺毒症。甲状腺毒症是指血液循环中甲状腺激素过多,引起以神经、循环、消化等系统兴奋性增高和代谢亢进为主要表现的一组临床综合征。根据甲状腺的功能状态,甲状腺毒症可分类为甲状腺功能亢进类型和非甲状腺功宫亢进类型。在各种病因所致甲状腺功能亢进中,以 Graves 病最多见。

【Graves 病的病因】

Graves 病(Graves disease,GD)也称毒性弥漫性甲状腺肿病。GD 是甲状腺功能亢进症的最常见病因,我国人群患病率约1.2%,占所有甲状腺功能亢进的50% ~80%。女性高发,高发年龄为20~50 岁。临床表现为甲状腺肿大、高代谢状态、眼突等。

(一)基本病因

1. 遗传因素　大量的流行病学证据表明遗传因素在 GD 的发病中起重要作用,GD 的发生呈明显的家族聚集性。

甲状腺毒症
的常见原因

2.环境因素　环境因素主要指食物中的碘、吸烟、精神刺激及感染、药物作用、辐射暴露等。

3.自身免疫　国内外研究证明,GD 是由遗传因素控制的自身免疫机制失常所诱发的。其自身免疫发病机制尚未明确。

(二)诱因

1.情志　刺激本病发病与情志因素关系密切,生活方式干预和心理疏导在治疗中起重要作用。

2.饮食因素　含碘饮食是诱发本病的重要因素,而吸烟则是本病相关眼病的重要危险因素。

3.其他　细菌感染、性激素、应激也可能参与 GD 的发生,对本病的发生和发展有影响。

【Graves 病的临床表现】

本病起病缓慢,临床表现为累及包括甲状腺在内的多系统综合征,典型表现包括:高代谢症群、甲状腺肿大和眼征等。老年和儿童患者表现常不典型。

(一)高代谢症群

1.症状

(1)高代谢综合征　甲状腺激素分泌增多导致交感神经兴奋增高和新陈代谢加速,患者常有疲乏无力、怕热多汗、多食善饥、消瘦等,可有低热,发生危象时可出现高热。

(2)精神神经系统　易激动、多猜疑、多言好动、焦虑易怒、失眠紧张、注意力不集中、记忆力减退,手和眼睑震颤,腱反射活跃、反射时间缩短等。

(3)心血管系统　心悸气短、心动过速,第一心音亢进,心律失常(以房颤多见)心脏增大和心力衰竭等。收缩压升高、舒张压降低,脉压增大,可出现周围血管征。

(4)消化系统　食欲亢进、多食消瘦、排便次数增多、稀便。重者可出现肝大、肝功能异常。

(5)肌肉骨骼系统　主要是甲状腺毒血症性周期性瘫痪。主要累及下肢,有低钾血症,严重时伴发重症肌无力。

(6)造血系统　可有外周血白细胞总数减低,淋巴细胞比例增高,单核细胞数增多。血小板寿命时间短,可伴发血小板减少性紫癜。

(7)生殖系统　女性月经减少或闭经。男性阳痿,偶有乳腺发育。

2.体征

(1)双手平伸可见细微震颤。

(2)常在安静状况下出现心率增快,表现为窦性心动过速。各型心律失常中又以窦性心动过速和心房纤颤为主。

(二)甲状腺肿大

多数患者有不同程度的甲状腺肿大,常为弥漫性、对称性,质地不等,无压痛,随吞咽动作上下移动。甲状腺上下极可触及震颤,闻及血管杂音,为本病重要的体征。

(三)眼征

多数患者伴有眼征,其中突眼为特异的体征之一。按病变程度可分为两类:一类为单纯性突眼,与甲状腺毒症所致的交感神经兴奋性增高有关;另一类为浸润性眼征,与眶周组织的自身免疫炎症反应有关。

1. 单纯性眼征

(1)轻度突眼 突眼度不超过 18 mm。

(2)Stellwag 征 瞬目减少,眼神炯炯发亮。

(3)von Graefe 征 双眼向下看时,由于上眼睑不能随眼球下落,显现白色巩膜。

(4)Joffroy 征 眼球向上看时,前额皮肤不能皱起。

(5)Mobius 征 双眼看近物时,眼球辐辏不良。

(6)其他 上睑痉挛,睑裂增宽。

2. 浸润性眼征 又称恶性突眼。约占 5%,但症状较重,除上述眼征外,常有眼睑肿胀肥厚,结膜充血水肿。突眼度超过 18 mm,伴眼球活动受限。患者诉视力下降眼及视野缩小、眼内异物感、畏光、复视、斜视、眼部胀痛、刺痛、流泪。严重者眼球固定,眼睑闭合不全,角膜外露可形成溃疡或全眼球炎,甚至失明。

(四)特殊临床表现

1. 甲状腺危象 又称甲状腺功能亢进危象,是甲状腺毒恶化的严重表现,病死率在 20% 以上。多发生于甲状腺毒症治疗不恰当的患者,与甲状腺激素水平增高有关。常见诱因有感染、手术、创伤、精神刺激等。临床表现为:原有甲状腺毒症症状加重,并出现高热(体温>39 ℃)、大汗、心动过速(心率>140 次/min)、恶心、呕吐、腹泻、烦躁不安、焦虑不安、谵妄、心功能不全、休克及昏迷等。甲状腺危象的诊断主要靠临床综合判断,临床高度疑似本症及有危象前兆者应立即按甲状腺危象处理。

2. 甲状腺毒症型心脏病 表现为心脏增大、心律失常或心力衰竭。

3. 淡漠型甲状腺功能亢进 多见于老年患者。起病隐匿,无明显高代谢综合征、甲状腺肿和眼征等临床表现;表现为神志淡漠、乏力、嗜睡、反应迟钝、消瘦明显等,常被误诊或漏诊,导致甲状腺危象。

【实验室及其他辅助检查】

1. 血清甲状腺激素测定

(1)血清总甲状腺素(TT_4) 诊断甲状腺功能亢进症的主要指标,受血清 TBG 的量和结合力变化的影响。

(2)血清总三碘甲状腺原氨酸(TT_3) 血清中 99.6% 的 T_3 以与蛋白结合的形式存在,TT_3 测定的是结合于蛋白的激素,受 TBG 的影响。GD 时 TT_3 增高。如疑及 TBG 异常,须同时测定游离 T_3、T_4。

(3)血清游离甲状腺素(FT_4)、游离三碘甲状腺原氨酸(FT_3) 游离甲状腺激素是甲状腺激素生物效应的主要部分,是诊断临床甲状腺功能亢选的首选指标。GD 时血中 FT_4、FT_3 均升高。

2. 促甲状腺激素测定　血清促甲状腺激素测定(TSH)是反映下丘脑-垂体-甲状腺轴功能最敏感的指标。目前采用敏感 THS(s-THS)和超敏 THS 测定方法,成人正常参考值为 0.3～4.8 MU/L。GD 时 THS 通常小于 0.1 MU/L。

3. 甲状腺 ^{131}I 摄取率　GD 时甲状腺 ^{131}I 摄取率增加,高峰前移。

4. TSH 受体抗体(TRAb)　鉴别甲状腺功能亢进病因、诊断 GD 的指标之一。TRAb 包括刺激性(TSAb)和抑制性(TSBAb)两种抗体。TRAb 检测还可以作为的临床治疗停药的重要指标。

5. 影像学检测　彩色 B 超、放射性核素扫描、CT、MRI 等影像学检查,有助于甲状腺肿、异位甲状腺、自主高功能腺瘤和突眼病因的判断及眼外肌受累情况的评估。

【诊断要点】

根据患者病史、临床表现及实验室检测结果,典型病例的诊断一般并不困难。①高代谢症状和体征;②甲状腺肿大;③血清 TT_4、FT_4 增高,TSH 减低。具备以上 3 项诊断即可成立。

【治疗要点】

目前不能对 GD 进行病因治疗。针对甲状腺功能亢进治疗方案有抗甲状腺药物(antithyroid drugs,ATD)、^{131}I 和手术治疗。

(一)抗甲状腺药物治疗

ATD 治疗是甲状腺功能亢进的基础治疗,也用于手术和 ^{131}I 治疗前的准备阶段。常选药物为 PTU,常见不良反应为粒细胞减少。疗程一般为 18～24 个月。

1. 适应证

(1)症状较轻,甲状腺轻,中度肿大的患者。

(2)20 岁以下的青少年、儿童患者。

(3)孕妇、高龄或由于其他产重疾病不适宜手术的患者。

(4)手术治疗准备。

(5)甲状腺次全切除后复发又不适合 ^{131}I 治疗者。

(6)^{131}I 治疗前后的辅助治疗。

2. 常用药物　硫脲类和咪唑类。常用药物有丙硫氧嘧啶(propylthiouracil,PTU)、甲巯咪唑(methimazole,MMI)和卡比马唑(carbimazole)等。因该药不容易通过胎盘屏障,妊娠期甲状腺功能亢进时首选 PTU。

3. 疗程与剂量　以 PTU 为例,如用 MMI 则剂量为 PTU 的 1/10。

(1)初治期　300～450 mg/d,分 3 次口服,当患者症状显著减轻,高代谢症状消失小,体重逐渐恢复,血清甲状腺激素及 TSH 接近正常时可根据病情开始减药。持续 4～8 周不等。

（2）减量期　药量的递减应根据症状体征以及实验室检查的结果及时相应调整,一般为每 2 ~ 4 周减量一次,每次减量 50 ~ 100 mg/d,3 ~ 4 个月减至维持量。

（3）维持期　多数患者只需治疗剂量的 1/3 或更少就能维持正常的甲状腺功能,50 ~ 100 mg/d,维持治疗 1 ~ 1.5 年或更长时间。除非有严重的并发症,一般不宜中断治疗,遵医嘱复诊。

4.药物的不良反应

（1）粒细胞减少　外周血白细胞低于 $3×10^9/L$ 或中性粒细胞低于 $1.5×10^9/L$ 时应当停药。甲状腺功能亢进症本身也可引起白细胞减少,故治疗前后应定期检查白细胞。

（2）药疹　一般的药疹可加用抗组胺药物,药疹严重时应立即停药并积极抗过敏治疗。

（3）药物性肝炎　轻者加用保肝药物,在严密观察下减量用药或换用其他 ATD。转氨酶显著上升或出现黄疸时应停药,以免导致肝衰竭。

（5）停药指标　主要照临床症状、体征和实验室检查结果。高代谢综合征消失,甲状腺明显缩小,TSAb(或 TRAb)转为阴性,可以停药。疗程一般为 18 ~ 24 个月。

（二）^{131}I 治疗

其机制是 ^{131}I 被甲状腺摄取后释放出 β 射线,破坏甲状腺组织细胞,使甲状腺激素分泌减少。疗效可达 90% 以上,目前是欧美国家治疗成人甲状腺功能亢进的首选方法。

1.适应证　根据《中国甲状腺疾病诊治指南》(2007 年版)。

（1）成人 Graves 甲亢伴甲状腺肿大 II 度以上。

（2）ATD 治疗失败或过敏。

（3）甲亢手术后复发。

（4）伴心、肝、肾、糖尿病等疾病不宜或不愿手术者。

（5）毒性多结节性甲状腺肿、自主功能性甲状腺结节合并甲亢。

2.禁忌证

（1）妊娠和哺乳期妇女。

（2）重症浸润性突眼患者。

（3）甲状腺危象。

（4）青少年应尽量避免使用。

3.并发症

（1）甲状腺功能减退,分水久性和暂时性。

（2）放射性甲状腺炎。

（3）个别患者可诱发甲状腺危象。

（4）有时可加重浸润性突眼。

（三）手术治疗

甲状腺次全切除的治愈率可达 80% 以上,复发率为 1% ~ 10%。

1.适应证

(1)长期服药无效,停药后复发或不能坚持服药者。

(2)甲状腺显著肿大,有压迫症状者。

(3)胸骨后甲状腺肿伴甲状腺功能亢进者。

(4)伴有甲状腺结节不能排除恶性病变者。

2.禁忌证

(1)伴重症浸润性突眼患者。

(2)伴严重心、肝、肾疾病,不能耐受手术者。

(3)妊娠初期3个月和第6个月以后。

3.手术治疗的并发症　发生率与术前准备是否得当和手术熟练程度有关,常见的并发症有术后出血、甲状旁腺功能减退和喉返神经损伤。

(四)其他药物治疗

1.碘剂　复方碘化钠溶液仅用于术前准备和甲状腺危象的抢救。

2.β受体阻断药　主要在 ATD 初治期使用,可以迅速阻断儿茶酚胺的作用,阻断外周组织中 T_4 向 T_3 转化,改善甲状腺功能亢进症患者的心悸、烦躁等交感兴奋的症状。有支气管哮喘、严重心力衰竭及低血糖倾向者禁用。

(五)甲状腺危象的防治

1.抑制甲状腺激素合成　首选 PTU 500 ~ 1 000 mg 口服或经胃管内注入,每4 h 给予 PTU 250 mg,症状缓解后减至一般治疗剂量。

2.抑制甲状腺激素释放　使用 PTU 后 1 h 加用复方碘口服溶液 5 滴,以后每 6 h 一次,使用 3 ~ 7 d。

3.β受体阻滞剂　普萘洛尔、艾司洛尔,拮抗甲状腺激素的外周作用,抑制外周组织中的 T_4 向 T_3 转化。

4.糖皮质激素　氢化可的松、地塞米松,纠正肾上腺功能相对不足,阻断 T_4 向 T_3 的转化。

5.成膜透析、血液透析或血浆置换等　目的是降低血浆甲状腺激素浓度。

6.其他治疗　包括诱因治疗、降温、支持和对症处理。

【护理评估】

1.病史评估　患者的疾病发生发展情况。

2.身体评估　评估患者生命体征变化及甲状腺肿大情况变化情况。

3.实验室及其他辅助检查　了解患者进行的各项检查结果及其意义。

【护理诊断/问题】

1.营养失调:低于机体需要量　与机体高代谢状况和消化吸收不良有关。

2.活动无耐力　与蛋白质分解增加、甲状腺功能亢进性心脏病、甲状腺肌病等有关。

3. 自我形象紊乱　与突眼、甲状腺肿大和消瘦导致身体外观改变有关。

4. 潜在并发症　甲状腺危象。

【护理措施】

1. 饮食护理　给予高蛋白、高热量、高维生素饮食,补充足量的水分。避免含碘丰富的食物。每周测量体重,评估体重改善情况。

2. 用药护理　ATD 治疗是基础治疗措施,坚持长期服药,定期门诊复诊,及时调整药物剂量,不能随便中断治疗或自行增减药物剂量。并注意有无出现白细胞减少、药物性皮疹、皮肤瘙痒等药物不良反应,一旦发生应及时就诊,以免发生严重不良后果。

3. 病情观察　应注意观察患者神经精神状态、生命体征、甲状腺肿大、突眼等病情变化是否存在感染、手术、创伤、精神刺激等危象诱因。对老年患者应注意观察有无嗜睡、反应迟钝、明显消瘦及器官衰竭的表现,并做好相应的护理。

4. 心理护理　指导患者自我调节,采取自我催眠、放松训练、自我暗示等方法缓解紧张的心理,恢复身心平衡调节能力。必要时可遵医嘱予镇静、安眠药物。

【健康教育】

1. 疾病知识教育　提供有关 Graves 病的知识,避免过度劳累和精神刺激。教会患者自我监护和自我护理的方法。

2. 用药指导　指导患者按时按量服用药物,不随意减量和停药并定期到医院复诊调整 ATD 的剂量,定期复查周围血常规及甲状腺功能,以防发生白细胞减低和甲状腺功能低下。如出现发热、咽痛等应警惕粒细胞缺乏症发生,应立即就医。

3. 自我监测指导　教会患者每日清晨起床前自测脉搏,定期测量体重,脉搏减慢、体重增加是治疗有效的标志。若出现高热、恶心、呕吐、腹泻、突眼加重等,应警惕甲状腺危象的可能,立即就医。

 临床案例分析

患者,女性,32 岁。患"甲状腺功能亢进症"2 年,应用抗甲状腺药物控制良好。因子宫肌瘤入院准备手术切除。术前 1 d,护士在做术前教育时发现患者紧张,焦虑,心率达 142 次/min。自觉四肢无力,烦躁不安,心慌气短,多汗。查体:T 39 ℃,P 110 次/min,R 24 次/min,BP 158/96 mmHg;甲状腺无肿大,表面光滑、无结节,听诊有血管杂音;心律不齐,心率大于脉率。

请问:①患者目前主要的护理问题是什么? ②哪些因素可诱发该疾病? ③其相应的护理措施有哪些?

第二节　糖尿病

糖尿病是一组由于胰岛素分泌和(或)作用缺陷所引起的以慢性血葡萄糖水平增高

为特征的代谢性疾病。长期糖类及脂肪、蛋白质代谢紊乱可引起多系统损害,导致心脏、肾、眼、神经、血管等组织器官的慢性进行性病变、功能缺陷及衰竭。病情严重或应激时可发生酮症酸中毒、高渗性昏迷等急性严重代谢紊乱。

糖尿病是世界性常见病、多发病,患者数正随着人们生活水平的提高、生活方式的改变、人口老龄化而迅速增加,成为包括心血管疾病和肿瘤在内的三大慢性非传染性疾病,它可使患者生活质量下降,病死率增高,寿命缩短,是严重威胁人类健康的世界性公共卫生问题。

【病因及分类】

目前国际上通用 WHO 糖尿病专家委员会发布的病因学分类标准(1999)。

1. Ⅰ型糖尿病(T_1DM) 由于胰岛 B 细胞破坏导致胰岛素绝对缺乏所引起的糖尿病。

2. Ⅱ型糖尿病(T_2DM) 从以胰岛素抵抗为主伴胰岛素进行性分泌不足和以胰岛素分泌不足为主伴胰岛素抵抗所致的各种原因的糖尿病。

3. 妊娠糖尿病 妊娠糖尿病,妊娠过程中初次发现的任何程度的糖耐量异常,均可认为是 GDM,已知有糖尿病又合并妊娠者不包括在内。

4. 特殊类型糖尿病 是病因相对明确的一些高血糖状态。如胰岛 B 细胞功能基因变异;胰腺外分泌疾病;内分泌疾病;药物或化学品所致糖尿病等。

【病因及发病机制】

糖尿病的病因和发病机制非常复杂,至今尚未完全阐明。总的来说,遗传因素及环境因素共同参与了发病过程。

(一)Ⅰ型糖尿病的病因

1. 基本病因 遗传在 T_1DM 的发病中有重要作用。

2. 诱因 病毒感染、化学毒物等也可诱发 T_1DM。

(二)Ⅱ型糖尿病病因

遗传和环境因素共同作用而形成的多基因遗传性疾病。尤其是不良的生活方式加重疾病的发生。

1. 基本病因

(1)遗传因素 大多数 T_2DM 是多个基因及多种环境因素共同参与的复杂疾病。

(2)胰岛素抵抗和 B 细胞功能缺陷 胰岛素抵抗是指胰岛素作用的靶器官(主要是肝脏、肌肉和脂肪组织)对胰岛素作用的敏感性降低。

2. 诱因

(1)环境因素 流行病学研究表明,肥胖(尤其是中央型肥胖)、高热量饮食、体力活动不足、人口老龄化等因素是主要的环境因素;高血压、血脂异常等因素也会增加患病风险。

（2）年龄因素　大多数Ⅱ型糖尿病于30岁以后发病。在半数新诊断的Ⅱ型糖尿病患者中，发病时年龄为55岁以上。

（3）生活方式　摄入高热量及结构不合理（高脂肪、高蛋白、低糖）膳食会导致肥胖，随着体重的增加及缺乏体育运动，胰岛素抵抗会进行性加重，进而导致胰岛素分泌缺陷和Ⅱ型糖尿病的发生。

【临床表现】

（一）基本临床表现

1.代谢紊乱综合征　典型症状：多尿、多饮、多食、体重减轻。

2.其他症状　有头昏、乏力、四肢酸痛、麻木等。由于高血糖和周围神经病变导致皮肤干燥、瘙痒。女性患者还可因尿糖刺激局部皮肤而引起阴部瘙痒。血糖升高较快时可使眼房水、晶体渗透压改变而引起屈光改变致视力模糊。

（二）急性并发症

1.糖尿病酮症酸中毒（diabetes ketoacidosis，DKA）　多发生于 T_1DM 和 T_2DM 的严重阶段。T_1DM 有自发倾向，T_2DM 常有诱发因素。

（1）诱因　胰岛素治疗不适当减量或突然中断、饮食不当、合并感染、外伤、麻醉、手术、妊娠、心肌梗死、严重精神刺激引起应激状态等。

（2）发病机制　由于胰岛素严重不足或不能发挥作用，糖代谢紊乱加重，脂肪分解加速，大量脂肪酸在肝脏氧化产生大量酮体（乙酰乙酸、丙酮、β-羟丁酸），当酮体在体内堆积，超出机体调节能力时，形成代谢性酸中毒，称糖尿病酮症酸中毒。

（3）临床表现　早期代偿阶段：多尿、口渴、多饮、乏力、疲劳等原有糖尿病症状加重或首次出现；失代偿后，出现食欲减退、恶心、呕吐或有腹痛、极度口渴、尿量显著增多等症状，常伴有头痛、烦躁、嗜睡、呼吸深快有烂苹果味、面颊潮红、口唇樱红。后期：患者严重失水、尿量减少、皮肤黏膜干燥、弹性差、眼球松软、下陷、眼压降低、声音嘶哑、脉搏细速、血压下降、四肢厥冷，并发休克或心、肾功能不全。各种反射迟钝甚至消失，终至昏迷。

2.高渗性非酮症糖尿病昏迷（简称高渗性昏迷）　多见于老年患者，好发年龄为50~70岁，约2/3病例在发病前无糖尿病病史或仅有轻度症状。早期表现为多尿、多饮，但多食不明显。后期逐渐出现精神症状，如迟钝、嗜睡谵妄、抽搐，重者昏迷。

（三）慢性并发症

1.大血管病变　动脉粥样硬化的患病率较高，发病年龄较轻，病情进展较快，多发生于脑动脉、冠状动脉、下肢动脉病变。

（1）糖尿病性心血管疾病　是糖尿病患者死亡的主要原因之一。糖尿病性心肌病，可诱发心律失常、心力衰竭、心源性休克和猝死。

（2）糖尿病性脑血管病　是糖尿病致死、致残的主要原因之一。

2. 微血管病变

(1) 糖尿病肾病 高血糖状态下,引起肾小球硬化。早期糖尿病肾病的特征是尿中白蛋白排泄轻度增加(微量白蛋白尿)逐步进展至大量白蛋白尿和血清肌酐上升,最终发生肾衰竭,需要透析或肾移植。

(2) 糖尿病视网膜病变 发病率随年龄与病程的增加而增高。是成人失明的重要原因。

(3) 糖尿病神经病变 病程 5 年以上的糖尿病患者其糖尿病神经病变发病率高达 70% ~90%,呈对称性复发神经病变,以周围神经病变最为常见,下肢较上肢严重。

(4) 糖尿病足 糖尿病足(diabetic foot,DF)是指与下肢远端神经异常和不同程度的周围血管病变相关的足部(踝关节或踝关节以下)感染、溃疡和(或)深层组织破坏,是导致截肢、致残的主要原因。

(四) 感染

皮肤真菌感染最常见。女性患者易患膀胱炎和肾盂肾炎。患者常发生疖、痈等皮肤化脓性感染而引发败血症。

(五) 其他

糖尿病还可引起白内障、青光眼、屈光改变等眼病。

【实验室及其他辅助检查】

1. 血糖测定 血糖升高是诊断糖尿病的主要依据,也是判断糖尿病病情和评价糖尿病控制状况的主要指标,常用指标有空腹血糖(FPG)和餐后 2 h 血糖(2 hPG)。

2. 口服葡萄糖耐量试验(OGTT) 当血糖高于正常范围而又未达到诊断糖尿病标准时,须进行 OGTT。试验前禁食至少 8 h,清晨空腹进行。

3. 糖化血红蛋白(GHbA1)和糖化血浆蛋白测定 $GHbA_1$ 可反映取血前 8 ~12 周血糖的总水平,是糖尿病控制情况的监测指标之一;糖化血浆蛋白反映患者 2 ~3 周平均血糖水平,正常值为 1.7 ~2.8 mmol/L,为近期病情监测的指标。

4. 胰岛 B 细胞功能检查 胰岛素释放试验和 C 肽释放试验,反映基础和葡萄糖介导的胰岛素释放功能,有助于了解 B 细胞功能(包括储备功能)和指导治疗。

【诊断要点】

①糖尿病症状(多尿、多饮、多食、体重下降、皮肤瘙痒、视力模糊等急性代谢紊乱表现)加上随机血糖=11.1 mmol/L。②空腹血糖(FPG)>7.0 mmol/L。③OGTT 试验 2 h 血糖=11.1 mmol/L。满足以上任一条件者,均可诊断为糖尿病,症状不典型者,需改日重复上述检查。

【治疗要点】

糖尿病的病因和发病机制尚未完全阐明,因此治疗措施主要包括"五驾马车"即饮食控制、适当运动、药物治疗、血糖监测和糖尿病知识及技能的健康教育。

1. 饮食治疗 饮食治疗是糖尿病的治疗基础,根据患者的身高计算患者的标准体重,再根据患者的劳动强度计算全天所需热量并分配到三餐饮食治疗的原则:实行总热量控制,不得随意加量;终身控制饮食;限制高脂肪、高胆固醇和高糖食物,增加食物纤维摄入。

2. 运动治疗 运动治疗同样是糖尿病治疗的基础,患者要根据年龄、性别、体力、病情选择合适的运动,并长期坚持。指导患者选择有氧运动为主,每周至少 3 次,30 ~ 40 min/次为宜。

3. 自我监测 定期监测血糖,对于血糖波动大者,可以每周监测 2 ~ 3 d 血糖;每 3 个月定期复查 GHbA1,了解血糖波动水平;每半年定期复查血脂;每年定期筛查糖尿病并发症。

4. 药物治疗

(1)口服药物治疗 磺脲类、双胍类、噻唑烷二酮类口服降血糖。适合 T_2DM。

(2)胰岛素治疗 主要用于 T_1DM、糖尿病急性并发症或严重慢性并发症、手术、妊娠和分娩以及 T_2DM 经饮食和口服降糖药物治疗未获得良好控制者(表 13-1)。

表 13-1　各类胰岛素制剂皮下注射作用时间表

作用类别	制剂类型	皮下注射作用时间		
		起效	高峰持续	作用时间
速效	门冬胰岛素	10 ~ 15 min	1 ~ 2 h	4 ~ 6 h
短效	正规胰岛素(RI)	15 ~ 60 min	2 ~ 4 h	5 ~ 8 h
中效	中性低精蛋白锌胰岛素(NPH)	2.5 ~ 3 h	5 ~ 7 h	13 ~ 16 h
	慢性胰岛素锌混悬液			
长效	鱼精蛋白锌胰岛素(PZI)	3 ~ 4 h	8 ~ 10 h	20 h
	极慢胰岛素锌混悬液			
预混	优泌灵 30R,诺和灵 30,50R	0.5 h	2 ~ 12 h	14 ~ 24 h
	优泌乐 25,50	10 ~ 15 min	1 ~ 1.5 h	4 ~ 5 h
	诺和锐 30	10 ~ 20 min	1 ~ 4 h	14 ~ 24 h

注:因胰岛素剂量、吸收.降解等多种因素影响,且个体差异大,作用时间仅供参考

5. 糖尿病酮症酸中毒的治疗

(1)立即补液 是首要、关键的措施。纠正失水,恢复有效循环血量,改善心、脑、肾等重要器官的血流灌注,便于胰岛素充分发挥生物效应;其次,可以加速酮体排泄,降低血糖水平。补液总量一般按患者体重(kg)的 10% 估算,一般开始 2 h 输入 1 000 ~ 2 000 mL,第 1 个 24 h 输入总量 4 000 ~ 6 000 mL 或更多。

(2)小剂量胰岛素治疗 根据病情调节胰岛素剂量或改为胰岛素皮下注射。当血糖降至 14 mmol/L 左右时,将生理盐水改为 5% 葡萄糖液 500 mL 加入普通胰岛素 41 ~

61 U,补充能量。

(3)纠正电解质及酸碱平衡失调。

(4)处理诱因和并发症

1)积极预防诱因　指导患者认识和识别酮症酸中毒的诱因,保持心情愉悦,避免精神刺激。

2)并发症处理　①休克:休克严重且经快速补液后仍不能纠正者,考虑合并感染性休克或急性心肌梗死的可能,寻找病因并给以相应的处理。②脑水肿:DKA 最严重的并发症,死亡率高,可能与脑缺氧、补碱过早、过多、过快、血糖下降过快、补液过多等有关。补液、补碱、胰岛素治疗严格按照 DKA 治疗方案进行。当发生脑水肿时,可用脱水剂、呋塞米、地塞米松等排水、利尿治疗。

【护理评估】

1.病史　询问患者的病程发展经过。

2.身体评估　评估患者体格检查。

3.实验室及其他辅助检查　注意血糖、$GHbA_1$、胰岛 B 细胞功能检查及其他检查结果。

【护理诊断/问题】

1.营养失调:高于机体需要量或低于机体需要量　与胰岛素分泌绝对或相对不足,导致糖、脂肪、蛋白质代谢紊乱有关。

2.活动无耐力　与营养失调,周围神经病变所致乏力有关。

3.知识缺乏　缺乏糖尿病疾病相关知识、饮食治疗、运动治疗等相关知识。

4.潜在并发症　糖尿病足、酮症酸中毒、高渗性非酮症糖尿病昏迷。

【护理措施】

(一)饮食护理

计算总热量,根据患者年龄、性别、标准体重、实际体重、有无并发症及体力活动情况而定。营养素的热量分配,进餐定时定量,少量多餐。

1.计算总热量　根据患者年龄、性别、标准体重、实际体重、有无并发症及体力活动情况而定。标准体重(kg)= 身高(cm)–105。

2.确定体重是否为标准体重　肥胖度(或消瘦度)=(实际体重–标准体重)/标准体重×100%。实际体重超过标准体重的10%为超重,超过20%为肥胖,超过40%为重度肥胖;实际体重低于标准体重10%为体重不足,低于20%为消瘦。

3.营养素的热量分配　常见的三大营养物质包括碳水化合物(55%～65%)、蛋白质(15%～20%)、脂肪(30%),帮助患者合理分配三大营养物质,提倡患者多食蔬菜、粗粮,每日饮食所提供的粗纤维素不低于40 g 等。

（二）运动治疗

提倡有氧运动,制定合理的运动方式。

（三）用药护理

遵医嘱使用药物,观察药物的疗效和不良反应,严密观察病情变化。

1. 口服降糖药护理　熟悉每种降糖药物的作用机制,了解药物的作用时间,指导患者各类降糖药物服药时间及方法,掌握每种降糖药物的不良反应,观察患者服药之后,有无不良反应。

2. 胰岛素治疗的护理

（1）给药途径及方式　胰岛素最常用的给药途径是皮下给药,也可经静脉给药,唯一可经静脉给药的胰岛素是普通（短效）胰岛素。胰岛素的注射部位主要有腹部、双上臂外侧下 1/3、臀部、大腿下 1/3 外侧部位。腹部注射吸收最快,其次分是上臂、大腿和臀部。胰岛素的注射方式有笔式胰岛素注射、胰岛素抽吸吸收注射和胰岛素泵持续皮下输注。

（2）胰岛素制剂　保存胰岛素应存放在阴凉处,一般不宜>30 ℃或<2 ℃,且避免剧烈震荡。已开封的胰岛素通常保存于室温25～30 ℃,有效期28～30 d。未开封的胰岛素保存于2～8 ℃冰箱内,有效期根据药物说明书而定。

（3）胰岛素疗效观察　通过定期监测空腹和（或）餐后2 h血糖,观察血糖控制情况。警惕低血糖和早餐空腹高血糖,注意"苏木杰（Somogyi）现象"即:表现为夜间低血糖,早餐前高血糖现象。此外,糖尿病患者在胰岛素治疗的过程中会出现"黎明现象",即:患者在夜间血糖控制尚可且平稳,即无低血糖的情况下,于黎明时分（清晨3～9时）由各种激素间不平衡分泌所引起的一种清晨高血糖状态。患者有乏力、心悸、饥饿和出汗等低血糖症状。

（4）胰岛素的不良反应

1）低血糖及处理　是主要不良反应。与剂量、饮食和运动有关。急救措施包括:尽快给予含糖的食物或饮料 150～200 mL;或立即静脉注射 50% 葡萄糖 20～60 mL,并每 15 min 监测血糖变化,直至血糖升高,临床症状改善。

2）脂肪营养不良的预防　胰岛素注射方式不正确时,容易出现注射部位皮下脂肪增生。经常更换注射部位,两次注射部位相距 1.5 cm 以上,每次注射前,避开有硬结的部位。

3）过敏反应　严重过敏（过敏性休克、血清病等）罕见。主要处理包括更换胰岛素制剂,使用抗组胺药物、脱敏疗法等。

（四）潜在并发症

糖尿病足、酮症酸中毒、高渗性非酮症糖尿病昏迷。

1. 糖尿病足的护理

（1）评估危险因素　评估患者有无足溃疡史、神经病变、缺血性血管病变症状、血糖情况、足畸形等,评估患者是否选择合适的鞋袜。

（2）足部检查　定期做足部感觉测试，保持足部清洁，预防外伤，促进肢体血液循环，做有益于加强腿部运动的活动。

（3）戒烟　足溃疡的预防教育应从早期指导患者控制和监测血糖开始，同时要说服患者戒烟，防止因吸烟导致局部血管收缩而恶化。

（4）有破溃、感染及时处理　难以愈合的溃疡可用生物制剂、生长因子等，血管病变者用活血化瘀、扩血管治疗，改善血液循环；有水肿、溃疡不易愈合，可用利尿剂 ACEI 等。

2.酮症酸中毒、高渗性非酮症糖尿病昏迷

（1）定期监测血糖，合理用药，使用中的胰岛素不能随意减量或停药，保证充分的水分摄入；告知患者及家属起病的诱因和早期症状，及早发现，避免其发展。严密观察胰岛素的低血糖表现等不良反应。

（2）如果已发生，迅速建立两条静脉通道，严密监测病情，记录患者生命体征、神志、24 h 出入液量，保证足够的水分补充，纠正失水。

（3）患者绝对卧床休息、吸氧，预防继发感染。

（4）加强生活护理，特别是皮肤和口腔护理。

（5）昏迷者按昏迷常规护理。

【健康指导】

1.糖尿病基础知识　了解糖尿病的临床表现，掌握其相应的急慢性并发症。

2.糖尿病治疗　告知患者"五驾马车"的治疗原则；各种药物的作用及其不良反应。

3.糖尿病的自我监测　教会患者自我监测血糖、血脂、血压、计体重等，指导胰岛素注射的患者规范注射胰岛素。

4.自我防范意识　加强患者预防低血糖、急性并发症发生等自我防范意识，外出一定要携带糖类食物，随身携带身份标识卡。

5.生活方式指导　强调生活规律，戒烟戒酒，学会心理调适；定期随访血糖以及全身情况，预防感染。

 临床案例分析

患者，男，51 岁。自觉因旅游后感右足背疼痛，行走不便 1 个月，昨日来院就诊。有"糖尿病"史 10 余年，偶尔自行服用降糖药，未定期检测血糖。查体：T 36.6 ℃，P 76 次/min，R 18 次/min，BP 120/70 mmHg；右足背轻度红肿，疼痛明显，无法下地行走，皮温升高，双侧足背动脉搏动减弱。实验室检查：尿糖(+++)，尿酮体 15 mmol/L，空腹血糖 9.8 mmol/L，餐后 2 h 血糖 18.6 mmol/L。

请问：①目前患者最可能的临床诊断是什么？②该患者是什么类型的糖尿病？有无合并糖尿病的并发症？③目前主要护理问题是什么？如何对其进行健康教育？

第三节　系统性红斑狼疮

系统性红斑狼疮（systemic lupus erythematosus，SLE）是一种表现有多系统损害的慢性、系统性、自身免疫性疾病，其血清具有以抗核抗体为代表的多种自身抗体。本病病程以病情缓解和急性发作交替为特点，有内脏（肾、中枢神经）损害者预后较差。在我国发病率为（0.7～1）/1 000，高于西方国家报道的1/2 000。SLE以妇女多见，尤其是20～40岁的育龄女性。通过早期诊断及综合型治疗，本病的预后较以前明显改善。

【病因及发病机制】

（一）病因

遗传、环境因素及雌激素都可诱发本病。

1.环境因素

（1）阳光　40％对阳光过敏，紫外线照射可诱发皮损或使原有皮损加剧。

（2）感染　反转录病毒是引起SLE的可能原因。

（3）食物　含补骨脂素的食物，如芹菜、无花果、香菜等可能增加对紫外线的敏感性。含联胺基团的食物，如烟熏食物、蘑菇等可诱发SLE。

（4）药物　部分患者在使用普鲁卡因胺、磺胺嘧啶、β受体阻滞剂、异烟肼、卡托普利、青霉胺、抗甲状腺药物、异丙嗪、甲基多巴等药物后或用药过程中，出现狼疮样症状，停药后可消失。

2.雌激素　育龄期女性患者明显高于男性。

（二）发病机制

SLE的发病机制尚不明确。可能是具有遗传素质的人，在外来抗原（如病原体、药物等）的作用下，引起人体B细胞活化。

SLE分型和诱因

（三）病理

本病的主要病理变化是炎症反应和血管异常，它可以发生在身体任何器官。

1.狼疮小体（苏木紫小体）　是本病的特征性依据，可见于皮肤、心、肾、肺、脾、淋巴结等，是由于细胞核受抗体作用变性为嗜酸性团块。

2.“洋葱皮样”病变　即小动脉周围有显著向心性纤维增生，尤以脾脏中央动脉最为明显（称为“洋葱脾”）。

【临床表现】

由于多个器官或系统同时或先后受累，故SLE临床表现多样，不同患者间临床表现差异较大。早期症状往往不典型。

1.全身症状　全身症状多见于活动期。约90％的患者在病程中有各种热，多为低、中度热。此外,亦可出现疲倦、乏力、体重减轻等。

2.皮肤与黏膜　80%患者有皮肤损害,表现多种多样,包括面颊部蝶形红斑、丘疹、盘状红斑,指掌部或甲周红斑,指端缺血,面部及躯干皮疹,紫癜或紫斑、水疱和大疱等。最具特征者为颊部蝶形红斑。40%患者在日光或其他来源的紫外线照射后有光过敏现象。

3.关节与肌肉　关节痛是常见的症状之一,近端指间关节、腕、膝和掌指关节是常受累的关节,一般不引起关节畸形,肩、肘、踝及髋关节较少累及。部分患者可有肌痛,5%～10%出现肌炎。

4.内脏器官受损

(1)肾　几乎所有病例均有肾组织的病理变化。狼疮性肾炎临床以急慢性肾炎、肾病综合征、远端肾小管酸中毒和尿毒症等多见尿毒症是SLE常见的死亡原因之一。

(2)心血管　约30%患者有心血管表现,其中以心包炎最为常见。10%患者可有心肌损害。10%有周围血管病变,如血栓性静脉炎等。

(3)肺与胸膜　常累及肺和胸膜,出现胸膜炎、胸腔积液。约10%患者发生急性狼疮性肺炎,表现为发热、咳嗽、胸痛及呼吸困难等。

(4)消化系统　约30%患者以食欲缺乏、腹痛、呕吐、腹泻、腹水等为首发症状。少数以急腹症发作,如急性腹膜炎、胰腺炎、胃肠炎等。肠壁或肠系膜血管炎可引起胃肠道出血、坏死、穿孔或梗阻。

(5)神经系统　约25%患者有中枢神经系统损伤,脑损害最多见,故称为神经精神狼疮(neuropsychiatric lupus,NP狼疮)。

(6)血液系统　约60%活动性SLE有慢性贫血表现,10%为溶血性贫血(Coombs试验阳性),部分患者还出现白细胞及血小板减少,轻、中度淋巴结肿大、脾大等。

(7)眼　约15%患者有眼底病变,如出血、视盘水肿、视网膜渗出物等。重者可在数日内致盲。早期治疗,多数可逆转。

【实验室及其他辅助检查】

1.一般检查　血、尿常规异常,提示血液系统和肾损害。血沉增快表示疾病控制尚不满意。

2.免疫学检查

(1)自身抗体　SLE血清中可以查到多种自身抗体。其临床意义主要是SLE诊断的标记、疾病活动性及可能出现的临床亚症。最常见而有用的自身抗体依次为抗核抗体谱、抗磷脂抗体和抗组织细胞抗体。抗体和抗组织细胞抗体。

(2)补体　免疫复合物增加及补体C_3、C_4、CH_{50}(总补体)降低有助于SLE诊断,并提示狼疮活动。

(3)免疫病理学　有肾穿刺活组织检查和皮肤狼疮带试验。

3.其他检查　CT、X射射线及超声心动图检查分别用于早期发现出血性脑病、肺部浸润及心血管病变。

【诊断要点】

1. 系统性红斑狼疮的诊断 目前普遍采用美国风湿病学会 1997 年推荐的 SLE 分类标准(表 13-2)。诊速要点 11 条标准中符合 4 条或 4 条以上者,尤其是颊部红斑、盘状红斑、光过敏、抗核抗体阳性等,在排除感染、肿瘤和其他结缔组织病后,可诊断 SLE。

表 13-2 美国风湿病学会 1997 年推荐的 SLE 分类标准

序号	诊断要点	特点
1	颊部红斑	固定红斑,扁平或高起,在两颊突出部位
2	盘状红斑	片状高起于皮肤的红斑,黏附有角质脱屑和毛囊栓;陈旧病变可发生萎缩性瘢痕
3	光过敏	对日光有明显的反应,引起皮疹,从病变中得知或医生观察到
4	口腔溃疡	经医生观察口腔或鼻咽部溃疡,一般为无痛性
5	关节炎	非侵蚀性关节炎,累及 2 个或更多的外周关节,有压痛,肿胀或积液
6	浆膜炎	胸膜炎或心包炎
7	肾炎	尿蛋白 >0.5 g/24 h 或 +++,或管型(红细胞、血红蛋白、颗粒或混合管型)
8	神经精神症状	癫痫发作或精神病,除外药物或已知的代谢紊乱
9	血液学疾病	溶血性贫血,或白细胞减少,或淋巴细胞减少,或血小板减少
10	免疫学异常	抗 ds-DNA 抗体阳性,或抗 Sm 抗体阳性,或抗磷脂抗体阳性(包括心磷脂抗体或狼疮凝物或至少持续 6 个月的梅毒血清试验假阳性三者中具备一项阳性)
11	抗核抗体阳性	在任何时候和未用药物诱发"药物性狼疮"的情况下,抗核抗体滴度异常

2. SLE 病情活动性和病情轻重程度的评估 各种 SLE 的临床症状,尤其是新近出现的症状,均可提示疾病的活动。与 SLE 相关的多数实验室指标,也与疾病的活动有关。

【治疗要点】

SLE 目前虽无根治方法,但合理的治疗可有效控制病情活动,维持临床缓解。故宜早期诊断,早期治疗。治疗原则是抗感染治疗和免疫调节药物纠正病理过程。病情活动期及危重者给予强有力的药物控制病情缓解后予以维持治疗。

1. 非甾体抗炎药(NSAID) 主要用于控制皮疹发热或关节炎的轻症病例。常用的NSAIDs 药物有塞来昔布、美洛昔康、阿司匹林、布洛芬、萘普生等,其主要不良反应有消化性溃疡、出血、肝肾功损害。

2. 糖皮质激素 具有强大的抗炎作用和免疫抑制作用,是治疗 SLE 的基础药物。

3. 免疫抑制剂 活动程度较严重的 SLE,应同时给予大剂量激素和免疫抑制剂。加用免疫抑制剂有利于更好地控制 SLE,减少 SLE 暴发,减少激素的需要量。常用的药物有环磷酰胺、硫唑嘌呤、环孢素、雷公藤总苷等。

【护理评估】

1. 病史　评估患者的病因及诊治经过。
2. 身体评估　评估患者的全身情况。
3. 辅助检查　详见辅助检查。可做皮肤狼疮带试验、肌肉活检、肾活检等，以协助诊断。

【护理诊断/问题】

1. 皮肤完整性受损　与狼疮导致的血管炎性反应有关。
2. 慢性疼痛：关节、肌肉疼痛　与自身免疫反应有关。
3. 口腔黏膜、会阴黏膜完整性受损　与自身免疫反应、长期使用激素等因素有关。
4. 潜在并发症　肾功能改变、狼疮脑病、多系统器官功能衰竭。

【护理措施】

1. 休息　急性活动期应卧床休息，以减少消耗，保护脏器功能，预防并发症的发生。
2. 饮食护理　肾功能不全者给予低盐、优质低蛋白质饮食，限制水钠摄入。意识障碍者，鼻饲流质饮食。必要时遵医嘱给予静脉补充足够的营养。
3. 病情监测　定时测量生命体征、体重，观察水肿程度、尿量、尿色、尿液检查结果的变化，监测血清电解质、血肌酐、血尿素氮。
4. 用药护理　遵医嘱使用药物，严密观察药物的疗效及不良反应。糖皮质激素是治疗 SLE 的基础药物，其疗程较漫长。
5. 疾病指导　介绍疾病相关知识，避免使用对肾功能有损害的药物发生。

【健康指导】

（一）疾病相关知识

1. 宣讲什么是系统性红斑狼疮，本病的可能病因、发病的症状和体征，有关特殊性的检查等知识。鼓励患者树立战胜疾病的信心，保持心情舒畅。
2. 指导患者要避免一切可能诱发本病的因素，如日晒、感染、妊娠、分娩、药物、外伤、精神创伤、应激状态等。
3. 患者长期随访，是治疗成功的关键。争取病情完全缓解，维持在"无病状态"。

（二）皮肤护理指导

1. 避免阳光直接照射皮肤，禁止日光浴。避免日晒和寒冷刺激的方法同上。
2. 禁用碱性强的肥皂清洁皮肤，宜用偏酸或中性的肥皂，最好用温水洗脸。勿用化妆品，可用中性乳液（不含雌激素）滋润皮肤。
3. 剪指甲不要过短，防止损伤指甲周围皮肤。切忌挤压皮肤斑丘疹，预防皮损和感染。血小板低者易发生出血,应避免外伤。刷牙时用软毛牙刷,勿用手挖鼻腔。

(三)饮食指导

鼓励合理膳食控制体重,进食高蛋白、低盐、低脂、低糖、丰富钙质等饮食;为减轻消化系统的负担鼓励进质软的饮食,少食多餐,戒烟,禁饮浓茶和咖啡,忌食生冷食品和饮料,忌腐败变质的食物等;为防止诱发本病,避免摄入某些含补骨脂素(如芹菜、无花果等)食物或含联胺基团(如烟熏食物、蘑菇等)食物。

(四)用药指导

1. 向患者详细介绍所有药物的名称、剂量、给药时间和方法等,严格按医嘱按时按量服用,不能自行改变剂量、减量过快或突然停药等。

2. 避免服用诱发本系统疾病的药物,如青霉胺、普鲁卡因胺、异烟肼、氯丙嗪、甲基多巴等,避免应用对肾脏有损害的药物,女性避免服用避孕药、含有雌激素的药物等。

3. 教会患者观察药物不良反应及预防方法:具体护理措施参见本章"用药护理"。

(五)预防感染

指导因服用大剂量激素及免疫抑制剂,全身抵抗力下降。注意个人卫生,保持口腔、会阴部的清洁;尽量少到公共场所去,预防感冒,一旦发现皮肤感染知如疖肿,应立即积极治疗;禁止各种预防接种。

(六)自我修饰

指导脱发、肥胖和库欣面容是治疗的不良反应,可做适当修饰增加心国舒适和美感,以增强其自尊。

第四节 类风湿关节炎

类风湿关节炎(rheumatoid arthritis,RA)是以对称性多关节炎为主要临床表现的异质性、系统性、自身免疫性疾病。异质性是指患者遗传背景不同,病因可能也非单一,因而发病机制不尽相同。临床可有不同亚型,表现为病程、轻重、预后、结局都会有差异。本病是慢性、进行性、侵蚀性疾病,如未适当治疗,病情逐渐加重发展。因此早期诊断、早期治疗至关重要。

RA 呈全球性分布,是造成人类丧失劳动力和致残的主要原因之一。我国 RA 的患病率为 0.32%~0.36%。如果不进行治疗,大多数的关节损害在 10~20 年之内发展至残疾。RA 具有较高的死亡率,生存期普遍缩短 3~18 年,每经历一个 10 年的跨度,死亡率的总体发生率就会升高 1.3~2 倍。

【病因及发病机制】

RA 的病因尚不清楚,目前一般认为 RA 是一种自身免疫性疾病,其发生及病程迁延是病原体和遗传基因相互作用的结果。类风湿关节炎的基本病理改变是滑膜炎。

1. **病因**　病因尚不清楚,可能与遗传、环境因素及免疫系统失调等各种因素综合作用的结果。

2. **发病机制**　尽管 RA 的病因尚不清楚,目前一般认为 RA 是一种自身免疫性疾病,其发生及病程迁延是病原体和遗传基因相互作用的结果。

3. **病理**　类风湿关节炎的基本病理改变是滑膜炎。血管炎可发生在 RA 患者关节外的任何组织,它累及中、小、动脉和(或)静脉管壁有淋巴细胞浸润、纤维素沉着,内膜有增生,导致管腔狭窄或堵塞。类风湿结节是血管炎的一种表现,常见于关节伸侧受压部位的皮下组织,也可发生于任何内脏器官。

【临床表现】

RA 的临床表现多样,从主要的关节症状到关节外多系统受累表现。RA 多以缓慢而隐匿的方式起病,在出现明显的关节症状前可有发热、乏力、食欲缺乏、全身不适、体重下降等全身症状。少数则起病较急剧,在数日内出现多关节的症状。

(一)关节表现

RA 晨僵的分度与 RA 关节功能障碍分级

典型患者表现为对称性、多发性关节炎。主要侵犯小关节,以近端指间关节、腕关节、掌指关节及足趾关节最常见,其次为膝、踝、肘、髋、肩等关节。其表现有:

1. **晨僵**　95% 以上的患者可有晨僵,表现为早晨起床后病变关节感觉僵硬,疼痛,活动后减轻(夜间或日间静止不动后出现),如胶黏着的感觉,持续时间在 1 h 以上意义较大。

2. **疼痛与压痛**　关节疼痛往往是最早的关节症状,多呈对称性、持续性疼痛(病初可呈游走性),但时轻时重,常伴有压痛。最常出现的部位为近端指间关节、掌指关节、腕关节,其次为足趾、膝、踝、肘、肩等关节。

3. **关节肿胀**　受累关节均可肿胀,多因关节腔内积液或关节周围软组织炎症引起,表现为关节周围均匀性肿大,手指近端指间关节梭形肿胀是类风湿关节炎患者的典型症状之一。

4. **关节畸形**　晚期患者可出现关节滑膜、软骨破坏和畸形,关节周围肌肉萎缩痉挛、韧带牵拉引起关节半脱位或脱位。最常见的关节畸形为腕关节/肘关节强直、掌指关节半脱位、手指向尺(桡)侧偏斜、"天鹅颈"样畸形或"纽扣花"样表现。

5. **关节功能障碍**　关节肿痛、结构破坏和畸形都会引起关节的活动障碍。重症患者呈纤维性或骨性强直失去关节动能,导致生活不能自理。

6. **特殊关节受累**　主要表现为颈椎的可动小关节及周围腱鞘受累出现颈痛、活动受限;肩关节受累可出现居部痛和活动受限;髋关节受累可出现局部肿胀,臀都以下及腰部痛;颞颌关节受累,早期表现为讲话、咀嚼时疼痛加重,严重者张口受限。

(二)关节外表现

1. **类风湿结节**　是本病较特异的表现,出现在 20% ~30% 的患者,浅表结节多位于鹰嘴附近、枕部、跟腱、坐骨结节和膝关节隆突部及受压部位的皮下。结节呈对称性分布,质硬无压痛,大小不一,直径数毫米致数厘米不等,其出现提示病情活动。深部结节可出现在肺、心脏、肠道及硬脑(脊)膜,肺部结节可发生液化,咳出后形成空洞。结节破溃后可并发感染,否则一般不引起不适症状。

2.类风湿血管炎 是关节外损害的基础,主要累及病变组织的动脉,可出现在患者的任何脏器,如皮肤、肌肉、眼、肺、心、肾、神经等器官组织。多见于甲床或指端小血管炎,部分可致局部组织缺血性坏死。

3.其他 可侵犯肺、心、肾及各组织器官损害。

【实验室及其他辅助检查】

(一)血液检查

1.自身抗体

(1)类风湿因子(rheumatoid factor,RF) 是一种自身抗体,RF 阳性的患者较多伴有关节外表现,如皮下结节及血管炎等。

(2)其他自身抗体 包括抗环瓜氨酸肽抗体(CCP)、抗角蛋白抗体(AKA)、抗 Sa 抗体、抗核周因子(APF)等。抗环瓜氨酸肽抗体(CCP)是目前最常用的早期诊断指标。

2.急性期炎性标志物或急性期反应物

(1)C 反应蛋白(C-reactive protein,CRP) 与病情活动指数、晨僵时间、握力、关节疼痛及肿胀指数、血沉和血红蛋白水平等密切相关。病情缓解时 CRP 下降。

(2)血沉(erythrocyte sedimentation rate,ESR) 是反应病情的指标之一。病情缓解时可恢复正常。

3.血液学改变 有轻至中度贫血。活动期血小板增多,白细胞及分类多正常。

(二)关节滑液检查

关节滑液多呈炎性特点,滑液内可测出 RF、免疫复合物等。

(三)关节 X 射线检查

1.X 射线平片检查 本项检查对 RA 的诊断、关节病变的分期、监测病变的演变均很重要,临床以手指和腕关节的 X 射线摄片应用最多。片中可见关节周围软组织的肿胀阴影,关节端的骨质疏松(Ⅰ期);关节间隙因软骨的破坏变得狭窄(Ⅱ期);关节面出现虫菌样破坏性改变(Ⅲ期);晚期可见关节半脱位和关节破坏后的纤维性和骨性强直(Ⅳ期)。

2.CT 检查 CT 对关节间隙的分辨较 MRI 好,可用于椎体的 RA 检查。

3.MRI 检查 MRI 可很好地分辨关节软骨、滑液、软骨下骨组织,对早期发现关节破坏很有帮助。

【诊断要点】

本病主要依据病史及临床表现,结合血清学及影像学检查来进行诊断。2009 年美国风湿性学会(ACR)和欧洲抗风湿病联盟(EULAR)提出了新的 RA 分类标准和评分系统,即:至少一个关节肿痛,并有滑膜炎的证据(临床或超声或 MRI);同时除其他疾病而引起的关节炎,具有典型常规放射学 RA 骨破坏的改变,可诊断为 RA。另外,该标准对受累关节情况、血清学指标、滑膜炎持续时间和急性时相反应物 4 个部分进行评分,总得分 6 分以上也可以诊断 RA。

【治疗要点】

RA 的治疗至今尚无特效方法,治疗原则包括早期治疗、联合用药、治疗方案个体化、功能锻炼。治疗措施包括一般治疗、药物治疗、外科手术治疗等,其中以药物治疗最为重要。

(一)一般治疗

一般治疗即非药物治疗,包括休息、急性期关节制动、恢复期关节功能锻炼、物理疗法、合理营养、患者教育和心理治疗等。卧床休息仅适合于急性期、发热以及内脏受损的患者。

(二)药物治疗

1. 非甾体抗感染药(non-steroid anti-inflammatory drugs, NSAID) 又称一线抗风湿药。常用的 NSAID 药物有吲哚类(吲哚美辛)、丙酸衍生物(布洛芬、萘普生)、丙斯酸衍生物(双氯芬酸)、吡喃羧酸类(依托度酸)、非酸类(萘丁美酮)、昔康类等。

2. 改善病情 抗风湿药常首选甲氨蝶呤(MTX)。

3. 糖皮质激素 具有强大的抗感染和免疫抑制作用,能迅速减轻关节疼痛、肿胀。非甾体抗感染药及改胃病情的抗风湿药尚未起效改前,可使用小剂量激素缓解病情。泼尼松 10 mg/d。重症者可泼尼松 30~40 mg/d。也可关节腔注射治疗。

4. 其他 目前,已有多种植物药用于 RA 的治疗,如雷公藤多苷。

(三)外科治疗

类风湿关节炎患者经过内科积极正规的药物治疗,病情仍不能控制者,为防止关节破坏,纠正畸形,改善生活质量可考虑手术治疗。

【护理评估】

1. 病史 评估患病及诊治经过。

2. 身体评估 详见临床表现。

3. 实验室及其他辅助检查 具体内容详见前述相关内容。

【护理诊断/问题】

1. 疼痛:慢性关节疼痛 与关节炎性反应有关。

2. 躯体移动障碍 床上活动障碍、行走障碍、借助轮椅活动障碍、轮椅转移障碍等与疼痛和关节活动受限有关。

3. 自理能力缺陷 与关节不能活动、肌无力、疼痛、僵硬或疲乏有关。

4.有废用综合征的危险　与关节炎反复发作疼痛和关节骨质破坏有关。

【护理措施】

1.休息、体位及冷热疗法　充足的休息,适当的体位,合理使用冷、热疗法等对疼痛的治疗至关重要。冷热疗法可减轻僵硬、疼痛和肌肉痉挛,在进行冷、热疗法时应避免直接与皮肤接触而造成皮肤损伤。冷疗主要使用于急性炎症期,应注意避免冻伤。为减轻疾病晚期发生的晨僵和疼痛,护理人员鼓励患者早晨起床后行温水浴,或用热水浸泡僵硬的关节,而后活动关节。

2.适当休息　规律地安排患者休息有利于减轻患者疲乏和疼痛。休息时间的长短可根据疾病的严重程度及患者的个体差异面调整。畸形活动期应注意休息,保护关节功能,保持关节功能位。为了预防僵硬和不能移动,一般不必绝对卧床休息。

3.晨僵护理　鼓励患者晨起后行温水浴,或用热水浸泡僵硬关节,而后活动关节;或起床前先活动关节再下床活动。夜间睡眠戴弹力手套、保暖,可减轻晨僵程度。

4.教会患者及家人自我观察病情变化　让患者及其家人参与疾病的自我观察、自我管理,书写自我观察日志,观察和记录病情、用药及药物不良反应等情况。

【健康指导】

1.类风湿关节炎疾病相关知识

(1)宣讲有关特殊检查等知识。鼓励患者树立战胜疾病的信心,保持心情舒畅。鼓励患者家属全程参与治疗计划、健康教育,为患者出院后创造一个利于康复的家庭氛围。

(2)避免感染、寒冷、潮湿、过劳、营养不良、外伤、精神创伤等诱因,注意保暖。

(3)患者坚持长期随访,是治疗成功的关键,可预防或延缓残疾的发生。

2.饮食指导　给予足量的蛋白质、高维生素,营养丰富的饮食,有贫血者增加含铁食物。饮食宜清淡、易消化,忌辛辣等刺激性食物,戒烟、限酒、少饮咖啡、茶等饮料,少食甜食、肥肉、高动物脂肪和高胆固醇食物。

3.用药治疗指导　药物治疗是 RA 患者主要的治疗措施,提高服药治疗的依从性十分重要。指导患者长期坚持遵医嘱服药,不随意停药、换药或增减剂量等;让患者知晓药物的治疗作用及不良反应,并进行自我观察;定期随访,监测血尿常规、肝肾功等以便全面评估疗效及不良反应。

4.自我观察病情　观察有无贫血、血小板减少等血液损害的表现,有无心累、气促、心包积液等心脏损害的表现,有无胸水、胸膜炎、呼吸困难等肺损害的表现,有无蛋白尿、顽固性高血压、肾衰竭等肾损害的表现。

(裘晓华)

章节练习

一、单项选择题

1.关于类风湿关节炎的叙述,正确的是(　　)

A.疾病早期有骨质改变　　　　　　B.类风湿因子阳性即可诊断

C.最早发病是近侧指关节　　　　　　D.心脏不受侵犯

E.以上都不是

2.糖尿病在下列哪种情况下,可不需胰岛素治疗(　　)

A.合并酮症酸中毒　　　　　　　　B.1型消瘦者

C.2型肥胖者　　　　　　　　　　D.2型妊娠期

E.糖尿病需要手术时

3.系统性红斑狼疮患者最常损害的脏器是(　　)

A.心脏　　　　　　　　　　　　B.脑

C.肾　　　　　　　　　　　　　D.胃

E.肺

二、单项选择题(A3/A4型)

患者,女性,42岁。因"消瘦、烦躁3个月"主诉入院,入院诊断为甲状腺功能高进。(第1~3题共用题干)

1.患者入院后的饮食应给予(　　)

A.低脂肪饮食　　　　　　　　　　B.低热量饮食

C.低蛋白饮食　　　　　　　　　　D.高热量饮食

E.高纤维素饮食

2.若需要进一步做^{131}I试验,则患者在试验前应禁食的食物为(　　)

A.蔬菜　　　　　　　　　　　　B.海带

C.肉类　　　　　　　　　　　　D.动物血

E.巧克力和甜食

3.若患者准备择期手术,患者因害怕手术而焦虑不安,该患者目前主要的护理问题是(　　)

A.焦虑　　　　　　　　　　　　B.营养失调

C.有角膜完整性受损的危险　　　　　D.自我形象紊乱

E.不舒适

答案:一、1.C　2.C　3.C
　　二、1.D　2.B　3.A

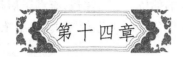

第十四章

乳腺疾病患者的护理

第一节 急性乳腺炎

急性乳腺炎是乳房的急性化脓性炎症,常发生在产后3~4周的哺乳期妇女,尤以初产妇多见。

【病因】

1. 乳汁淤积 淤积的乳汁是入侵细菌生长繁殖的培养基。积乳的常见原因有:①乳头发育不良、乳管不通畅,影响排乳;②授乳经验不足,未能充分排出乳汁,导致淤积。

2. 细菌入侵细菌 主要是经破损或皲裂的乳头入侵乳房。也可直接经乳头开口侵入导致感染。金黄色葡萄球菌或链球菌是主要致病菌,少数情况下,也可由溶血性链球菌引起。

【临床表现】

1. 症状 ①局部症状:初期为乳房疼痛,乳房浅部脓肿局部表面皮肤可有红肿、发热,数日后如未及时切开引流,脓肿可自行破溃;部位较深的脓肿表面皮肤红肿不明显,肿块触之边界不清,但有深压痛;②全身中毒症状:严重病例可有寒战、高热、脉率加快等全身中毒症状。

2. 体征 ①局部改变:患乳可触及痛性肿块,局部波动试验阳性提示乳房浅部脓肿形成;②淋巴结肿大:同侧腋窝淋巴结肿大、压痛。

【辅助检查】

1. 血常规检查　白细胞计数及中性粒细胞比例升高。

2. 超声检查　可明确脓肿的部位、大小、深浅,有利于切开引流的定位。

3. 脓肿穿刺　深部脓肿不能确诊时可进行穿刺,抽出脓液表示脓肿已形成,脓液可做细菌培养及药物敏感试验。

【诊断要点】

依据患者查体及临床表现可做出初步诊断,局部穿刺抽到脓液即可确诊。

【治疗要点】

(一)非手术治疗

1. 制动休息　抬高双侧乳房,促进血液循环。

2. 排空淤积　乳汁促使乳汁通畅排出,减少感染机会。

3. 理疗　局部热敷或理疗,促进炎症吸收。

4. 局部用药　可用 25% 硫酸镁溶液湿热敷,或中药蒲公英外敷,促进炎症水肿吸收。

5. 全身使用抗生素　致病菌主要为革兰氏阳性球菌,需注意在选择抗生素时,应考虑药物是否从乳汁排出,对婴儿造成影响,常选用较为安全的青霉素、头孢菌素或红霉素治疗。

6. 终止乳汁分泌　感染严重者或乳腺脓肿并发乳瘘者,遵医嘱给予已烯雌酚口服或肌内注射苯甲酸雌二醇终止乳汁分泌。

(二)手术治疗

脓肿形成后应及时切开引流脓液。手术时,应注意切口的正确选择,避免损伤乳管形乳瘘。乳腺脓肿切口应沿乳管方向,采取放射状切口;乳晕部脓肿行乳晕边缘弧形切口;乳房深部脓肿或乳房后脓肿行乳房下缘弧形切口,从乳房后间隙切开引流。切口引流时应注意破坏脓肿间隔,保持引流通畅。

【护理评估】

1. 健康史　评估患者发病情况。

2. 身体状况　评估患者的体格检查。

3. 辅助检查　详见辅助检查。

【护理诊断/问题】

1. 体温过高　与细菌或细菌毒素 A 血有关。

2. 急性疼痛　与乳汁淤积、炎症肿胀有关。

3. 焦虑　与担心婴儿喂养及乳房形态改变有关。

4．知识缺乏　缺乏哺乳知识和预防乳腺炎的知识。

【护理措施】

(一)非手术治疗的护理

1．产妇生活护理　保持室内清洁，注意空气流通，关注个人卫生，让患者充分休息。观察患者产后恢复情况。

2．缓解疼痛　疏通积乳:疏通积乳能明显缓解患乳胀痛感，有利于改善患乳的血液循环，减轻炎症;应指导患者患乳暂停哺乳，协助患者使用吸乳器排空乳汁;①托起患乳，用宽松胸罩托起患乳，可减轻疼痛与肿胀;②炎症早期热敷，避免患乳被碰撞。

3．控制感染和高热　遵照医嘱应用抗生素;高热时行物理或药物降。

4．其他　健侧乳房允许哺乳时，注意保持乳头清洁，观察乳汁颜色，必要时检测乳汁内是否存在细菌，以避免婴儿患胃肠炎。

(二)脓肿引流

术后护理脓肿切开后，注意观察脓汁的量、色泽及气味变化，纱布浸湿及时更换。

【健康指导】

1．正确哺乳　宣教婴儿喂养知识，指导产妇养成良好的喂养习惯，做到定时哺乳。

2．排空乳汁　每次哺乳时尽量让婴儿吸净乳汁，如有淤积可用吸乳器或采取按摩方法帮助乳汁排出。

3．注意卫生　哺乳前后清洗乳头，勿让婴儿含乳头睡觉，注意婴儿口腔卫生。

4．积极预防　预防急性乳腺炎应从妊娠期开始，经常用温水、肥皂洗净两侧乳头，如乳头内陷，可经常挤、捏、提拉乳头，使内陷得到矫正。乳头皲裂应积极治疗。

 临床案例分析

林某，女，28岁，产后6周。左乳房疼痛，乏力3 d。测体温39.5 ℃，查体发现左乳房外上象限红肿，皮温高，有压痛。血 WBC $13×10^9/L$，N 80%。

请问:①目前患者主要存在有哪些护理诊断? ②应采取哪些护理措施? ③如何对这个患者进行健康指导?

第二节　乳腺囊性增生病

乳腺囊性增生病是乳腺组织的良性增生，也称为慢性囊性乳腺病(简称乳腺病)，常见于中年妇女。

【病因】

乳腺囊性增生病与内分泌失调有关。

【临床表现】

1. 症状 乳房周期性胀痛。疼痛与月经周期相随,经前疼痛加重,经期后减轻或消失。

2. 体征 一侧或双侧乳腺弥漫性增厚,可局限于乳腺的一部分,也可分散于整个乳腺,肿块呈圆形结节或片状,大小不一,质地韧而不硬,增厚区与周围组织界限不清。本病病程较长,发展缓慢。

【辅助检查】

乳腺钼靶 X 射线摄片、B 超或活组织病理检查等有助于本病的诊断与鉴别。

【诊断要点】

根据临床表现及体征,诊断本病并不困难。但要注意的是,少数患者(2%~3%)可发生恶变,因此,对可疑患者要注意随访观察,一般每 3 个月复查一次。对单侧性且病变范围局限者,尤应提高警惕。

【治疗要点】

1. 非手术治疗 主要是观察和对症治疗。逍遥散、小金丹等中草药可缓解症状。乳腺囊性增生有无恶性变的可能尚有争议,应每隔 2~3 个月到医院复查。

2. 手术治疗 对疑有恶变可能者,应取病变或组织进行病理检查,证实有不典型上皮增生者,应采取手术治疗。

【护理评估】

1. 健康史 询问患者既往乳房发育情况。

2. 身体状况 评估患者的体格检查。

3. 辅助检查 乳腺钼靶 X 射线摄片、B 超或活组织病理检查等加以确定。

【护理诊断/问题】

1. 慢性疼痛 与内分泌失调导致乳腺实质过度增生有关。

2. 知识缺乏 缺乏乳房自检知识。

【护理措施】

1. 减轻疼痛 ①托起乳房:戴乳罩,托起乳房,可减轻疼痛;②心理护理:告知乳房周期性胀痛的原因,消除患者的担忧情绪;③指导患者遵医嘱服药。

2. 健康指导 指导患者学会自我乳房检查方法(详见本章第四节乳腺癌患者的护理),随时注意乳房变化,发现肿块有异常变化,应尽早去医院诊治。

【健康指导】

1. 非手术治疗 主要是观察和对症治疗。逍遥散、小金丹等中草药可缓解症状。乳腺囊性增生有无恶性变的可能尚有争议,应每隔2~3个月到医院复查。

2.手术治疗　对疑有恶变可能者,应取病变或组织进行病理检查,证实有不典型上皮增生者,应采取手术治疗。

第三节　乳房良性肿瘤

女性乳房良性肿瘤中以纤维腺瘤最多见,其次为乳管内乳头状瘤。乳房纤维腺瘤是女性常见的乳房肿瘤,好发年龄为20~25岁。乳管内乳头状瘤多见于40~50岁的经产妇。

【病因】

1.乳房纤维腺瘤　发病的原因是小叶内纤维细胞对雌激素的敏感性异常增高,可能与纤维细胞所含雌激素受体量和质异常有关。

2.乳管内乳头状瘤　75%病例发生在大乳管近乳头的壶腹部,瘤体细外,带蒂而有绒毛,且有较多壁薄的血管,故易出血。发生于中小乳管的乳头状瘤常位于乳房周围区域。

【临床表现】

1.乳房纤维腺瘤

(1)症状　患者常无自觉症状,多为偶然发现乳房无痛性肿块,增长缓慢。

(2)体征　多数患者可在乳房右上象限触及单发圆形或卵圆形肿块,少数为多发;肿块表面光滑、质地较硬,与周围组织无粘连,易于推动。

2.乳管内乳头状瘤

(1)症状　主要是乳头溢液,溢液多为血性,也可为暗棕色或黄色。

(2)体征　小的肿瘤难以触及;较大的可在乳晕区扪及圆形、质软、可推断的小肿块;推压肿块时乳头可有血性溢液。

【辅助检查】

1.乳房纤维腺瘤　乳腺钼靶X射线摄片、活组织病理检查等有助于本病的诊断与鉴别。

2.乳管内乳头状瘤

(1)乳管内镜检查　可插入溢液乳管,直接观察乳腺导管内情况。

(2)乳腺导管造影　可明确乳管内肿瘤的大小和部位。

【诊断要点】

依据患者查体及临床表现可做出初步诊断。

【治疗要点】

乳房纤维腺瘤有恶性变可能,应尽早手术切除。手术应将肿瘤连同包膜整块切除,肿块必须常规病理检查。乳管内乳头状瘤恶变率为 6%～8%,明确诊断者应妥善手术治疗。

【护理评估】

1. 健康史　询问患者既往乳房发育情况。
2. 身体状况　评估患者的体格检查。
3. 辅助检查　详见辅助检查。

【护理诊断/问题】

1. 疼痛　与手术有关。
2. 焦虑　与乳房肿块或乳头溢液及相关知识缺乏有关。

【护理措施】

(一)乳房纤维腺瘤

1. 向患者解释纤维腺瘤的病因及治疗方法。
2. 密切观察肿块的变化,指导患者学会自检的方法。明显增大者应尽早手术切除。
3. 行手术切除时,妥善保留切除的组织标本,常规送病理学检查。术后保持切口敷料清洁干燥,促进伤口愈合。

(二)乳管内乳头状瘤

1. 向患者解释乳头溢液的病因、手术治疗的必要性,减轻焦虑心理。
2. 术后保持切口敷料清洁干燥。
3. 定期复查。

【健康指导】

1. 术后避免剧烈运动,避免提较重的物品、手臂上抬、扩胸运动等,防止伤口裂开或感染。
2. 术后洗澡时伤口注意不要沾水,防止感染,影响伤口恢复。
3. 预防感冒,防止因感冒咳嗽导致伤口疼痛和感染。
4. 忌食生冷、辛辣、刺激、油腻、厚味等助火生痰的食物,饮食应清淡,富有充足维生素,易消化吸收的食物。

第四节 乳腺癌

乳腺癌是女性最常见的恶性肿瘤,发病率逐年上升,好发于更年期和绝经期前后的女性,男性有偶发病例。

【病因】

乳腺癌病因尚不完全清楚。

【临床表现】

1. 症状 无痛性单发乳房肿块是最常见的症状;少数患者出现乳头溢液,液体以血性分泌物多见。

2. 体征 主要表现为乳房肿块、乳房外形改变、淋巴结肿大。①乳房肿块:多位于乳房外上象限,肿块表面不光滑,质硬且与周围组织分界不清楚,活动度差。②乳房外形改变:癌肿较大时局部凸起;若癌肿侵及 Cooper 韧带,表面皮肤凹陷,呈"酒窝征";癌肿表面皮肤因皮内和皮下淋巴管被癌细胞阻塞,皮肤出现"橘皮样"改变;乳头深部癌肿侵及乳管可使乳头内陷;晚期癌肿处皮肤破溃呈菜花状,有恶臭,易出血。炎性乳癌的特征为乳房明显增大,类似急性炎症改变,但无明显肿块;乳头湿疹样乳腺癌在乳头和乳晕区呈现湿疹样改变,病变继续发展,可扪及肿块。③淋巴结肿大:乳腺癌淋巴结转移最初多见于同侧腋窝,早期为散在、质硬、无痛、活动的结节,后期相互粘连、融合。

【辅助检查】

1. 影像学检查

(1)钼靶 X 射线摄片 可显示乳房软组织结构,是早期发现乳腺癌的最有效方法。乳腺癌肿块呈密度增高阴影,边缘呈毛刺状、蟹状改变,肿块内或旁出现微小钙化灶,局部皮肤增厚。

(2)B 超 可区别囊性或实性病灶,结合彩色超声多普勒检查观察肿块血流供应情况,可提高判断的敏感性。高频 B 超可显示肿瘤边缘不光滑,凹凸不平,无明显包膜,周围组织或皮肤呈蟹足样浸润等。

2. 活组织病理检查 疑为乳腺癌者,可将肿块连同周围少许正常组织整块切除,做快速病理学检查,同时做好进一步手术的准备。

3. 细胞学检查 采用肿块穿刺针吸细胞学检查,多数病例可获得较肯定诊断,但有一定局限性。

【诊断要点】

详细询问病史及进行临床检查后,大多数乳房肿块可得出诊断。但乳腺组织在不同年龄及月经周期中可出现多种变化,因而应注意体格检查方法及检查时距月经期的时间。

完善的诊断除确定乳腺癌的病理类型外,还需记录疾病发展程度及范围,以便制订术后辅助治疗方案,比较治疗效果以及判断预后,现多数采用国际抗癌协会建议的 T(原发癌瘤)、N(区域淋巴结)、M(远处转移)分期法。

【治疗要点】

乳腺癌治疗以手术为主,辅以化学药物、内分泌、放射、生物等疗法。

1. 手术治疗　手术是治疗病灶局限于局部及区域淋巴结患者的首选方法。乳腺癌改良根治术是常用的术式;手术的切除范围包括患侧全部乳腺组织,覆盖肿瘤表面的皮肤,腋窝和锁骨下脂肪及淋巴组织。还可采取乳腺癌根治术、全乳房切除术、保留乳房的乳腺癌切除术等。

2 化学药物治疗　乳腺癌是实体瘤中应用化疗最有效的肿瘤之一。术后化疗可提高生存率,一般认为术后早期联合化疗效果优于单药化疗。常用的药物有环磷酰胺(C)、甲氨蝶呤(M)、氟尿嘧啶(F)、多柔比星(A)、表柔比星(E)、紫杉醇(T)等;可采用 CMF 或 CEF 方案,一般用 2~3 个疗程。

3. 内分泌治疗　雌激素受体(ER)、孕酮受体(PgR)检测阳性的患者应用雌激素拮抗剂他莫昔芬(tamoxifen)可降低乳腺癌术后复发及转移。用量为每日 20 mg,一般服用 5 年,至少服用 3 年。

4. 放射疗法　通常作为Ⅱ期以上的病例手术后的辅助治疗,以减少局部复发。

5. 生物治疗　曲妥珠单抗注射液是通过转基因技术制备,对人类表皮生长因子受体-2(human epidermal grovvth factor receptor-2, HER-2)过度表达的乳腺癌患者有一定的效果。

【护理评估】

1. 健康史　询问月经婚育史、家族史、既往乳腺疾病史、长期应用雌激素病史、生活环境及生活史。

2. 身体状况　结合体格检查。

3. 辅助检查　结合 B 超、钼靶 X 射线检查等。

【护理诊断/问题】

1. 有组织完整性受损的危险　与留置引流管、患侧上肢淋巴引流不畅、头静脉被结扎和腋静脉栓塞或感染有关。

2. 自我形象紊乱　与乳腺癌切除术造成乳房缺失和术后瘢痕形成有关。

3. 焦虑　与担心手术造成身体外观改变和预后有关。

4. 知识缺乏　缺乏有关乳腺癌术后患肢功能锻炼的知识。

5. 潜在并发症　气胸、皮下积液、皮瓣坏死和上肢水肿等。

【护理措施】

（一）基本护理

1.妊娠与哺乳　妊娠期和哺乳期患者,因激素作用活跃可加速乳腺癌生长,应立即终止妊娠或停止哺乳。

2.控制感染　晚期乳腺癌皮肤破溃患者术前注意保持病灶局部清洁,应用抗生素控制感染。

3.皮肤准备　做好备皮,对切除范围大、考虑植皮的患者,需做好供皮区的准备。

4.心理护理　给予患者更多的理解与关心,以增强患者生活的信心。

乳腺癌患者
的护理

（二）术后护理

1.体位　术后麻醉清醒、生命体征平稳后取半卧位,以利呼吸和引流。

2.病情观察　注意观察血压、心率变化,防止休克发生。胸骨旁淋巴结清除的患者,观察呼吸变化,发现患者有胸闷、呼吸困难等情况,应考虑气胸等可能,应及时报告医生并配合处理。

3.伤口护理　①妥善包扎,松紧度以能容纳一手指、呼吸无压迫感为宜。②观察皮瓣情况,发现异常应报告医生及时处理。③观察术侧上肢远端血液循环,应及时调整胸带或绷带的松紧度。④保护伤口。

（三）引流管护理

妥善固定;通畅引流;观察记录引流情况;适时拔管。

（四）术侧上肢功能锻炼

松解和预防肩关节粘连、增强肌肉力量、最大限度地恢复肩关节活动范围。

（五）并发症防治与护理

1.皮下积液　术后要特别注意保持引流通畅,包扎胸带松紧度适宜,避免过早外展术侧上肢。发现积液要及时引流。

2.皮瓣坏死　术后注意观察胸部勿加压包扎过紧,及时处理皮瓣下积液。

3.上肢水肿　避免损伤;保护术侧上肢;促进肿胀消退等措施。

（六）综合治疗与护理

1.放射治疗患者的护理　放射部位皮肤保护。

2.化学药物治疗患者的护理　对这些药物副作用应进行对症治疗及采取预防措施。

【健康指导】

1.乳房自我检查　普及妇女乳房自查技能,有助于及早发现乳房的病变。

2.钼靶 X 射线摄片乳腺癌术后患者(或 40 岁以上女性),应每年定期行钼靶 X 射线摄片。

3.康复训练　坚持术侧上肢的康复训练。

4.自我防护　嘱出院后做好自我防护,术侧上肢仍不宜搬动、提拉重物,避免测血压,静脉穿刺,避免感染;加强营养,增强机体抵抗力。

5.避孕　术后 5 年内避免妊娠,以防乳腺癌复发。

6.心理指导　鼓励患者正视现实,乐观开朗地面对生活,提升生活质量,增强康复的信心。

7.其他　鼓励坚持放疗或化疗。

 临床案例分析

张某,女,45 岁,因"右侧乳房肿块待查"入院,入院后经一系列检查初步诊断为"右乳腺癌"。待手术治疗,今日查房时,发现张女士情绪极度低落。

请问:①此时应采取怎样的措施帮助她?②患者术后应采取哪些措施帮助她早日康复?

(芮秋琴)

 章节练习

一、单项选择题

1.急性乳腺炎最主要的病因是(　　)

　A.乳汁淤积　　　　　　　　　　B.细菌入侵

　C.雌激素分泌增加　　　　　　　D.雄激素分泌增加

　E.性激素分泌紊乱

2.女性,55 岁,发现右乳腺肿物 1 周,查右乳外上象限肿物 1.5 cm×1.0 cm,质硬,活动度小。最可能的诊断是(　　)

　A.乳腺癌　　　　　　　　　　　B.乳腺囊性增生病

　C.乳腺纤维腺病　　　　　　　　D.乳腺结核

　E.乳腺炎

3.乳腺癌早期的临床表现为(　　)

　A.乳头内陷　　　　　　　　　　B.无痛单发肿块

　C.乳房肿胀　　　　　　　　　　D.橘皮样

　E.酒窝征

二、简答题

1.简述急性乳腺炎患者非手术后的护理措施。

2.简述乳癌患者手术后的护理措施。

答案:1.B　2.A　3.D

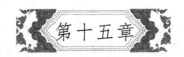

第十五章

骨折患者的护理

学习目标
  1.掌握骨折的专有体征、治疗原则和急救；牵引、石膏固定患者及脊柱骨折及脊髓损伤患者护理评估重点、护理诊断、护理措施、健康指导。
  2.熟悉骨折的并发症、四肢骨折患者的症状及体征。
  3.了解骨折、脊柱骨折及脊髓损伤患者的病因、分类。

第一节 概 述

骨折是指骨的完整性和连续性中断。多由暴力引起，也可由骨骼疾病等因素引起，如车祸、爆炸、跌伤等，常会伴随周围软组织的损伤。

【病因、分类及移位】

（一）骨折的病因

1.直接暴力 暴力作用的部位发生骨折，如车祸或撞伤。

2.间接暴力 骨折处远离暴力的部位，通过力的传导、杠杆或旋转引起的骨折，如高空坠落双足着地引起脊椎骨折。

3.肌肉牵拉 肌肉剧烈收缩时拉断附着部位的骨折，如髌骨横断性骨折。

4.疲劳性骨折 骨持续受到长期轻度反复创伤，可累积应力导致骨折，如长途行军导致第2、3跖骨骨折。

5.病理性骨折 骨质本身有病变，受到轻微外力或肌肉的拉力而发生的骨折，如骨肿瘤、骨髓炎、骨质疏松等引起的骨折。

（二）骨折的分类

可依据骨折的形态、稳定程度及受影响的组织进行分类。

1.按骨折的程度与形态分类

(1)不完全骨折骨的完整性和连续性部分中断,按形态分:①裂缝骨折,骨质发生裂隙、无移位;②青枝骨折,骨质与骨膜部分断裂,可有成角畸形,多见于儿童,与青嫩树枝被折相似而得名。

(2)完全骨折骨的完整性和连续性全部中断,按骨折线的方向及形态可分为:①横形骨折,骨折线与骨纵轴接近垂直;②斜形骨折,骨折线与骨纵轴成一定角度;③螺旋形骨折,骨折线围绕骨纵轴成螺旋状;④粉碎性骨折,骨质碎裂成 3 块以上;⑤嵌入性骨折,骨折片相互嵌插,多见于干骺端骨折;⑥压缩性骨折,骨质因压缩而变形,常见于松质骨,如脊椎骨折;⑦凹陷性骨折,骨折片局部下陷,常见于颅骨;⑧骨骺分离,经过骨骺的骨折。

2.按骨折的稳定程度分类

(1)稳定性骨折　骨折端不易移位或复位后不易移位者,如青枝骨折、裂缝骨折。

(2)不稳定性骨折　骨折端易移位或复位后易移位,如粉碎性骨折、螺旋形骨折。

3.按受影响组织分类

(1)开放性骨折　骨折处皮肤或黏膜破裂,骨折端与外界相通,感染的可能性比较大。

(2)闭合性骨折　骨折处有软组织覆盖与外界不通。

(三)骨折移位

由于暴力作用、肌肉牵拉、骨折远侧端肢体重量的牵拉,以及不恰当的搬运或治疗不当等原因,大多数骨折均有不同程度的移位。常见移位有 5 种:成角移位、短缩移位、分离移位、侧方移位和旋转移位。

【临床表现】

(一)全身表现

1.休克　大量出血可引起失血性休克,剧烈疼痛可引起神经性休克。

2.发热　骨折后大量出血,血肿的吸收引起低热,但一般不超过 38 ℃,开放性骨折患者发热超过 38 ℃应考虑有感染的可能。

(二)局部表现

1.一般表现　①疼痛、肿胀、瘀斑、伤口、出血等;②功能障碍:局部肿胀与疼痛使患者肢体活动受限。

2.三大特有体征　①畸形:骨折段移位使患肢外形发生改变,有短缩成角,旋转等畸形;②异常活动:正常情况下肢体不能活动的部位,骨折后有不正常的活动;③骨擦音或骨擦感:骨折端相互摩擦产生的声音或感觉。

【诊断要点】

1.X 射线检查　可进一步明确骨折的形态及移位情况,也可明确骨折的类型、伴发脱位、撕脱、游离骨片等情况。检查时必须包括正、侧位片及邻近关节,并加健侧对照片。

2.CT 检查 有些部位的骨折仅有 X 射线检查是不够的,应行 CT,可更准确地了解骨折移位情况,如髋臼骨折、脊柱骨折。

3.MRI 检查 对于颈椎骨折合并脊髓损伤的患者用 MRI 检查能更清楚地了解骨折的类型及脊髓损伤的程度。

4.骨折并发症

(1)早期并发症 主要是休克、感染、脂肪栓塞、血管损伤、神经损伤和骨筋膜室综合征。

(2)晚期并发症 主要是坠积性肺炎、压疮、骨化性肌炎、关节僵硬、急性骨萎缩、缺血性骨坏死和缺血性肌挛缩等。

【治疗要点】

(一)骨折的急救

急救的目的在于简单而有效地抢救生命,保存患肢,使能安全而迅速地运送到附近医院,以便获得妥善治疗。

1.一般处理 疑有骨折的患者均应按骨折处理,一切动作要谨慎、轻柔、稳妥,如骨折合并有其他组织和脏器的损伤,应迅速了解患者的呼吸、循环和意识状态,如发现呼吸困难、窒息、大出血、休克、昏迷等,应立即给予相应的急救措施,不必脱去闭合性骨折患者的衣服、鞋袜等,以免过多搬动患肢,增加疼痛,如肿胀较剧的可剪开衣袖和裤管。

2.伤口包扎 伤口出血用绷带压迫包扎即可止血。大出血时可用止血带,应记录止血带的时间。如果骨折端已外露,不应当立即回纳,以免污染物带进伤口内导致污染;如果在包扎过程中自行还纳,送患者到医院后必须向主诊医师说明情况。

3.妥善固定 可以用夹板、木板、自身肢体等妥善固定受伤的肢体。固定的目的在于避免运输中过多地损伤组织和脏器,缓解疼痛,便于运输。

4.迅速运输 患者经过上述处理后应迅速送往有治疗条件的医院。

(二)骨折治疗

骨折治疗的三大原则即复位、固定、康复治疗。

1.复位 将移位的骨折段恢复正常或近乎正常的解剖关系,重建骨的支架作用。根据骨折的部位和类型,选用手法复位、牵引复位或手术切开复位。主要用对位(指两骨折端的接触面)和对线(指两骨折端在纵轴上的关系)来衡量。完全恢复到正常解剖学位置称为解剖复位;虽未达到解剖关系的对合,功能无明显影响者称为功能复位。

2.固定 将骨折维持在复位后的位置,使其在良好对位的情况下达到愈合。已复位的骨折必须持续地固定在良好的位置,直至骨折愈合。骨折固定的方法有外固定和内固定。①外固定:主要用于骨折经手法复位后的患者,也有些骨折经切开复位内固定手术后,需加用外固定者。常用的外固定方法有小夹板、石膏绷带、外展架、持续牵引和外固定器等。②内固定:内固定主要用于切开复位后,采用金属内固定物,如接骨板、螺丝钉、髓内钉或带锁髓内钉和加压钢板等,将骨折段固定于解剖复位的位置。

3.康复治疗　是在不影响固定的情况下,尽快地恢复患肢肌、肌腱、韧带、关节囊等软组织的舒缩活动。康复治疗是骨折治疗的重要阶段,是防止发生并发症和及早恢复功能的重要保证。必须充分发挥患者的主观能动性,指导患者按一定方式循序渐进地进行功能锻炼。

(1)骨折早期　骨折1~2周之内,局部有肿胀、疼痛,骨折未愈合,关节活动不稳,而且受外固定的限制,妨碍了患肢和关节的活动。此期功能锻炼据骨折的部位和严重程度而异,主要是使固定肢体中的肌肉做等长舒缩,每次做5~20 min,每日数次。

(2)骨折中期　骨折2周以后,局部疼痛减轻,骨折部位渐趋稳定,此时应开始骨折上、下关节活动,根据骨折和稳定程度,其活动强度和范围应缓慢增加,并在医护人员的帮助和指导下进行。

(3)骨折后期　骨折已达临床愈合标准,去除外固定,此期是康复的关键时期,锻炼的目的是增强肌力、克服挛缩与恢复关节活动度。要在抗阻力下进行锻炼,可借助器械练习,也可辅以物理治疗和外用药物熏洗等措施。

第二节　常见四肢骨折

四肢骨折包括上肢骨折和下肢骨折。常见的上肢骨折有锁骨骨折、肱骨髁上骨折、桡骨下端伸直型骨折;下肢骨折包括股骨颈骨折、股骨干骨折、胫腓骨干骨折。

【临床表现】

1.锁骨骨折　骨折局部疼痛、肿胀、瘀斑,肩关节活动时疼痛加重。头向患侧偏斜、异常活动、患侧肩下垂。检查时可扪及骨折端有局限性压痛及骨擦音。在诊断治疗时应注意有无臂丛神经及锁骨下血管损伤。

2.肱骨髁上骨折　是指肱骨远端内、外髁上方的骨折。肘关节肿胀明显,疼痛、功能障碍,有时可出现皮下淤血和张力性水疱。肘后三角关系正常,如果合并有正中神经、尺神经、桡神经损伤则出现前臂相应的神经支配区的感觉减弱或消失以及相应的功能障碍。

3.桡骨下段伸直型骨折　又称柯莱斯骨折(Colles 骨折),是指距桡骨远端关节面3 cm 内的骨折,并且远端向背侧及桡侧移位。伤后局部疼痛、肿胀,可出现典型的畸形姿势,即侧面看呈"银叉"畸形,正面看呈"枪刺刀"畸形。局部压痛明显,腕关节活动障碍。

4.股骨颈骨折　是指股骨头与基底部之间的骨折。头下型和经颈型骨折,易造成股骨头缺血性坏死。受伤后髋部出现疼痛,不能站立或行走,患肢有短缩、内收、外旋畸形。患髋有压痛,足跟部或大粗隆部叩打时髋部疼痛。股三角处有压痛。

5.股骨干骨折　是指股骨小转子以下,股骨髁以上部位的骨折。受伤后出现大腿疼痛、肿胀、皮下瘀斑,局部出现成角、短缩、旋转等畸形。患肢活动受限。检查时,局部有压痛,有异常活动、骨擦音。骨折出血多者可伴有休克。

6.胫腓骨干骨折　是指胫骨平台以下到踝上的部分发生的骨折。局部疼痛、肿胀、反常活动、畸形和活动受限,开放性骨折可出现骨折端外露,伴有腓总神经、胫神经损伤时,出现足下垂或仰足的表现。伴有胫前及胫后动脉损伤时,则足背动脉和胫后动脉搏动消失,趾端苍白、冰凉。如果继发有骨筋膜室综合征,远端肢体出现疼痛、肿胀、麻木、肢体苍白、感觉消失。

【诊断要点】

骨折部位 X 射线检查可以显示骨折和移位情况,血、尿、便常规及 B 超检查可了解相关内脏损伤和失血情况。

【治疗要点】

1. 锁骨骨折 ①三角巾悬吊:对无移位的锁骨骨折可采用三角巾悬吊 3 周;②手法复位:对有移位的锁骨骨折,使患者维持双肩后伸的体位,然后采用"8"字绷带包扎固定;③手术治疗:有手术指征或不能耐受长时间固定者,可考虑切开复位固定。

2. 肱骨髁上骨折 ①手法复位:肘部肿胀轻、桡动脉搏动正常者可行手法复位石膏托固定;②持续骨牵引:肘部肿胀严重,已有张力性水疱者,受伤时间较长,末梢血供良好者可行尺骨鹰嘴牵引。肿胀消退后再行手法复位石膏托固定;③手术治疗:手法复位失败或伴有血管、神经损伤者可行切开复位交叉克氏针内固定手术。

3. 桡骨下段伸直型骨折 ①手法复位外固定:手法复位在牵引下进行,复位后背侧面用石膏托或特制小夹板固定腕关节于旋前、屈腕、尺偏位;②切开复位内固定:有手术指征者应切开复位,用松质骨螺钉或钢针固定。

4. 股骨颈骨折 ①持续皮牵引:适用于无明显移位的外展嵌插骨折;②手法复位内固定:对于内收型骨折和有移位的骨折应尽早给予复位,经皮多枚骨圆针或加压螺纹钉内固定术;③人工股骨头置换术:适用于 60 岁以上的老人,股骨头下骨折有明显移位或旋转者。

5. 股骨干骨折 ①牵引:3 岁以内的儿童,用垂直悬吊皮牵引,成人各类型骨折可采用骨牵引;②切开复位内固定:对于非手术治疗失败或骨折合并有神经、血管损伤,或伴有多发性损伤,不宜卧床过久的老年人等可采用切开复位内固定。

6. 胫腓骨干骨折 ①手法复位外固定:横断形或短斜形骨折可以进行手法复位,长腿石膏或小夹板外固定;②牵引:斜形、螺旋形或轻度粉碎性骨折可行跟骨结节牵引,待纤维愈合后,去掉牵引,用长腿石膏托或小夹板继续外固定;③切开复位内固定:手法复位失败可采用切开复位后,螺丝钉或加压钢板、绞锁髓内钉内固定。对于开放性或粉碎性严重的可采用骨外固定术。

【护理评估】

1. 病史 首先了解患者的年龄、外伤经过,既往有无骨骼疾病史,如肿瘤、炎症等。明确外力作用的时间、方式、性质和程度。其次了解患者受伤时的体位和环境,伤后立即发生的功能障碍及其发展情况,急救处理经过等。

2. 身体评估 评估骨折局部疼痛、肿胀、瘀斑情况,肩关节活动时疼痛是否加重、肘后三角关系是否正常等。检查时可扪及骨折端有局限性压痛及骨擦音。在诊断治疗时应注意有无臂丛神经及锁骨下血管损伤。

【护理诊断/问题】

1. 急性疼痛　与肌肉骨骼的损伤有关。
2. 有感染的危险　与皮肤受损、开放性骨折及内固定有关。
3. 有外周神经血管功能障碍的危险　与骨和软组织创伤、石膏固定不当有关。
4. 有创伤后综合征的危险　脂肪栓塞、骨筋膜室综合征等。

【护理措施】

（一）一般护理

1. 加强营养　给予高蛋白、高热量、高钙、高铁、高维生素饮食,以供给足够营养。对制动患者适当增加膳食纤维的摄入,多饮水,防止便秘及肾结石的发生。避免进食牛奶、糖等易产气的食物。

2. 建立规律的生活习惯　定时进餐,并根据患者的口味适当调整饮食,尽可能在患者喜欢的基础上调整营养结构,保证营养的供给。

3. 给予患者生活上的照顾,满足患者基本的生活需要,协助其生活起居、饮食、卫生等。保持室内环境卫生、清洁,以增加患者舒适感。

（二）病情观察

较重的患者要进行生命体征、神志的观察,做好观察记录,及时执行医嘱,必要时监测中心静脉压及记录 24 h 体液出入量;危重患者应及早送入 ICU 监护。对于意识、呼吸障碍者,必要时施行气管切开,给予吸氧或人工呼吸。伴发休克时,按休克患者护理。

（三）疼痛护理

除创伤、骨折、手术切口引起的疼痛外,骨折固定不确切、神经血管损伤、伤口感染、组织受压缺血都会引起疼痛。措施:①受伤 24 h 内局部冷敷,使血管收缩,减少血液和淋巴液渗出,减轻水肿及疼痛;②24 h 后局部热敷可减轻肌肉的痉挛及关节、骨骼的疼痛,促进渗出液回吸收;③受伤肢体应固定,并将患肢抬高,以减轻肿胀引起的疼痛;④疼痛原因明确时,可根据医嘱使用止痛药;⑤执行护理操作时动作要轻柔、准确,避免粗暴剧烈,如移动患者时,应先取得患者配合,在移动过程中,对损伤部位重点扶托保护,缓慢移至舒适体位,争取一次性完成,以免引起和加重患者疼痛。

（四）维持循环功能

减轻肢体水肿局部创伤或挤压伤、静脉回流不畅、骨折内出血、固定过紧、血管损伤修复较迟或用止血带时间过长,都可导致组织灌流不足、肢体肿胀。其处理措施:①根据患者具体情况选择合适的体位,适当抬高患肢,促进静脉回流。②有出血者及时采取相应措施进行止血。

(五)预防感染

现场急救应注意保护伤口,避免二次污染及细菌进入深层组织,开放性骨折应争取时间,早期实施清创术,给予有效的引流,遵医嘱正确使用抗生素,加强全身营养支持。注意观察伤口情况,有无红、肿、热、痛及波动感,一旦发生感染,应及时报告并协助医师进行伤口处理。

(六)牵引患者的护理

1. 维持有效牵引　①每天检查牵引装置及效果、包扎的松紧度、有无滑脱或松动;②应保持牵引锤悬空、滑车灵活;③嘱咐患者及家属不要擅自改变体位,不能随便增减牵引重量;④颅骨牵引者应每日将颅骨牵引弓的靠拢压紧螺母拧紧0.5~1圈,防止颅骨牵引弓松脱;⑤肢体牵引时,应每日测量两侧肢体的长度,避免发生过度牵引。

2. 维持有效血液循环　观察患肢肢端的血液循环有无肿胀、麻木、皮温降低、色泽改变及运动障碍,如发现异常及时通知医生并做出相应的处理。

(七)石膏固定患者的护理

1. 对刚刚完成石膏固定的患者应进行床头交接班。
2. 石膏绷带包扎后,应待其自然硬化。
3. 抬高患肢:使患处高于心脏水平20 cm,以利淋巴和静脉回流,减轻肢体肿胀。
4. 保持石膏整洁。
5. 观察石膏创面。

(八)并发症护理

1. 脂肪栓塞　①安排患者采取高坐位卧姿;②给予高浓度氧以去除局部的缺氧和脂肪颗粒的表面张力,使用呼吸机以减轻和抑制肺水肿的发生;③监测生命体征和动脉血气分析;④保持呼吸道通畅;⑤维持体液平衡;⑥遵医嘱使用肾上腺皮质类固醇、抗凝血剂等药物对症治疗。

2. 血管、神经损伤及骨筋膜室综合征　观察有无血管、神经的损伤;严重肿胀者,要警惕骨筋膜室综合征的发生,及时通知医生做相应的处理。

3. 坠积性肺炎和压疮　对长期卧床的患者定时给予翻身拍背,按摩骨隆突处,必要时给予气圈或气垫床,并鼓励患者咳嗽、咳痰。

【健康指导】

1. 讲解有关骨折的知识,尤其是骨折的原因。教育患者在工作、运动中应注意安全,加强锻炼。保持健康良好的心态,以利于骨折的愈合。
2. 调整膳食结构,对患者进行饮食指导,保证营养素的供给。
3. 嘱咐患者出院后有关注意事项,遵医嘱定期复诊,评估功能恢复状况。

第三节 脊柱骨折及脊髓损伤

脊柱骨折又称脊椎骨折,是一种较严重且复杂的创伤性疾病,其发病率约占全身骨折的5%~6%。脊髓损伤是脊柱骨折的严重并发症,常导致截瘫,造成患者终身残疾,还会继发其他系统并发症,危及患者生命。

【病因及发病机制】

脊柱骨折绝大多数由间接暴力引起,少数因直接暴力所致。脊髓损伤是脊柱骨折的严重并发症,由于椎体的移位或碎骨块突入椎管内,使脊髓或马尾神经产生不同程度的损伤。受伤平面以下感觉、运动、反射完全消失,括约肌功能完全丧失,称完全截瘫。部分丧失称不完全截瘫。以胸腰段为最多见。脊髓损伤最常见的原因是闭合性钝性外伤。

【临床表现】

(一)脊柱骨折

受伤局部疼痛、肿胀、畸形、棘突间隙加宽及局部有明显触痛、压痛和叩击痛,脊柱活动受限。胸腰段损伤时,有后突畸形。

(二)脊髓损伤

脊柱骨折
的分类

①脊髓震荡:损伤平面以下的感觉、运动、反射及括约肌的功能完全丧失。在数分钟或数小时内可完全恢复。②脊髓挫伤、出血与受压:表现为受伤平面以下单侧或双侧同一水平的感觉、运动、反射及括约肌的功能全部暂时消失或减弱。其预后取决于脊髓挫伤程度、出血量及受压程度及解除压迫的时间。③脊髓圆锥损伤:会阴部表现为皮肤鞍状感觉障碍,大小便失禁、尿潴留和性功能障碍。双下肢感觉、运动正常。④脊髓断裂:损伤平面以下的感觉、运动、反射及括约肌功能完全丧失。⑤马尾神经:损伤平面以下弛缓性瘫痪,有感觉及运动功能障碍,括约肌功能丧失,肌张力降低,腱反射消失。

【诊断要点】

1.X射线 可显示椎体损伤情况,如压缩、粉碎及移位;椎间孔变小,关节突骨折或交锁;棘突间隙增宽及附件骨折等。

2.CT、MRI 可清楚地显示小关节的骨折、椎管内软组织的变化及脊髓压迫的影像,有助于进一步明确诊断,确定损伤部位、类型和移位等。

【治疗要点】

1.伴有其他严重多发伤 如颅脑、胸腹腔脏器损伤或休克时,应优先处理,以挽救生命。

2.急救搬运 采用担架最好,门板甚至木板也可。先使伤员双下肢伸直,木板放在伤员一侧,三人用手将伤员平托至木板上,或两三人采用滚动法,使伤员保持平直状态,呈一整体滚动至木板上。切忌用一人抬头、一人抬脚或用搂抱的搬运方法。

3.胸腰椎骨折

(1)单纯压缩型骨折 ①椎体压缩不到 1/3 或年老体弱不能耐受复位及固定者,可仰卧于硬板床上,骨折部位垫厚枕,使脊柱过伸,3 d 后开始锻炼腰背肌,第 3 个月开始可稍下地活动,但以卧床休息为主,3 个月后开始逐渐增加下地活动时间;②椎体压缩超过 1/3 的青少年和中年受伤者,可采用两桌法或双踝悬吊法复位。复位后包石膏背心,固定 3 个月。

(2)爆破型骨折 ①无神经症状且证实无骨折片挤入椎管者:可采用双踝悬吊法复位;②有神经症状和有骨折片挤入椎管者,不宜复位,需手术去除突入椎管的骨折片及椎间盘组织,再做植骨和内固定术。

4.颈椎骨折 ①稳定型颈椎骨折:轻者可用枕颌带悬吊卧位牵引复位,有明显压缩脱位者,采用持续颅骨牵引复位,牵引重量 3 ~ 5 kg,复位并牵引 2 ~ 3 周后用头胸石膏固定 3 个月。②爆破型骨折有神经症状者:原则上应早期手术切除碎骨片、减压、植骨及内固定。但若有严重并发伤,需待病情稳定后手术。

5.脊髓损伤 ①及早稳定脊柱:合适的固定,可以防止因损伤部位的移位而产生脊髓的再损伤;②及早解除脊髓压迫是保证脊髓功能恢复的关键;③减轻脊髓水肿和继发性损害。

【护理评估】

1.病史 了解患者受伤的时间、暴力的性质、方向和大小、作用部位,受伤的体位、抢救措施、伤情变化、搬运方法及所用工具等。了解以往患者健康状况及应用药物情况。

2.身体评估 评估受伤局部疼痛、肿胀、畸形、棘突间隙加宽及局部有明显触痛、压痛和叩击痛,脊柱活动受限。胸腰段损伤时,有后突畸形等。

【护理诊断/问题】

1.低效型呼吸形态 与呼吸肌神经损伤及活动受限有关。

2.有体温失调的危险 与脊髓损伤、自主神经功能紊乱有关。

3.躯体活动障碍 与疼痛及神经损伤有关。

4.有皮肤完整性受损的危险 与活动障碍、感觉障碍和长期卧床有关。

5.知识缺乏 缺乏有关功能锻炼的知识。

【护理措施】

(一)维持呼吸平稳

严密观察患者的呼吸改变,遵医嘱持续或间断吸氧,鼓励患者定时进行深呼吸及有效咳嗽训练,以保持呼吸道通畅,防止感染。做好各种急救抢救准备。

（二）病情观察

1.在伤后48 h内应严密观察患者的生命体征,防止低血压和心动过缓的出现。尤其是在翻身或吸痰后,注意观察患者心血管和呼吸的反应。

2.在伤后24 h内,严密观察患者的感觉、运动、反射等功能有无变化,观察病情有无加重或减轻,如有变化立即通知医生。

3.留置导尿管,监测尿量,准确记录每日出入量。

4.维持体温正常　严密监测体温变化,体温异常是病情恶化的征兆。

（三）生活护理

1.增强自理能力　及时进行康复治疗,以提高患者独立生活的能力。

2.训练规律排便。

3.促进规律排尿　仔细观察并记录尿量、颜色及清晰度,定期检查腹部体征,评估患者膀胱功能,促进规律排尿。如有留置导尿时,教会患者及家属做好尿管的护理方法,注意预防尿路感染。

（四）改善营养状况

保证充足营养和水分的摄入,防止腹泻和便秘。

（五）并发症的护理

1.压疮　定期翻身,防止局部压迫,保持床单清洁,保护皮肤并定期按摩。

2.泌尿系感染　脊髓损伤的患者因膀胱功能障碍、尿潴留、长期留置尿管或液体摄入不足等,易发生泌尿系感染。严格无菌操作,保持尿管引流通畅,定期冲洗膀胱,鼓励患者多饮水等。

3.肺部感染　鼓励患者定时进行深呼吸及有效咳嗽训练,定时翻身、拍背,以利于痰液排出。

【健康指导】

1.指导患者、家属及亲友,应注意患者的安全,保证家庭环境中无有害物体存在,并能满足患者的特殊需要(如轮椅)。

2.鼓励患者继续按计划进行功能锻炼。

3.培养患者自理生活的能力,尽可能自行完成日常生活活动。

4.指导患者进行膀胱及直肠功能训练。

5.教会患者及家属皮肤护理及预防压疮的方法。

 临床案例分析

钟先生,35岁,外出旅行中横穿马路时被汽车撞伤大腿,由他人急送入院。钟先生自述汽车撞到了左侧大腿,现左侧大腿中部疼痛难忍,BP 90/60 mmHg,左侧大腿中部可见瘀斑,左足外旋。

请问:①钟先生血压低的主要原因是什么?应对钟先生采取哪些急救措施?②钟先生当前的主要护理问题是什么?③应对钟先生采取哪些护理措施?

 章节练习

一、单项选择题

1.在骨折急救中,不恰当的是( )

　　A.妥善固定患肢　　　　　　　　　B.伤口包扎、止血

　　C.迅速运往医院　　　　　　　　　D.复位已戳出创口的骨折断端

　　E.凡有骨折可疑的,均应按骨折处理

2.李某,男,42岁,被汽车撞倒,致右侧小腿骨折被送往急救室。复位,上好石膏后,护士做的重要的工作应该是( )

　　A.提供一个悬吊架　　　　　　　　B.提供一个床板

　　C.检查肢端循环及感觉　　　　　　D.检查石膏下方的皮肤温度

　　E.经常为他翻身

3.前臂缺血性肌挛缩造成的特有畸形是( )

　　A.“锅铲”畸形　　　　　　　　　　B.爪形畸形

　　C.猿手畸形　　　　　　　　　　　D.捶腕畸形

　　E.“枪刺刀”畸形

4.护士应对脊髓损伤后正在康复的患者,应进行的指导是( )

　　A.白天限制摄入液体　　　　　　　B.持续留置导尿

　　C.每天早晨喝一杯酸果汁　　　　　D.按时排空膀胱,训练规律排尿

　　E.始终应避免饮用含气饮料

5.骨折特有体征错误的是( )

　　A.畸形　　　　　　　　　　　　　B.反常活动

　　C.骨擦音　　　　　　　　　　　　D.疼痛、肿胀

二、简答题

1.简述骨折的现场急救。

2.简述脊柱骨折及脊髓损伤患者的护理。

答案:1.D　2.C　3.B　4.D　5.D

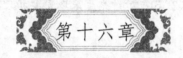

第十六章

骨与关节损伤患者的护理

学习目标

1. 掌握颈椎病、腰椎间盘突出症、骨与关节感染患者及骨肿瘤患者的护理评估、护理诊断、护理措施、健康教育。

2. 熟悉颈椎病、腰椎间盘突出症、骨与关节感染患者及骨肿瘤患者的临床表现、治疗要点。

3. 了解颈椎病、腰椎间盘突出症、骨与关节感染患者及骨肿瘤患者的病因。

第一节 周围神经损伤

周围神经主要指上肢的臂丛神经及其分支:腋神经、肌皮神经、正中神经、尺神经、桡神经,下肢的坐骨神经及其分支:胫神经和腓神经。周围神经损伤是由于周围神经丛、神经干或其分支受外力作用而发生的损伤,如挤压伤、牵拉伤、挫伤、撕裂伤、切割伤、火器伤、医源性损伤等。随着机械化程度的增高和交通事业的发展,周围神经损伤的发生率大幅上升。

【分类与分度】

1. 神经损伤分 为3种类型。

(1)神经断裂 神经完全断裂,临床表现为完全损伤,需手术吻合。

(2)神经轴突断裂 神经轴突完全断裂,但鞘膜完整,多因神经受轻度牵拉伤所致,不需手术处理。

(3)神经失用 神经轴突和鞘膜完整,电反应正常,神经功能传导障碍,有感觉减退,肌肉瘫痪,但营养正常,多因神经受压或挫伤引起,大多可以恢复。如骨折压迫神经,需复位或手术解除神经压迫。

2. 根据神经损伤的不同程度分类 将其分为5度即一度仅神经传导功能丧失,无解剖学损伤;二度轴索断裂但神经鞘无断裂;三度轴索和神经鞘均断裂;四度神经束断裂;五度神经横断伤。

【临床表现】

1. 运动功能障碍 神经损伤后,损伤平面以远的支配区及相应的肌群运动功能呈现不同程度的丧失。其程度取决于神经损伤的程度和类型。所支配的肌组织呈现弛缓性瘫痪。

(1)腋神经损伤 运动障碍,肩关节外展幅度减小。三角肌区皮肤感觉障碍。三角肌萎缩,肩部失去圆形隆起的外观,肩峰突出,形成"方形肩"。

(2)肌皮神经损伤 可导致肱二头肌、肱肌及前臂外侧的皮肤感觉障碍。

(3)正中神经损伤 主要表现在感觉障碍、拇指对掌、指功能受限、拇指、示指屈曲受阻及拇指与示指不能主动屈曲。前臂旋前不能或受限。

(4)尺神经损伤 腕部损伤主要表现为骨间肌、蚓状肌、拇收肌麻痹所致环、小指爪形手畸形及手指内收、外展障碍和 Froment 征(为拇指、示指远侧指间关节不能屈曲,使两者不能捏成一个圆形的"O"形)。肘上损伤除以上表现外,另有环、小指末节屈曲功能障碍。

(5)桡神经损伤 桡神经损伤为全身诸神经中最易受损伤者,常并发于肱骨中段骨折。主要表现为伸腕力消失,而"垂腕"为一典型病症;拇外展及指伸展力消失;手背第一、二掌骨间感觉完全消失。

(6)腓神经损伤 垂足畸形,患者为了防止足趾拖于地面,步行时脚步高举,呈跨越步态;足和趾不能背伸,也不能外展外翻;足背及小趾前外侧感觉丧失。

(7)胫神经损伤 股骨髁上骨折及膝关节脱位易损伤胫神经,引起小腿后侧屈肌群及足底内在肌麻痹,出现足跖屈、内收、内翻,足趾跖屈、外展和内收障碍,小腿后侧、足背外侧、跟外侧和足底感觉障碍。

2. 感觉功能障碍 神经损伤后,在其支配区内出现不同程度的感觉障碍,包括痛觉、触觉、温度觉及两点辨别觉的改变。

3. 自主功能障碍 神经损伤后,其支配区内出现无汗、血管麻痹,竖毛反应丧失,皮肤变薄、萎缩、干裂、溃疡,指甲扭曲、干裂,甚至脱落。甚至可出现较为明显的骨质疏松。

4. 肢体畸形 在臂丛神经不全损伤时,支配区肌肉松弛无力,在拮抗肌的作用下,可出现特殊的肢体畸形。

5. 生理反射消失 当神经损伤时,正常的生理反射消失。但是,要注意只要反射弧的任何部分损伤都可导致反射消失,因此生理反射消失并不能作为神经损伤程度的判断标准。

6. 烧灼性神经痛 神经损失后,可以出现支配区域程度不同的异常疼痛,呈烧灼样疼痛的程度与损伤程度不呈比例。

7. 血管及重要脏器合并损伤 若为锐器或火器伤及臂丛神经时,可合并致命性的大出血或血气胸;继发于锁骨骨折时,也偶可发生类似情形。

【诊断要点】

主要依靠详细的病史和仔细的临床体检。肌电图、神经传导速度测定等检查有助于早期明确诊断。

1.肌电图检查　损伤早期(2周内)此项检查无诊断意义;神经损伤2～4周后可出现纤颤电位和正相电位,无运动单位电位出现;神经再生后,纤颤电位和正相电位消失,出现少量运动单位电位,最后出现相似的干扰相;若无再生发生,纤颤电位和正相电位也会消失。

2.神经传导速度测定　神经部分损伤时,传导速度减慢;完全断裂时,传导速度为零。此外,可判断损伤部位和神经再生情况。临床意义大于肌电图。

3.其他检查　淀粉碘实验及出汗实验等均有一定的临床意义。

【治疗要点】

影响神经再生和肌肉功能恢复的因素很多,以外伤原因和时间因素的影响最为显著,故强调早期处理。

1.非手术疗法　非手术疗法的目的是为神经和肢体功能恢复创造条件,伤后和术后均可采用。

(1)解除骨折端的压迫　骨折引起的神经损伤,多为压迫性损伤,首先应采用非手术疗法,将骨折手法复位外固定,以解除骨折端对神经压迫,观察1～3个月后,如神经未恢复再考虑手术探查。

(2)防止瘫痪肌肉过度伸展　选用适当夹板保持肌肉在松弛位置。如桡神经瘫痪可用悬吊弹簧夹板,足下垂可穿丁字鞋等。

(3)保持关节活动度　预防因肌肉失去平衡而发生的畸形,如足下垂可引起马蹄足或挛缩,虽神经有所恢复,肢体功能也不会满意。

(4)理疗、按摩及适当电刺激　保持肌肉张力,减轻肌萎缩及纤维化。

(5)锻炼　尚存在和恢复中的肌肉,改进肢体功能。

(6)保护伤肢　使其免受冻伤、烫伤、压伤及其他损伤。

2.手术治疗

(1)周围神经的修复　有3个可供考虑的修复时机。①一期缝合或在伤后1个月时修复。②伤后2个月时探查修复。③伤后3个月时探查修复,但臂丛神经的挫伤和牵拉损伤应观察更长时间,4个月后如无恢复迹象方考虑探查。

(2)神经修复的方法　神经松解术、神经吻合术、神经移植术。

【护理评估】

1.健康史　评估患者的病史、既往病史、过敏史以及各种诱发因素。

2.身体状况　评估病后主要症状的特点及体征等。

【护理诊断/问题】

1.有感染的危险　与外伤或手术有关。

2.疼痛　与外伤和手术有关。

3.躯体移动障碍　与神经损伤有关。

4. 知识缺乏 与缺乏神经损伤修复、功能锻炼的有关知识。

【护理措施】

（一）术前及非手术治疗的护理

1. 损伤早期，促进全身健康，保证营养摄入，增强机体抵抗力。

2. 帮助生活上的自理，维持基本生理需要。

3. 有感觉功能障碍者，应注意保护患肢，以免引起烫伤或冻伤。

4. 保持患肢温暖，经常用温水擦洗肢体，保持清洁，可给予按摩，促进血液循环。

5. 固定患肢，使用夹板或石膏将患肢固定于功能位 4~6 周，早期固定是防止关节挛缩，晚期固定有利于矫正畸形。

（1）正中神经损伤可佩带对指夹板，预防第一指蹼挛缩，并可提供对指抓握功能。

（2）尺神经损伤可佩带 MP 关节夹板，预防小指、环指爪形指畸形。

（3）桡神经损伤使用腕关节固定夹板，维持腕关节伸直，掌指关节伸直，拇指外展位，预防伸肌过牵，协助手的抓握、放松功能。

6. 鼓励患者主动进行功能锻炼及被动活动软瘫的肢体，防止肌肉萎缩，关节僵直的发生。

7. 药物治疗的护理：常用的药物有神经营养性药物（神经生长因子制剂、维生素 B_1 等）、血管扩张药等，这些药物对神经功能的恢复有益，但较慢，服药时间在 6 个月或更长。

8. 物理疗法：早期应用微波短波透热疗法，可以消除炎症，促进水肿吸收，有利于神经再生，应用热敷、蜡疗、红外线照射等，可改善局部血液循环，缓解疼痛，松解粘连，促进水肿吸收，1~2 次/d。治疗时要注意温度适宜，防止烫伤。恢复期可选用电刺激治疗，但应注意强度。

（二）术后护理

术后 3 周内应加强修复后保护，患肢的固定非常重要，3 周至 3 个月应预防继发畸形，应加强功能锻炼，3 周至 6 个月可增加活动范围，加强肌力练习，2 个月至 1 年内应进行感觉的再训练。

1. 妥善固定 固定患肢于功能位，减轻肿胀及疼痛，观察疼痛变化，必要时遵医嘱给予镇静剂和镇痛剂。

2. 病情观察 随时观察肢体感觉是否麻木，刺痛或发冷，有无垂腕、垂足现象，皮肤温度，颜色的改变，观察神经功能恢复情况。

3. 患肢的固定 保持修复后的神经处于无张力状态，臂丛神经松解减压术患肢固定 3 d，神经移植术后固定 3 周，神经修复术后固定 6 周，均应固定于神经松弛位，臂丛神经根撕脱伤神经移植术后需行头颈胸石膏固定。正中神经损伤术后将腕关节固定于掌屈 30°，拇掌侧外展位；桡神经损伤行功能重建术后，行上肢石膏固定，保持前臂旋前，腕、拇指和其他手指背伸位；尺神经损伤术后固定腕关节掌屈 30°，掌指关节屈曲位及指间关节伸直位;腓总神经损伤用石膏将膝关节固定于屈曲位。

4. 心理护理   积极配合治疗。

5. 用药护理   遵医嘱使用药物,严密观察药物的疗效及不良反应。控制感染,合理使用抗生素。

6. 功能锻炼   在解除石膏固定后进行功能锻炼,练习要循序渐进,不可操之过急,以免缝合的神经断裂。

7. 康复训练   早期进行被动运动,鼓励患者用健康的部位帮助患处运动,增加关节活动度,防止肌肉牵缩,保持肌肉的生理长度和肌张力,改善局部血液循环,被动运动应注意:①只在无痛范围内进行;②在关节正常活动范围内进行,不能过度牵拉麻痹肌肉;③运动速度要慢;④神经和肌腱缝合术后,要在充分固定后进行。

当肌力达 2～3 级时,应进行肌力运动和抗阻运动,可以捏皮球增强拇指或其他指的屈曲、内收及对掌肌力,挑橡皮筋网增强拇指或其他指的伸、屈及外展肌力,练习用力要大,每次动作持续 3～4 s,重复 10～20 次,引起局部疲劳感觉即可,每日训练 1～2 次。

功能锻炼时应注意训练强度应适合患者的功能水平,患者安置在舒适的位置,被运动的关节肌肉充分放松。

8. 并发症的观察和护理

(1)吻合处断裂   周围神经损伤修复缝合后,关节活动引起吻合处断裂术后持续固定 3 周,3 周时神经再生业已开始,吻合部位的力学强度已有所提高,应向患者做好解释工作,积极配合治疗。

(2)疼痛综合征   臂丛神经根撕裂伤可产生烧灼样疼痛或感觉异常,这是传入神经阻滞引起的中枢痛。肢体损伤后早期可发生软组织炎症,如关节炎、肌腱炎和肌炎。损伤部位可发生痛性神经瘤和卡压综合征,引起剧烈的疼痛。做好心理护理。早期可用麻醉或非麻醉止痛剂,同时可加用抗抑郁药,对严重的顽固性灼性神经痛应考虑作局部经皮交感神经阻滞。

【健康指导】

1. 向患者及家人解释神经损伤手术的必要性、手术方式及注意事项。

2. 告知患者坚持服用谷维素和甲钴胺等可以帮助神经恢复的药物。

3. 告知功能锻炼的重要性,取得患者的理解和配合。

4. 神经修复是一个漫长的过程,通常都要一年半载,告知患者和家属对疾病的康复要有耐心,坚持做针灸、推拿等治疗,以改善血液供应和神经传导。

5. 神经损伤伴有皮肤感觉障碍。告知患者及家属谨防烫伤和理疗时的电灼伤。

(梁　娜)

第二节   颈肩痛和腰腿痛

颈肩痛和腰腿痛是临床常见的一组症状,其病因复杂,以慢性损伤和退行性变引起者居多。颈肩痛是指颈、肩、肩胛等处疼痛,有时伴有上肢痛或颈脊髓损伤症状;较典型的是颈椎病。腰腿痛是指发生在下腰、腰骶、骶髂和臀部等处的疼痛,可伴有一侧或双侧下肢痛及马尾神经受压症状;较具代表性的是椎间盘突出症。

一、颈椎病

颈椎病指颈椎椎间盘退行性改变及其继发病理改变累及其周围组织结构(神经根、脊髓、椎动脉、交感神经等),出现相应的临床表现。颈椎病是 50 岁以上人群的常见病,男性居多,好发部位依次为 $C_{5\sim6}$、$C_{4\sim5}$、$C_{6\sim7}$。

【病因及分型】

1. 病因

(1)颈椎间盘退行性变　是颈椎病发生和发展的最基本原因。

(2)颈椎先天性椎管狭窄　颈椎管的矢状内径对颈椎病的发病有密切关系。椎管矢状内径小于正常(14~16 mm)时,即使退行性变比较轻,也可产生临床症状和体征。

(3)损伤　急性损伤可使原已退变的椎体、椎间盘和椎间关节损害加重而诱发颈椎病;慢性损伤可加速其退行性变的过程。

2. 分型　根据受压部位和临床表现不同分为:颈型(又称软组织型)、神经根型、脊髓型、交感型、椎动脉型、其他型。如同时存在两种以上类型,称为"混合型"。

【临床表现】

(一)颈型颈椎病

1. 颈项强直、疼痛,可有整个肩背疼痛发僵,不能作点头、仰头及转头活动,呈斜颈姿势。需要转颈时,躯干必须同时转动,也可出现头晕的症状。

2. 少数患者可出现反射性肩臂手疼痛、胀麻,咳嗽或打喷嚏时症状不加重。

(二)神经根型颈椎病

1. 颈痛和颈部发僵,常常是最早出现的症状。有些患者还有肩部及肩胛骨内侧缘疼痛。

2. 上肢放射性疼痛或麻木。有时症状的出现与缓解和患者颈部的位置和姿势有明显关系。颈部活动、咳嗽、喷嚏、用力及深呼吸等,可造成症状的加重。

3. 患侧上肢感觉沉重、握力减退,有时出现持物坠落。可有血管运动神经的症状,如手部肿胀等。晚期可以出现肌肉萎缩。

(三)脊髓型颈椎病

1. 多数患者首先出现一侧或双侧下肢麻木、沉重感,随后逐渐出现行走困难,严重者步态不稳、行走困难。患者双脚有踩棉感。

2. 出现一侧或双侧上肢麻木、疼痛,双手无力、不灵活,写字、系扣、持筷等精细动作难以完成,持物易落。严重者甚至不能自己进食。

3. 躯干部出现感觉异常,患者常感觉在胸部、腹部或双下肢有如皮带样的捆绑感,称为"束带感"。同时下肢可有烧灼感、冰凉感。

4. 部分患者出现膀胱、直肠功能障碍和性功能减退,如排尿无力、尿频、尿急、尿不尽、尿失禁或尿潴留等排尿障碍,大便秘结。

(四)交感型颈椎病

1. 头部症状 如头晕或眩晕、头痛或偏头痛、头沉、枕部痛,睡眠欠佳、记忆力减退、注意力不易集中等。偶有因头晕而跌倒者。

2. 眼耳鼻喉部症状 眼胀、干涩或多泪、视力变化、视物不清、眼前好像有雾等;耳鸣、耳堵、听力下降;鼻塞;咽部异物感、口干、声带疲劳等;味觉改变等。

3. 胃肠道症状 恶心甚至呕吐、腹胀、腹泻、消化不良、嗳气以及咽部异物感等。

4. 心血管症状 心悸、胸闷、心率变化、心律失常、血压变化等。

5. 其他 面部或某一肢体多汗、无汗、畏寒或发热,有时感觉疼痛、麻木但是又不按神经节段或走行分布。以上症状往往与颈部活动有明显关系,坐位或站立时加重,卧位时减轻或消失。

(五)椎动脉型颈椎病

1. 发作性眩晕、复视伴有眼震。有时伴随恶心、呕吐、耳鸣或听力下降。这些症状与颈部位置改变有关。

2. 下肢突然无力猝倒,但是意识清醒,多在头颈处于某一位置时发生。

3. 偶有肢体麻木、感觉异常。可出现一过性瘫痪,发作性昏迷。

【诊断要点】

1. 颈型 具有典型的落枕史及上述颈项部症状体征;影像学检查可正常或仅有生理曲度改变或轻度椎间隙狭窄,少有骨赘形成。

2. 神经根型 具有根性分布的症状(麻木、疼痛)和体征;椎间孔挤压试验和(或)臂丛牵拉试验阳性;影像学所见与临床表现基本相符合。

3. 脊髓型 出现颈脊髓损害的临床表现;影像学显示颈椎退行性改变、颈椎管狭窄,并证实存在与临床表现相符合的颈脊髓压迫。

4. 交感型 诊断较难,目前尚缺乏客观的诊断指标。出现交感神经功能紊乱的临床表现、影像学显示颈椎节段性不稳定。

5. 椎动脉型 曾有猝倒发作、并伴有颈性眩晕;旋颈试验阳性;影像学显示节段性不稳定或钩椎关节增生;颈部运动试验阳性。

【治疗要点】

(一) 非手术疗法

原则是去除压迫因素,消炎止痛,恢复颈椎的稳定性。可根据病情选择适宜的方法。

1. 卧床休息　卧床休息 2～4 周,以减少颈椎负荷,有利于炎症消退和减轻症状。

2. 颌枕带牵引　坐位或卧位,上颈段病变,牵引角度采用 0～10°,下颈段($C_{5\sim7}$)病变,牵引角度应稍前倾,可在 15°～30°间,同时注意结合患者舒适来调整角度。间歇牵引的重量可以其自身体重的 10%～20% 确定,持续牵引则应适当减轻。一般初始重量较轻,如 6 kg 开始,以后逐渐增加。牵引时间以连续牵引 20 min,间歇牵引则 20～30 min 为宜,每天一次,10～15 d 为一疗程。脊髓型颈椎病一般不宜做此牵引。

3. 颈托或颈领固定和保护颈椎　矫正颈椎的异常力学关系,减轻颈部疼痛,防止颈椎过伸、过屈、过度转动,避免造成脊髓、神经的进一步受损。

4. 手法治疗　手法治疗必须由训练有素的专业医务人员进行。传统的按摩推拿手法,一般包括骨关节复位手法及软组织按摩手法。西式手法在我国常用的有麦肯基方法、关节松动手法、脊椎矫正术等。

5. 理疗　直流电离子导入疗法、低频调制的中频电疗法、超短波疗法、超声波疗法、超声电导靶向透皮给药治疗、高电位疗法、光疗、磁疗、电兴奋疗法、音频电疗、干扰电疗、蜡疗、激光照射等。

6. 药物治疗　目前无治疗颈椎病的特效药物,所用药物皆属对症治疗,可使用非甾体类抗炎药、肌肉松弛剂及镇静类药物等做对症治疗。也可选用适当的中药外治疗法。

7. 局部封闭治疗　常用醋酸泼尼松龙加 2% 利多卡因做局部痛点注射,有助于减轻症状。

(二) 手术治疗

适用于诊断明确、经非手术疗法无效和反复发作,或脊髓型颈椎病压迫症状进行性加重者。手术可分前路、前外侧和后路手术。常用的术式有颈椎间盘摘除、椎间植骨融合术、前路侧方减压术、颈椎半椎板切除减压或全椎板切除术、椎管成形术等。

【护理评估】

1. 健康史　了解患者的病史及诊治经过。
2. 身体状况　评估患者的体征。

【护理诊断/问题】

(1) 疼痛:颈肩痛　与神经、血管受刺激或压迫有关。
(2) 焦虑/恐惧　与担心手术风险、担心预后有关。
(3) 低效型呼吸形态　与颈髓水肿、植骨块脱落或术后颈部水肿有关。
(4) 躯体活动障碍　与颈肩痛、神经根受压、牵引或手术有关。

(5)潜在并发症 术后出血、喉返神经损伤、喉上神经损伤、各种感染等。

(6)有受伤的危险 与眩晕、肌无力、步态不稳等有关。

【护理措施】

（一）非手术治疗的护理

多数患者在门诊或家中治疗。应告知患者非手术治疗的目的和方法，使其能按照医嘱接受规范治疗。此外，尚需指导患者卧床休息，做好自我保健，如选择合适的枕头、纠正不良姿势、进行颈肩部锻炼等。

1.颌枕带牵引者 应指导患者取坐位或卧位牵引，头微屈，告知牵引的重量、时间、疗程。采用微电脑颈椎牵引椅者，应告知具体使用方法。

2.颈托和围领固定者 应协助选择规格合适的颈托或围领，使用充气式围领时，要教给患者根据需要充气和调节充盈度，以预防局部压伤、保持固定有效。

3.推拿和按摩治疗者 应告知按摩推拿必须由专业治疗师进行，不可乱投医，强力推拿和按摩有害而无益，脊髓型颈椎病禁忌推拿和按摩。

4.物理治疗者 应向患者说明物理治疗的作用、疗效、方法，要求患者按疗程治疗。

5.局部封闭治疗者 应询问有无不宜注射的情况如糖尿病、高血压等。注射前指导病人清洁皮肤；准备醋酸泼尼松龙、2%利多卡因及消毒用品，并协助注射。注射后告知患者3 d内局部不可沾水。

（二）手术治疗的护理

1.手术前护理 做好术前准备，但应重点注意以下几点。

(1)供骨部位皮肤准备 对需植骨者，应做好供骨部位的皮肤准备。

(2)适应性训练 对拟行前路手术的患者，应指导其向侧方推移气管，以适应术中牵拉气管操作；训练深呼吸、有效咳嗽和咳痰；训练床上排大小便。

2.手术后护理

(1)患者的搬移与卧位 患者植骨融合手术后，颈部应采用围领固定，从手术室返回病房时，要有专人护送和妥善保护。回病房后取仰卧位，颈部稍前屈，两侧颈肩部放置沙袋，以限制头颈部活动或位置偏斜，防止植骨块脱落。病情允许者可采取轴式翻身。

(2)观察病情 密切观察意识、生命体征及切口等变化，应及时通知医生，并协助处理。还应观察肢体和躯干的感觉、运动、肌力、反射等有无好转。

(3)切口和引流管护理 按常规做好切口和引流管护理。

(4)并发症的护理 详见骨折术后并发症的处理。

(5)促进患者感觉和运动功能的恢复

1)颈部制动：前路手术时都行植骨固定椎体融合，此类患者应采用颈领、头颈胸石膏、枕领带或颅骨牵引等固定；也可用大沙袋放在两侧颈肩部，制动颈部。用颈领、头颈胸石膏固定时，松紧应适宜，保证固定确切。用枕领带或颅骨牵引时，做好牵引的护理。咳嗽、打喷嚏时用手轻按颈前部。

2)加强观察:观察患者躯体和双侧肢体的感觉及活动情况,有无感觉或运动功能障碍的现象。

3)加强功能锻炼:颈领固定2~3个月。指导患者双手做捏橡皮球、健身球或毛巾的练习,手指进行对指、系纽扣等各种锻炼;每日进行四肢与关节的锻炼,防止肌萎缩和关节僵硬。

【健康教育】

1. 选择高低合适的枕头 保证颈部及脊柱正常的生理弯曲,避免颈部长期悬空、屈曲或仰伸。经常更换体位。

2. 保持正确的姿势 在工作、学习和日常生活中,保持颈部平直,定时改变姿势,劳逸结合,避免颈部长期屈曲或仰伸。

3. 加强功能锻炼 进行颈部及上肢活动或体操锻炼,以使颈部及肩部肌放松,改善局部血液循环。

二、腰椎间盘突出症

腰椎间盘突出症是指由于椎间盘变性、纤维环破裂、髓核组织突出刺激和压迫马尾神经或神经根所引起的一种综合征;是腰腿痛最常见的原因之一。腰椎间盘突出症可发生在任何成年人,最多见于中年人,以20~50岁为多发年龄,男性多于女性。由于下腰椎负重和活动范围大,故腰椎间盘突出多发生在 $L_{4\sim5}$、$L_5\sim S_1$。

【病因与发病机制】

1. 病因

(1)椎间盘退行性变 随年龄增长,纤维环和髓核水分减少,弹性降低,椎间盘变薄,易于脱出;此外,后纵韧带、椎体及椎间盘的退行性改变使椎间盘结构松弛,抗震荡能力下降而易发生损伤。

(2)损伤 反复弯腰、扭转、承重等慢性积累伤是椎间盘突出的主要诱发因素,腰部急性损伤也可造成椎间盘突出,如提取重物或暴力撞击。

(3)遗传因素 有色人种发生率较低,小于20岁的青少年患者中约32%有阳性家族史。

(4)妊娠 妊娠期盆腔、下腰部组织充血明显,各种结构相对松弛,而腰骶部又较平时承受更大的重力,增加了椎间盘损伤的机会。

2. 发病机制 当髓核经椎间盘薄弱处或破裂的纤维环处突出时,即可发生腰椎间盘突出症。椎间盘突出症有多种分型。可根据椎间盘突出的位置、病理变化和CT、MRI所见进行分型。

腰椎间盘
突出症分型

【临床表现】

(一)症状

1.腰痛　最先出现的症状常为腰部急性剧痛或慢性隐痛。由于髓核突出、压迫和刺激纤维环外层及后纵韧带所致;一旦髓核突破纤维环和后纵韧带,腰痛反而可减轻。

2.坐骨神经痛　绝大部分患者是 $L_{4\sim5}$、$L_5\sim S_1$ 椎间盘突出,故会发生坐骨神经痛。疼痛从下腰部向臀部、大腿后方、小腿外侧足背或足外侧放射,并可伴麻木感。咳嗽、排便或打喷嚏时因腹压增高,疼痛加剧。

3.马尾神经受压综合征　中央型突出的髓核或脱垂游离的椎间盘组织可压迫马尾神经,出现鞍区感觉迟钝,大、小便和性功能障碍。

(二)体征

1.压痛　在相应的病变椎体间隙,棘突旁侧 1 cm 处有深压痛、叩痛,并可引起下肢放射痛。

2.脊柱变形和活动受限　约60%的患者脊柱正常生理弯曲消失,呈现腰椎侧凸、前凸或后凸,腰部各方向的活动受限;以腰椎前屈时最为明显。

3.直腿抬高试验及加强试验阳性　患者仰卧、伸膝、被动抬高患肢,抬高至60°以内时,即出现坐骨神经放射痛,为直腿抬高试验阳性。当缓慢放下患肢、待放射痛消失后再被动背屈患侧距小腿关节以牵拉坐骨神经,若又出现放射痛,称为加强试验阳性。

4.感觉、肌力和腱反射改变　当神经根受压时,受压神经支配的相应部位出现异常或麻木,肌力减退,部分患者表现为膝反射或跟腱反射减弱或消失。

【诊断要点】

1.X 射线检查　能直接反映腰部有无侧突、椎体退行性变和椎间隙有无狭窄等。

2.CT　可用于鉴别有无椎间盘突出或突出方向等。

3.MRI　可显示椎管形态,全面反映出各椎体、椎间盘有无病变及神经根和脊髓受压情况。对本病有较大诊断价值。

4.其他　检查脊髓造影可了解椎管狭窄的部位及程度等。电生理(肌电图、神经传导速度及诱发电位)检查可协助确定神经损害的范围及程度,观察疗效等。

【治疗要点】

依据临床症状的严重程度,采用非手术或手术方法治疗。

(一)非手术治疗

首次发作、症状较轻的患者可采用非手术疗法缓解症状或治愈疾病。

1.卧床休息　急性期让患者绝对卧硬板床休息,一般卧床 2～6 周或至症状缓解。卧床时保持适当体位可减轻椎间盘受压。

2.骨盆牵引　骨盆牵引可增加脊椎间隙宽度,减轻对椎间盘的压力和对神经的压迫,改善局部循环和水肿。一般采用骨盆水平牵引,牵引重量为 7～15 kg,牵引时抬高足端床脚作为反牵引力,2 次/d,每次 1～2 h,持续 3～4 周。

3.药物治疗　目的为止痛、减轻水肿粘连及肌痉挛。

(1)非甾体类抗炎药　用于镇痛,常用的有阿司匹林及布洛芬等。

(2)皮质类固醇　为长效抗炎药,可用于硬膜外封闭或局部注射。经硬膜外穿刺置管,常用醋酸泼尼松龙 75 mg 加 2% 利多卡因至 20 mL,分 4 次注药,每隔 5～10 min 注药1 次,每周 1 次,3 次为一疗程。

(3)髓核化学溶解法　将胶原酶注入椎间盘或硬脊膜与突出的髓核之间,以达到选择性溶解髓核和纤维环、从而缓解症状的目的。但应用此法时需警惕发生患者对胶原酶的过敏反应和局部的出血、粘连。

(4)局部按摩及热疗　局部按摩及热疗可促进血液循环,缓解肌痉挛,促进无菌性炎症消退,使髓核复位。但中央型椎间盘突出者不宜推拿。

4.经皮电神经刺激疗法　将电极放在疼痛部位的皮肤表面,将电流输入体内,通过刺激神经达到减轻疼痛的作用。

5.按摩　应由专业人员实施。强力按摩往往弊多于利。

(二)手术治疗

对诊断明确、症状严重、经严格非手术治疗无效或有马尾神经受压症状者应考虑手术治疗。可根据间盘的位置和脊柱的稳定性选择手术类型。常用术式包括椎板切除术和髓核摘除术、显微椎间盘切除术、脊柱融合术、经皮穿刺髓核摘除术等。

【护理评估】

1.健康史　了解患者的病史及诊治经过。

2.身体状况　评估体征。

【护理诊断/问题】

1.疼痛　腰腿痛与髓核突出、神经根受压和刺激、肌肉痉挛等有关。

2.焦虑　与疼痛、活动障碍和对手术治疗的担忧等有关。

3.躯体活动障碍　与椎间盘突出、牵引或手术有关。

4.潜在并发症　手术后脑脊液漏、尿潴留、便秘、感染、神经根粘连等。

【护理措施】

1.心理护理　安慰患者,适当解释病情,介绍成功的病例,帮助患者解除紧张情绪,减少顾虑及担忧,树立治疗和康复信心。

2.非手术治疗的护理

(1)休息与活动　腰椎间盘突出症急性期,应安置患者绝对卧硬板床休息,在膝下置一小枕,使膝关节微屈曲,床头抬高 20°～30°,以放松背部肌肉。告知患者避免脊柱屈曲,采用轴式翻身。卧床期间指导患者进行非制动部位关节的主动锻炼,以促进全身血液循环,增强肌力,预防肌肉萎缩。告知患者卧床3周后可戴腰围下床活动,但3个月内不能做弯腰持重物的动作,应酌情进行腰背肌功能锻炼。

(2)骨盆牵引的护理 协助医生安放骨盆水平牵引带牵引或采用多功能腰椎牵引床牵引时,做好患者护理工作,防止并发症发生。

(3)用药护理 遵医嘱使用药物,观察疗效与不良反应。

(4)功能锻炼 卧床期间应坚持深呼吸和有效咳嗽、坚持四肢肌肉和关节锻炼;定时进行腹部按摩,以增强腹肌肌力、减少腹胀和便秘。

(5)其他护理 如配合理疗、推拿和按摩;做好饮食指导,预防便秘等。

3.手术治疗的护理 手术前按骨科手术做好术前准备,手术后重点做好如下护理。

(1)患者的搬移和卧位 手术后患者带腰围送回病房,搬移时应保持腰椎稳定,避免过大幅度的扭动。安置患者去枕平卧硬板床6 h。麻醉作用消失、生命征平稳后,垫枕头,膝下放一小枕头,侧卧时两膝关节间置一小枕头。每2 h进行1次轴式翻身,同时对受压部位的皮肤进行按摩。卧床时间需根据手术类型决定,一般1~3周,以后根据病情,戴腰围起床活动。经皮髓核切吸术、髓核激光气化术、显微椎间盘切除术者,卧床时间可缩短;椎板切除和髓核摘除术者,卧床时间适当延长。

(2)观察病情 观察生命体征是否稳定,肢体的疼痛、感觉、肌力、腱反射有无好转,有无新出现的感觉、运动障碍,切口有无渗血,引流管是否通畅等。若发现异常情况,及时通知医生,并协助处理。

(3)切口护理 保持切口敷料清洁、干燥,若渗液较多应及时更换。保持引流管通畅,观察引流液的性质和量,若出现淡黄色引流液,同时伴有头痛、恶心、呕吐等症状,提示并发脑脊液漏,应立即停止引流,安置患者平卧位并适当抬高床尾,一般保持平卧位7~10 d,硬脊膜裂口即可愈合。

(4)预防感染 手术后除切口感染外,还可发生口腔、皮肤、尿路、肺部等部位的感染,应做好相应护理,并遵医嘱应用抗生素。

(5)功能锻炼 卧床期间应坚持四肢肌肉和关节活动,以防肌肉萎缩和关节僵硬。病情许可后,戴腰围进行下床行走训练。

【健康教育】

1.保健指导 教育人们采取正确的坐、立、行、卧及持重的姿势(图16-1),防止腰椎的急性或慢性损伤;保持正常体重,以免增加腰椎负重;腰部劳动强度大时应佩戴腰围,保护腰椎;每日穿戴腰围时间不可过长,以免腰部肌肉萎缩;勿长时间穿高跟鞋,平跟鞋能对身体提供更好的支持。一旦发生腰部损伤,应及时到医院处理。

2.治疗和康复指导 对非手术治疗者,应说明治疗的方法、疗程、治疗中的注意事项和康复锻炼方法等。对手术治疗者应说明手术治疗的目的、方法、术后康复的方法,指导患者休息与活动,适时地进行腰背肌锻炼(图16-2)。

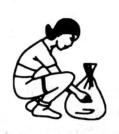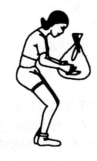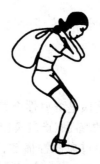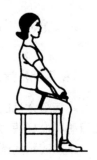

图 16-1 正确的坐、立、行、持重姿势

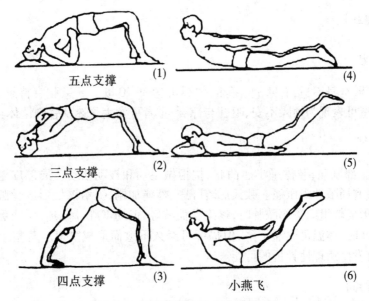

图 16-2 腰背肌锻炼仰卧法和俯卧位

（刘 刚）

第三节 骨与关节感染

骨与关节感染的常见疾病包括急性化脓性骨髓炎、化脓性关节炎、骨与关节结核。身体其他部位的化脓性病灶中的细菌经血液循环播散至骨骼的急性化脓性炎症称急性血源性骨髓炎，多见于儿童。长骨干骺端为好发部位，以胫骨近端和股骨远端多见。

一、急性化脓性骨髓炎

【病因及发病机制】

本病最常见的致病菌是溶血性金黄色葡萄球菌,其次为乙型溶血性链球菌,其他包括流感嗜血杆菌、大肠埃希菌、产气荚膜杆菌、肺炎链球菌和白色葡萄球菌等。

本病的致病菌系经过血源性播散,发病前大多先有身体其他部位的化脓性感染病灶,如疖、痈、扁桃体炎和中耳炎等。原发感染病灶处理不当或身体抵抗力下降,化脓性致病菌侵入血液循环发生菌血症或脓毒症,菌栓进入骨营养动脉,停滞于长骨干骺端的毛细血管内而引发本病。

【临床表现】

(一)症状

起病急骤,全身不适,有寒战、高热,体温可达 39 ℃以上。患肢有持续、进行性加重的疼痛。儿童可表现为烦躁不安、呕吐与惊厥,重者可发生昏迷及感染性休克。

(二)体征

早期有患部剧痛,肢体呈半屈曲状,抗拒做主动和被动活动。局部皮温增高、发红、肿胀,干骺端有局限性深压痛。数天后若肿胀、疼痛加剧,提示该处形成骨膜下脓肿。脓肿穿破骨膜形成软组织深部脓肿时,疼痛反而减轻,但局部红、肿、热、压痛更为明显。当脓肿穿破皮肤时,体温可逐渐下降,但局部可经久不愈而形成窦道。若整个骨干都存在骨破坏后,有发生病理性骨折的可能。

【诊断要点】

1.实验室检查　血白细胞和中性粒细胞比例增高;红细胞沉降率加快;血细菌培养可获得致病菌。

2.局部脓肿分层穿刺　选有内芯的穿刺针,在干骺端压痛最明显处刺入,边穿刺边抽吸,不可 1 次穿入骨内,以免将单纯软组织脓肿的细菌带入骨内。穿刺液常规做涂片检查、细菌培养及药物敏感试验有助明确诊断和选择用药。

3.影像学检查　①X 射线检查早期无特殊表现,发病 2 周后,X 射线表现为层状骨膜反应与干骺端骨质稀疏,当微小骨脓肿合并成较大脓肿时可见干骺区散在性虫蚀样骨破坏,并向髓腔扩散,骨密质变薄,可有死骨形成;②CT 检查:可较早发现骨膜下脓肿;③MRI 检查:可以早期发现局限于骨内的炎性病灶;④核素骨显像:病灶部位的血管扩张和增多,发病 48 h 后可出现干骺端核素浓聚,但不能做定性诊断。

【治疗要点】

本病治疗的关键是早期诊断与早期治疗。由于治疗不及时,急性骨髓炎往往演变为慢性骨髓炎,故应尽快控制感染,防止炎症扩散,及时手术。

1.非手术治疗 ①抗感染治疗:早期、联合、足量应用有效抗菌药物;②对症支持治疗;③局部制动:患肢皮牵引或石膏托固定于功能位,以减轻疼痛、防止关节挛缩畸形及病理性骨折或关节脱位。

2.手术治疗 手术的目的是引流脓液,减少毒血症症状,阻止急性骨髓炎向慢性骨髓炎转变。若经非手术治疗48~72 h仍不能控制炎症,应尽早手术。手术方式有钻孔式引流或开窗减压两种,于骨腔内放置2根引流管做持续冲洗引流。

【护理评估】

1.病史 了解患者的病史及诊治经过。
2.身体评估 评估其体征。

【护理诊断/问题】

1.体温过高 与化脓性感染有关。
2.疼痛 与炎症刺激及骨髓腔内压力增加有关。
3.躯体移动障碍 与患肢疼痛及制动有关。
4.潜在并发症 病理性骨折。

【护理措施】

(一)术前护理

1.维持正常体温 ①患者应卧床休息,以保护患肢和减少消耗;鼓励多饮水;②降温:对高热患者应及时给予物理降温,必要时可根据医嘱给予药物降温,以防高热惊厥发生。

2.缓解疼痛 ①抬高患肢以利静脉血回流,减轻肿胀或疼痛。②限制患肢活动,必要时用石膏托或皮牵引固定于功能位,以缓解肌痉挛,解除疼痛;防止炎症扩散;防止患肢畸形;防止发生病理性骨折。③搬动患肢时动作要轻,保护好患肢,以防发生继发性损伤;床上可安置护架,做好支撑,避免患处压迫,加重疼痛。

3.控制感染 遵医嘱尽早联合足量应用抗菌药物。应现配现用,合理安排用药顺序,按时给药,以保持血液中药物的有效浓度。护士应了解药物的作用、不良反应等。抗菌药物治疗应连续用药超过3~4周。停药应具备如下条件:①体温正常。②局部症状、体征消失达2~3周以上。③血常规检查白细胞计数及分类正常。④X射线检查可见到修复现象。

(二)术后护理

1.引流管护理

(1)妥善固定 引流装置拧紧各连接接头以防止松动、脱落;变换体位时应妥善安置引流管,以防脱出。躁动患者要适当约束四肢,以防自行拔出引流管。

（2）保持引流通畅　①保持引流管与一次性负压引流袋连接紧密,并处于负压状态;冲洗管的输液瓶应高于伤口 60～70 cm,引流袋低于伤口 50 cm;②观察引流液的量、颜色和性状,保持出入量的平衡;③根据引流液的颜色和清亮程度调节灌注速度。引流术后24 h 内连续快速灌洗,以后每 2 h 快速冲洗 1 次;④若出现滴入不畅或出入量不平衡,应检查管道是否折叠、受压、扭曲或血块堵塞,并及时处理,以保证引流通畅。

（3）拔管指征　引流管留置 3 周,或体温正常,引出液清亮,连续 3 次细菌培养结果阴性,即可拔管。

2.功能锻炼　为避免患肢长期制动导致肌肉萎缩或关节僵硬,固定期间应指导患肢行肌肉等长舒缩活动;待炎症控制后行关节功能锻炼。

3.心理护理　术后应多与患者及家属交流,使患者消除负面心理,积极配合治疗,战胜疾病。

【健康指导】

1.饮食指导　加强营养,给予患者易消化的高蛋白、高维生素的饮食,增强机体抵抗力,以免复发。

2.用药指导　按医嘱足量应用抗菌药物治疗,连续用药至少 3 周。要注意药物副作用和毒性反应,如出现应立即停药并到医院就诊。

3.活动指导　长期卧床患者,应指导患者积极功能锻炼。复查 X 射线片证明包壳已坚固形成,破坏骨已经修复正常时开始逐渐负重,以免发生病理性骨折。

4.定期复查　该病易复发,当愈合后的局部再次出现局部红、肿、热、痛或皮肤窦道再次开放向外流脓时,及时就诊治疗。

二、化脓性关节炎

化脓性关节炎(suppurative arthritis)是指关节内化脓性感染。多见于儿童,好发部位是腕关节与膝关节。

【病因及发病机制】

1.病因　由身体其他部位或邻近关节部位的化脓性病灶内的细菌通过血液循环播散或直接蔓延至关节腔所致。开放性关节损伤后继发感染也是病因之一,也可由关节穿刺或关节术后感染引起。

常见的致病菌为金黄色葡萄球菌,其次为白色葡萄球菌、淋病奈瑟菌、肺炎链球菌、大肠埃希氏菌等。

2.发病机制　化脓性关节炎的病变发展过程大致可分为三个阶段:浆液性渗出期、浆液纤维性渗出期和脓性渗出期。

【临床表现】

1.症状　起病急骤,全身不适,乏力,食欲减退,寒战高热,体温可达 39 ℃以上。感染严重者可出现谵妄与昏迷,小儿可见惊厥。病变关节处剧烈疼痛。

2.体征　病变关节功能障碍,活动受限。局部有明显的红、肿、热、痛表现;发生于膝关节可出现浮髌试验阳性。

【诊断要点】

1.实验室检查　①血常规检查:白细胞总数升高,中性粒细胞计数比例升高,红细胞沉降率增快;②关节穿刺:抽出液外观呈浆液性或脓性,涂片见大量成堆的脓细胞,细胞培养可以检出致病菌。

2.X射线检查　早期关节周围软组织阴影扩大,关节间隙增宽;后期关节间隙变窄或消失,关节面毛糙,甚至发生骨质破坏或增生。

【治疗要点】

全身支持治疗,应用抗菌药物,消除局部感染病灶。

1.早期足量应用有效抗菌药物　原则同急性血源性骨髓炎。

2.关节腔内注射抗菌药物　每天行1次关节穿刺,抽出积液,注入抗菌药物。

3.关节腔灌洗　适用于表浅的大关节,如膝关节。在关节两侧穿刺,经穿刺套管置入灌注管和引流管,退出套管。每日经灌注管滴入抗菌药物溶液2 000~3 000 mL,引流液转清,细菌培养阴性后停止灌洗,但引流管应持续引流数天至无引流液吸出,局部症状和体征消退,即可拔管。

4.关节切开引流术　适用于较深的大关节,如髋关节,应及时做切开引流术,在关节腔内留置2根硅胶管后缝合,按上述方法行关节腔持续灌洗。

【护理评估】

1.病史　询问患者的病史及诊治经过。

2.身体评估　评估其体征。

【护理诊断/问题】

1.疼痛　与炎症刺激有关。

2.体温过高　与化脓性感染有关。

3.躯体移动障碍　与患肢疼痛及制动有关。

4.知识缺乏　缺乏本病的治疗与康复知识。

【护理措施】

1.一般护理　①患者卧床休息,适当抬高患肢,限制活动,保持患肢于功能位,防止关节畸形及病理性脱位。急性炎症消退后,鼓励患者做主动活动。②给予易消化高蛋白、高维生素饮食,并注意调节体液平衡。

2.控制感染　遵医嘱早期应用广谱的、足量的、有效的抗菌药物,注意药物的浓度和滴入的速度,用药期间,密切观察药物的副作用和毒性反应。

3. 疼痛护理　应卧床休息,常用皮肤牵引或石膏托等方法固定患肢,防止感染扩散,克服肌肉痉挛,拉开关节面,以减轻关节软骨之间的压力,从而减轻疼痛,防止关节面进一步破坏。

4. 维持正常体温　体温高时可给予物理降温,必要时遵医嘱用药物降温。

5. 术后护理　除患者的一般常规护理外,重点注意观察引流物的量、性质,及时更换敷料和拔除引流物。

【健康指导】

1. 向患者及家属讲明化脓性关节炎的发生发展及预后情况。
2. 指导患者关节功能锻炼,避免关节功能障碍。
3. 若再次出现体温升高,关节部位红、肿、热、痛等,应及时来院诊治。

三、骨与关节结核

骨与关节结核以往是常见的感染性疾病,由于生活条件的改善和抗结核药物的广泛使用,使骨与关节结核的发生率明显下降。但近年来由于耐药性结核分枝杆菌的增加,使骨与关节结核的发病率有所上升。本病好发于青少年及儿童,30 岁以下的患者约占80%。发病部位以脊柱最多见,约占骨与关节结核发病率的 50%,其次是膝关节、腕关节、肘关节、肩关节。

【病因及发病机制】

1. 病因　骨与关节结核为骨与关节的特异性感染,是一种继发性感染,原发病灶为肺结核和消化道结核,在我国绝大多数继发于肺结核。结核分枝杆菌由原发病灶经血液循环侵入骨质或滑膜,不一定会立刻发病。它在骨与关节内可以潜伏多年,当机体抵抗力下降时,如外伤、营养不良、过度劳累等,可以使潜伏的结核分枝杆菌活跃繁殖而出现临床症状。

2. 发病机制　骨与关节结核最初的病理变化时是单纯性骨结核或单纯性滑膜结核,以前者多见。

【临床表现】

1. 症状

(1)全身症状　发病缓慢,一般不明显,可有低热、脉快、食欲减退、盗汗、消瘦、乏力、贫血等全身结核中毒症状。

(2)局部症状　早期病变部位即有轻度疼痛,随病情发展逐渐加重,活动时疼痛更明显。脊柱结核多为钝痛,咳嗽、打喷嚏、持重物时疼痛加重。髋关节结核早期即有髋部疼痛,在儿童病例,常诉说同侧膝部疼痛。膝关节结核在全关节结核早期疼痛较明显,单纯滑膜和骨结核疼痛较轻。在儿童的髋关节和膝关节结核常有"夜啼"。肩关节结核早期有酸痛感,以肩关节前侧为主,有时可放射到肘部及前臂。

2.体征

（1）脊柱结核　脊柱生理弯曲改变,以胸段后突畸形明显。由于干酪样物质、死骨和坏死的椎间盘压迫脊髓,出现肢体感觉、运动和括约肌功能障碍,甚至完全性截瘫。局部有压痛和叩击痛。

（2）髋关节结核　早期髋关节前侧有压痛,肿胀不明显;由于疼痛引起肌肉痉挛,髋关节呈屈曲、内收畸形;后期由于关节面软骨破坏遗留各种畸形,以髋关节内旋、内收、屈曲畸形,髋关节强直与双下肢不等长常见。

（3）膝关节结核　局部疼痛、肿胀,浮髌试验阳性。由于膝关节持续积液和失用性肌萎缩,膝部可呈梭形肿胀。晚期全关节结核时,膝关节屈曲挛缩。当交叉韧带破坏时,发生病理性膝关节脱位,小腿向后方移位,并膝外翻畸形。

（4）寒性脓肿和窦道脊柱结核　脓肿可沿肌肉及筋膜间隙向远处流注。髋关节结核脓肿多在股三角区或臀部。膝关节结核脓肿形成后一般局限在病灶附近。寒性脓肿破溃后形成经久不愈的窦道,常易并发混合性感染。

【诊断要点】

1.实验室检查　血常规检查有轻度贫血,白细胞计数一般正常,有混合感染时白细胞计数升高。红细胞沉降率在活动期明显增快,病变静止或治愈时则逐渐下降至正常。红细胞沉降率是用来检查病变是否静止和有无复发的重要指标。

2.影像学检查

（1）X射线检查　X射线检查是骨与关节结核诊断的主要手段,但不能用于早期诊断,一般在起病后6~8周才有X射线改变。

（2）CT检查　可以发现普通X射线片不能发现的问题,特别是显示病灶周围的冷脓肿有独特的优点。

（3）MRI检查　可在炎症浸润阶段显示异常信号,有助于早期诊断。

【治疗要点】

骨与关节结核是全身性感染的局部表现,治疗上应全身与局部并重,采用综合治疗措施,以提高疗效。加强支持疗法,提高机体抵抗力;局部适当休息或限制活动;合理应用抗结核药物;非手术治疗不能控制病变发展,如死骨明显形成,脓肿较大,经久不愈的窦道,或合并截瘫等,应在积极的术前准备下行结核病灶摆清除术或其他手术治疗。

【护理评估】

1.病史　了解患者的病史及诊治经过。

2.身体评估　评估其体征。

【护理诊断/问题】

1.疼痛　与骨与关节结核和手术创伤有关。

2.营养失调:低于机体需要量　与食欲减退和结核长期消耗有关。

3.皮肤完整性受损　与脓肿破溃形成窦道有关。

4.躯体移动障碍　与患肢疼痛、固定或截瘫有关。

5.知识缺乏　缺乏抗结核药物用药知识。

【护理措施】

（一）非手术治疗患者的护理

1.一般护理　详见"化脓性关节炎"护理。

2.抗结核药物　治疗遵医嘱合理应用抗结核药物,注意药物的毒性反应及副作用的发生和预防。

3.皮肤护理　长期卧床的患者,注意皮肤及生活护理。换药时,应严格无菌操作,注意消毒隔离措施,避免混合感染的发生。

4.心理护理　应主动倾听患者的感受,帮助患者树立信心。

（二）手术治疗患者的护理

1.术前护理　除了一般的常规准备外,应纠正患者的营养状况,提高对手术的耐受力,调节患者的心理因素,解除患者的顾虑。术前应用抗结核药物至少2周,有窦道合并感染者应用广谱抗生素至少1周。

2.术后护理　①严密病情观察,按时监测生命体征,注意观察肢端的皮肤颜色、温度、感觉及毛细血管充盈情况等,发现异常应及时报告并协助处理。②脊柱结核术后脊柱不稳定,或做脊柱融合术后,必须局部确切制动,避免继发损伤及植骨块脱落等。合并截瘫的患者,按截瘫的护理常规,预防截瘫的并发症,如压疮、泌尿系感染、呼吸系感染、肢体畸形等。③关节结核行滑膜切除术的患者,术后多采用皮肤牵引,注意保证牵引有效;关节融合术后,多用石膏固定,注意石膏固定的护理。④鼓励患者适当主动活动病变以外的关节,防止关节僵直。活动量应根据患者的病情而定,原则是循序渐进,持之以恒,以达到最大限度地恢复肢体的功能。

【健康指导】

1.知识宣教　说明积极治疗结核原发病灶是预防骨与关节结核的最主要措施;介绍骨与关节结核的治疗原则及方法,以使患者配合治疗。

2.用药指导　告诉患者遵医嘱坚持抗结核用药2年,告知患者及家属坚持服药的重要性及停药后的严重后果。

3.复查指导　遵医嘱定期到医院复查;如出现耳鸣、听力异常应立即停药,同时注意肝、肾功能受损及多发性神经炎的发生。

第四节　骨肿瘤

凡发生在骨内或起源于各种骨组织成分的肿瘤统称为骨肿瘤。可发生于骨组织(骨膜、骨和软骨)及骨附属组织(骨的血管、神经、脂肪、纤维组织等)。骨肿瘤的发病具有年龄特点,如骨肉瘤多见于青少年,骨巨细胞瘤多见于成人,骨髓瘤多见于老年人,发病率为所有肿瘤的 2% ~3% 。

【病因及发病机制】

骨肿瘤分为原发性和继发性两大类,原发性骨肿瘤是由骨组织及其附属组织本身所发生的肿瘤;继发性骨肿瘤是由其他器官或组织发生的恶性肿瘤,通过血液循环、淋巴转移或直接浸润到骨组织及其附属组织所发生的肿瘤。按骨肿瘤的细胞来源可有骨性、软骨性、纤维性、骨髓性、脉管性、神经性等。根据肿瘤组织的形态、细胞的分化程度及细胞间质的类型,可分为良性、中间性和恶性三大类。恶性骨肿瘤以骨肉瘤占首位。

【临床表现】

1.骨软骨瘤　是一种常见的软骨源性的良性肿瘤,早期无症状,多见于生长活跃的干骺端,如股骨下端、胫骨上端和肱骨上端。当肿瘤生长到一定大时,可因压迫周围组织,如肌腱、神经、血管等感到隐痛而影响功能。大多数患者是在无意中发现骨性肿块而就诊的。

2.骨巨细胞瘤　是起源于松质骨的溶骨性肿瘤,属潜在恶性,主要症状为局部疼痛和肿胀,随肿瘤的生长而疼痛加重,局部包块压之有乒乓球样感觉和压痛。若侵及关节软骨,将影响关节功能,骨质破坏过多可发生病理性骨折。

3.骨肉瘤　是原发性恶性骨肿瘤中最常见的肿瘤,主要症状是进行性加重的疼痛,开始时呈间歇性发作的隐痛,逐渐转为持续性剧痛。患肢关节有不同程度的功能障碍。病变局部肿胀,很快形成肿块,局部皮温增高,浅静脉怒张。可伴有全身恶病质表现。

【诊断要点】

X 射线片显示骨软骨瘤,示长管骨的干骺端从皮质突向软组织的骨性凸起,或呈杵状、蒂状或鹿角状,皮质相连续,髓腔相通。骨巨细胞瘤显示骨端病灶呈偏心性溶骨性破坏,骨端呈肥皂泡样膨胀,骨密质变薄。骨肉瘤示病变部位骨质浸润性破坏,边界不清,病变区可有排列不齐、结构紊乱的肿瘤骨。可使骨膜突起,形成骨膜下三角形新骨,形成的反应骨和肿瘤骨呈日光放射状,即影像学中的"日光射线"现象,周围有软组织肿块阴影。

【治疗要点】

1.骨软骨瘤　虽属良性,因有恶变可能,应早期手术切除。

2.骨巨细胞瘤　以手术治疗加局部病灶灭活处理为主,但易复发。化疗无效,放疗虽有效,但易发生照射后肉瘤变。

3.骨肉瘤　治疗的措施是术前进行 3~8 周化疗,然后做瘤段切除、假体植入等保肢术或截肢术,术后再继续进行化疗的综合治疗。

【护理评估】

1.病史　了解患者的病史及诊治经过。

2.身体评估　评估其体征。

【护理诊断/问题】

1.恐惧　与肢体功能丧失或担心预后有关。

2.慢性疼痛　与肿瘤浸润或压迫神经有关。

3.躯体活动障碍　与疼痛或肢体功能受损有关。

4.知识缺乏　对疾病的诊疗措施、预后等缺乏应有的了解。

【护理措施】

(一)术前护理

1.一般护理

(1)营养护理　饮食宜清淡,易消化。鼓励患者摄取足够营养,合理摄入高蛋白、高糖、多维生素饮食。必要时进行少量多次输血和补液,以增强抵抗力,为手术治疗创造条件。

(2)活动和休息　应嘱咐患者下地时患肢不要负重,以防发生病理性骨折和关节脱位而发生意外损伤;脊柱肿瘤的患者应绝对卧床休息,避免下床活动以防止脊柱骨折造成截瘫,指导患者做松弛活动。

2.疼痛护理　疼痛可按照"三级止痛"方案用药。一级止痛:疼痛一般,使用非麻醉类药物,如阿司匹林+辅佐剂(非固醇类抗炎药,如吲哚美辛)。二级止痛:中度持续性疼痛,使用弱麻醉药,如可待因+阿司匹林+辅佐剂。三级止痛:强烈持续性疼痛,使用强麻醉剂,如吗啡+非麻醉剂+辅助剂。

3.术前准备　①脊柱、下肢手术者,手术前1 d晚肥皂水灌肠,防止术后长时间卧床而腹胀;②骶尾部手术,术前3 d服用肠道抗菌药物,手术前1晚清洁灌肠。

4.心理护理　根据患者的心理状态,要注意保护性医疗措施。解释治疗措施尤其是手术治疗对挽救生命、防止复发和转移的重要性。做好患者及亲属的心理指导。

(二)术后护理

1.病情观察　①密切观察残肢端创口情况,注意有无出血、水肿、水疱、皮肤坏死及感染。及时更换敷料。②用石膏外固定时,注意肢端血运情况,鼓励患者适当做肌肉收缩活动,石膏解除后,加强锻炼,促进功能恢复。

2.控制感染　遵医嘱及时应用抗生素,预防感染。

3.锻炼　指导患者进行残肢锻炼,以增强肌力,保持关节活动的正常功能,鼓励患者使用辅助工具(拐杖),早期下床活动,为安装假肢做准备。

4.心理护理　截肢或关节离断术后,患者往往出现某些精神失常症状,称为"创伤性

"精神病",所以要有专人护理,防止患者发生意外。术后出现幻肢痛应解释原因,对症处理。

(三)动脉灌注患者的护理

主要用于四肢骨肉瘤的治疗。术前向患者解释动脉灌注的方法及意义,取得患者的配合。术后要密切观察生命体征及切口部位,警惕大出血的发生。抬高患肢,注意患肢端血运情况。注意药物的毒性反应,如高热,可用物理或药物降温,如恶心、呕吐严重者,可给予液体疗法。

(四)化疗患者的护理

应了解和掌握化学治疗药物的作用和毒性反应,掌握药物的浓度,定时查血常规,了解抗癌药物对骨髓功能的抑制程度。并做好化疗并发症的护理。

【健康指导】

1. 向患者讲解骨肿瘤的一些情况,树立战胜疾病的信心,促进身心健康。
2. 告诉患者合理应用镇静止痛药物,提高患者的生活质量。
3. 指导患者进行各种形式的功能锻炼,最大限度地提高患者的生活自理能力。
4. 嘱咐患者按时复查,出现异常情况如局部肿胀、疼痛等应及时就诊。

(梁　娜)

 临床案例分析

患者,男,46岁,送气工。因腰腿痛1年余,加重4周来诊。1年前,出现左侧腰腿痛,但不重,休息后缓解,负重后加重。未曾做过检查,曾做过推拿按摩,自行口服过"消炎药",腰部贴"膏药"等治疗,半年前出现左小腿外侧及左足内侧麻木感。4周前因搬煤气罐而突然腰腿痛加重,发病后卧床休息至今仍疼痛难忍。从事搬运煤气罐工作5年。既往无脊柱疾病病史,也无其他重要病史。体格检查:痛苦表情,强迫体位。体温36.8℃,呼吸21次/min,脉搏89次/min,血压118/77 mmHg。心、肺、腹部检查,未发现异常。腰部肌肉僵硬,棘突间有压痛,旁开1 cm压之有沿坐骨神经支配区域的放射痛;直腿抬高试验及加强试验阳性;左小腿前外侧及足内侧的痛、触觉减退,左踝及趾背伸力下降,病理反射未引出。CT扫描:$L_{3\sim4}$椎间盘形态呈环形增大,$L_{4\sim5}$椎间盘后缘增大,呈丘状软组织形,硬膜囊明显受压,左侧神经根受压。

请问:①该患者最可能的医疗诊断是什么?诊断依据是什么?②对该患者可采用什么方法治疗?③假如采用非手术治疗,请制订护理措施。

章节练习

一、单项选择题

1 颈椎病发生的基本原因是(   )

    A. 颈椎间盘退变   B. 急性损伤

    C. 先天性因素   D. 慢性损伤

    E. 年龄因素

2. 腰椎间盘突出患者,常见的症状是(   )

    A. 腰活动受限   B. 腰僵硬

    C. 腰痛伴坐骨神经痛   D. 双下肢发紫

    E. 大小便失禁

3. 陈某,男,38 岁。车衣工。颈肩疼痛 2 年余,近半年来疼痛向左上肢放射,左前臂桡侧及手背桡侧麻木。左上肢牵拉试验和压头试验阳性。你认为患者所患疾病是(   )

    A. 脊髓型颈椎病   B. 神经根型颈椎病

    C. 交感神经型颈椎病   D. 椎动脉型颈椎病

    E. 复合型颈椎病

4. 最常见的良性骨肿瘤是(   )

    A. 骨巨细胞瘤   B. 骨瘤

    C. 骨软骨瘤   D. 骨肉瘤

    E. 内生软骨瘤

二、名词解释

1. 马尾神经受压综合征   2. 腰椎间盘突出症

答案:1. A   2. C   3. B   4. C

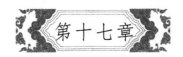

皮肤病患者的护理

第一节 荨麻疹

荨麻疹(urticaria)又称风疹块,是由于皮肤、黏膜小血管反应性扩张及渗透性增加而产生的一种暂时性、局限性水肿反应。临床表现为时隐时现的瘙痒性风团,风团消退后不留任何痕迹。

【病因及发病机制】

1.病因　荨麻疹的病因较复杂,多数患者不能找到确切原因,尤其是慢性荨麻疹患者。目前认为与食物、药物、感染、物理因素、动物及植物因素、精神因素、内脏疾病、遗传因素等有关。

2.发病机制　一般分为变态反应性和非变态反应性两种。

【临床表现】

(一)急性和慢性荨麻疹

常先觉皮肤瘙痒,继而出现大小形态不一的风团,颜色淡红或苍白色。风团经数分钟至数小时后消退,不留痕迹,但可此起彼伏,1 d内可发作数次。全身各处均可发病,若累及胃肠道黏膜,可出现恶心、呕吐和腹泻;累及呼吸道时,可有咽部发紧、喉头水肿、呼吸困难,甚至窒息;严重者可出现过敏性休克症状。一般经数日或1~2周而愈,如反复发作,病程常达数月或数年,则称为慢性荨麻疹。慢性荨麻疹的风团一般较少,全身症状较轻,但有时会急性发作。

(二)其他类型荨麻疹

1.人工荨麻疹　亦称皮肤划痕症。用钝器划过患者皮肤后,沿划痕出现条状隆起,伴有瘙痒,不久自动消退。

2.其他　寒冷性荨麻疹、胆碱能性荨麻疹。

此外,临床上还有热荨麻疹、日光性荨麻疹、压迫性荨麻疹等类型。

【辅助检查】

血常规可见嗜酸性粒细胞增多。为寻找诱因可做冰块、运动、日光、热水试验和皮肤变应原检测。

【处理原则】

1. 抗过敏和对症治疗　争取做到对因治疗。

2. 局部治疗　外用止痒、消炎药物,如炉甘石洗剂或无极膏等。

3. 全身治疗　根据不同类型的荨麻疹应用不同药物。

(1)急性荨麻疹　可选用第一代和第二代抗组胺药,或长效与短效抗组胺药物联合应用。有腹痛者可加用解痉药物,如阿托品。有休克、喉头水肿者须积极抢救。

(2)慢性荨麻疹　以抗组胺药为主,可选 H_1 和 H_2 受体药联合或交替使用,也可选用脑益嗪、利舍平、氨茶碱或氯喹等。慎用皮质类固醇激素。

(3)特殊类型荨麻疹　在服用抗组胺药的基础上,根据不同的荨麻疹选用不同的药物。安太乐可用于皮肤划痕症,赛庚啶对寒冷性荨麻疹较有效。多塞平对部分慢性荨麻疹有效。胆碱能荨麻疹也可用阿托品或溴丙胺太林。日光性荨麻疹加用氯喹。

【护理评估】

1. 健康史和相关因素　评估患者的病史及诊治经过。

2. 身体状况　评估患者的体征及相关辅助检查。

【护理诊断/问题】

1. 潜在并发症　休克、窒息。

2. 知识缺乏　缺乏有关疾病的诱发因素及防治知识。

3. 有皮肤完整性受损的危险　与瘙痒有关。

【护理措施】

1. 加强观察和护理　对泛发性荨麻疹患者,应监测生命体征,一旦发现呼吸或血压异常,应立即报告医生,同时安慰患者,以缓解其紧张情绪。

2. 配合危重患者的急救　若发现患者有休克症状时,按过敏性休克抢救流程进行。

3. 指导饮食与服药　嘱患者停止服用或食用可疑的致敏药物及食物,饮食宜清淡,鼓励多饮水,促使致敏物排泄。对服用抗组胺药物的患者,给药时间应根据风团发生的时间进行调整,一般临睡前大剂量给药;如睡前风团多,则晚饭后即给药。

【健康指导】

1. 指导患者注意发病方式、时间及与饮食等各方面的关系,以利于发现和避开致病的各种因素。

2. 避免食用刺激性或可疑致病的食物。

3.服药期间注意药物的不良反应,应避免从事高空及驾驶等工作,以免发生意外。

4.养成良好的生活习惯,保持健康的心理状态。

第二节　感染性皮肤病

一、带状疱疹

带状疱疹(herpes zoster)是由水痘-带状疱疹病毒(varicella-zoster virus,VZV)引起、特点为单侧性分布、排列呈带状的集簇性水疱和伴有疼痛的皮肤病。中医称为"缠腰龙",俗称"蜘蛛疮"。

【病因】

病毒经呼吸道黏膜侵入人体内,人体初次被感染后,多数表现为水痘,少数为隐性感染;此后,病毒长期潜伏于脊髓后根神经节的神经元中,当宿主的免疫力因某些原因,如过度疲劳、使用免疫抑制剂、放射治疗、外伤及某些感染而降低时,病毒即产生复制,出现临床表现。愈后常有终身免疫,不易复发。

【临床表现】

1.前驱症状　发病前局部皮肤可有感觉过敏或神经痛,伴有轻度发热、全身不适、食欲减退等前驱症状。

2.皮损特点　皮肤出现红斑,继而出现集簇性粟粒大小红色丘疹或水疱,疱壁紧张、疱液澄清,以后逐渐混浊。各群水疱间皮肤正常。数群水疱常沿身体一侧周围神经呈带状排列,前后不超过体表正中线。

皮损部位的好发部位为肋间神经或三叉神经第一支分布区,亦可见于颈、腹、腰、四肢、耳部等处。数日后水疱干涸、结痂,病程2~4周。

3.疼痛　为本病的特征之一,严重者可后遗神经痛。

4.Ramsay-Himt综合征　又称带状疱疹面瘫综合征,因影响面神经的运动和感觉纤维而表现为面瘫、耳部和乳突深部疼痛、耳鸣和听力下降等症状。

【辅助检查】

疱底刮取物涂片做细胞检查,可见到多核巨细胞和核内包涵体。

【处理原则】

抗病毒、止痛、消炎、防治并发症。

（一）局部治疗

1.皮损　局部可选用复方炉甘石洗剂或阿昔洛韦软膏外搽,如疱壁已破则用0.5%

新霉素液湿敷。

2.眼部损害　可外用3%阿昔洛韦眼膏或碘苷(疱疹净)滴眼液滴眼。

(二)全身治疗

1.抗病毒　可选用阿昔洛韦或泛昔洛韦等。

2.消炎止痛　有布洛芬、卡马西平和野木瓜;早期可用皮质类固醇激素治疗。

3.营养神经　有B族维生素等。

4.支持治疗　选用转移因子,对泛发性带状疱疹可用丙种球蛋白,静脉注射。

【护理诊断/问题】

1.皮肤完整性受损　与带状疱疹引起皮损有关。

2.疼痛　与感觉神经受损有关。

3.潜在并发症　全眼球炎。

【护理措施】

1.加强皮损部位的护理　患者取健侧卧位,保持皮肤的清洁卫生,特别注意对皮损区的保护,避免皮疹受到摩擦,防止水疱破损。

2.有效缓解疼痛　疼痛剧烈者可根据医嘱服用止痛药,并设法分散患者的注意力以减轻疼痛强度。

3.预防眼部并发症　应保持眼部的清洁卫生,每日用生理盐水洗眼1~2次,按时滴眼药水,如5%阿昔洛韦眼药水,以免引起并发症。

4.用药指导　本病一般选用抗病毒剂和神经营养剂,如阿昔洛韦、阿糖腺苷、干扰素、B族维生素等。要告知患者按时服药,并不断观察相关的疗效,使医师能及时调整治疗药物。

二、念珠菌病

念珠菌病(candidiasis)是由念珠菌属中的一些致病菌种引起的感染,可累及皮肤、黏膜、指(趾)甲及内脏器官。

【病因】

念珠菌广泛存在于自然界及正常人口腔、消化道、上呼吸道、阴道和皮肤表面。致病菌主要是白念珠菌,其次是光滑念珠菌、克柔念珠菌和热带念珠菌等。

【临床表现】

根据念珠菌病感染的部位,临床有皮肤、黏膜和内脏念珠菌病之分,其临床表现各异。

(一)皮肤念珠菌病

1. 念珠菌性间擦疹又名擦烂红斑,好发于腋窝、乳房下、腹股沟、会阴等处,本病多见于婴儿及肥胖多汗者。

2. 念珠菌性甲沟炎和甲念珠菌病患者多为从事双手浸泡于水中的职业。疼痛;损害为甲沟红肿,甲板混浊呈淡褐色、变形增厚,甲面有横嵴和沟纹,大部分仍保持光泽。

3. 婴儿泛发性皮肤念珠菌病:多见于营养不良,长期腹泻的婴儿。

(二)黏膜念珠菌病

1. 鹅口疮(thrush)多见于婴幼儿。发生于口腔黏膜。

2. 生殖器念珠菌病包括外阴阴道念珠菌病和念珠菌性包皮龟头炎。本病可经性接触传染。

(三)内脏念珠菌病

1. 肠道念珠菌病最常见,表现为消化不良、腹泻,每日大便可达 10～20 次,呈黄绿色水样,其中混有泡沫黏液或乳酪样物。

2. 肺念珠菌病常表现为支气管炎或肺炎。有发热、咳嗽、胸痛,痰多呈黏稠胶质样,偶带血丝。重者双肺有湿啰音。

【辅助检查】

真菌检查:皮肤、黏膜、痰和粪的标本镜检可见大量出芽孢子、假菌丝或菌丝,还能培养出白念珠菌。

【处理原则】

去除促发因素、保持皮肤清洁干燥、积极治疗基础疾病,必要时加强支持疗法。

1. 外用药物治疗　口腔念珠菌病可用1%甲紫或1%克霉唑液含漱;皮肤间擦疹和念珠菌性龟头炎可选用咪唑类抗真菌乳剂,如2%咪康唑霜;阴道念珠菌病选用制霉菌素或益康唑栓剂。

2. 内用药物治疗　主要用于大面积和深部皮肤念珠菌病、复发性生殖器念珠菌病、甲沟炎和甲念珠菌病。甲沟炎可给予氟康唑 150 mg,每周 1 次,共 3～4 次;生殖器念珠菌病可用氟康唑 150 mg,单剂口服;肠道念珠菌病首选制霉菌素口服;呼吸道念珠菌病则选用氟康唑每日 200～400 mg,疗程 4 周。

【护理诊断/问题】

1. 皮肤完整性受损　与念珠菌病引起的皮损有关。

2. 睡眠形态紊乱　与瘙痒有关。

【护理措施】

1. 加强皮肤护理　注意皮肤的清洁卫生,保持皮肤干燥,甲沟炎者必须接触水时宜戴手套,冬天则应保护甲床的湿润以免干裂。生殖器念珠菌病患者应被告之禁止性交,性伴侣双方同时治疗。

2.减轻或控制瘙痒,保证睡眠 瘙痒剧烈的患者应剪短指甲,劝告患者尽量不要搔抓或烫洗,以免造成皮肤继发感染,可按医嘱给患者抗组胺药、镇静剂,以减轻瘙痒,改善睡眠。

3.健康指导 关心和理解患者,主动向其介绍疾病的有关知识,指导患者正确、持续、不间断用药直至痊愈。

（刘 刚）

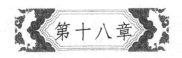

第十八章

性传播疾病患者的护理

学习目标

1. 掌握性传播疾病患者的临床表现、护理措施。
2. 熟悉性传播疾病的诊断要点、辅助检查及处理原则。
3. 了解性传播疾病的病因及发病机制。
4. 运用所学知识结合病情及病史对性传播疾病患者进行护理评估，制订护理计划。

第一节 淋 病

淋病(gonorrhea)是由淋病奈瑟菌(淋球菌)感染所致的泌尿生殖系统的化脓性、炎症性疾病。为常见的性传播疾病之一，多见于青壮年，主要通过性行为传染。淋病属乙类传染病，需严格管理。

【病因及发病机制】

(一)病原菌

淋球菌喜潮湿、怕干燥、不耐热，其生长适宜温度为 37～38 ℃。干燥环境中存活 1～2 h，55 ℃时 5 min 立即死亡，附着在微湿衣裤、毛巾、被褥中最多只能生存 24 h，一般消毒剂或肥皂液均能使其迅速死亡。

(二)传播途径

①宿主:人是淋球菌唯一的天然宿主;②传染源:淋病患者或淋球菌携带者是重要的传染源;③传播方式:性交直接传染或床单、浴盆等间接传染;④易感部位:泌尿生殖系统黏膜的柱状上皮细胞。

(三)发病机制

淋球菌首先侵入前尿道或宫颈黏膜，并借助于菌毛与上皮粘连，然后被黏膜表面的柱状上皮吞噬进入细胞内大量繁殖,细胞损伤裂解至黏膜下层后通过其内毒素及外膜的脂多糖与补体产生一种化学毒素,诱导中性粒细胞聚集和吞噬,引起急性炎症反应。

【临床表现】

潜伏期一般为 1～10 d,平均 3～5 d,主要发生在性活跃的中青年。根据临床表现通常分为单纯性淋病、有并发症淋病、播散性淋球菌感染 3 种。

(一)单纯性淋病

1. 男性急性淋病　临床上最常见,90% 的感染者有症状。初起为尿道口红肿、发痒、轻微刺痛、并有稀薄透明黏液流出,约 2 d 后,症状、体征迅速加剧,出现典型的尿道刺激症状,即尿痛、尿急、尿频,分泌物变黏稠,为深黄色或黄绿色脓液。可伴发腹股沟淋巴结炎、包皮炎、包皮龟头炎或嵌顿包茎。

2. 女性急性淋病　60% 感染者无症状,好发子宫颈、尿道。①淋菌性宫颈炎:子宫颈是最常受累的部位,有症状者常为阴道分泌物异常和增多,外阴及阴道内刺痒及烧灼感,不正常的经期出血,中、下腹的疼痛,妇科检查可见宫颈红肿、触痛和脓性分泌物;②淋菌性尿道炎:于性交后 2～5 d 出现尿急、尿频、尿痛,检查尿道口红肿、溢脓;③幼女淋病:多由于接触患淋病的父母的脓性分泌物或共用浴巾、浴盆、便器、污染的手为小孩洗外阴而间接感染;主要表现为急性外阴阴道炎,阴道口黏膜红肿有黄绿色脓性分泌物,可有糜烂、渗液和淋菌性尿道炎表现。临床上亦可见淋病性肛门直肠炎、淋球菌性咽炎以及淋球菌性结膜炎等。

(二)有并发症淋病

1. 男性淋病并发症　包括淋菌性前列腺炎、淋菌性精囊炎、淋菌性附睾炎、淋菌性尿道狭窄,少数患者发生输精管狭窄和阻塞,进一步继发精液囊肿和不育。

2. 女性淋病并发症　如淋菌性盆腔炎、子宫内膜炎、输卵管炎、输卵管卵巢囊肿、盆腔脓肿、腹膜炎等,也可有前庭大腺炎等。

(三)播散性淋球菌感染

极少见,淋球菌通过血行传播,多脏器受累,例如皮肤上出现斑丘疹、水疱、结节性红斑、多形红斑样皮损、瘀斑、脓疱、出血性或坏死性皮肤损害;淋菌性关节炎出现迁移性、不对称性的多关节疼痛、肿胀,以及化脓性滑膜炎、化脓性关节周围炎;亦可见淋菌性腱鞘炎、淋菌性心内膜炎、淋菌性脑膜炎、淋菌性肝炎等。

【辅助检查】

1. 直接涂片　取尿道或宫颈脓性分泌物涂片,并进行革兰氏染色,镜下可见大量多形核白细胞,细胞内可见数量不等的革兰氏阴性双球菌。涂片对女性检出率低,有假阴性,必要时应做培养。

2. 细菌培养　为淋病的确诊试验。标本在选择性培养基上培养,可出现典型菌落,氧化酶试验阳性,镜检可见到革兰氏阴性双球菌。

3. 核酸检测 PCR 方法可直接检测临床标本中极微量的病原体。

4. 抗原检测 采用固相酶免疫试验或直接免疫荧光试验进行抗原检测。

【诊断要点】

1. 流行病学史 有不安全性行为史,或多个性伴侣史,或配偶有淋病,或与淋病患者密切接触史,或新生儿的母亲有淋病史。

2. 临床表现 主要症状为尿道炎症状,尿道或阴道口有脓性分泌物,或有淋菌性结膜炎、肠炎、咽炎等,或有播散性淋病症状。慢性淋病症状持续 2 个月以上。

3. 辅助检查 细菌培养为确诊试验,男女均适用;男性尿道分泌物直接涂片检查有初步诊断意义;有条件的做核酸检测和抗原检测。

【治疗要点】

早期诊断、早期治疗;及时、足量、规则地用药;针对不同的病情采用不同的治疗方法;对性伴侣追踪,同时治疗;治疗后随诊复查;注意同时有无衣原体、支原体感染及其他性传播疾病的感染。一般首选头孢曲松(250 mg,单次肌内注射);或大观霉素(2 g,单次肌内注射;女性 3 g,每侧臀部肌内注射 2 g);或环丙沙星 500 mg,单次口服。其中大观霉素,主要或专门用于淋病,一般无过敏现象,无须皮试,副作用小,可用于妊娠妇女。

【护理评估】

1. 健康史 了解患者的病史及其发病情况及诊治经过。

2. 身体状况 评估体征。

3. 辅助检查 直接涂片或细菌培养后显微镜下检查可见革兰氏阴性双球菌。

【护理诊断/问题】

1. 恐惧 与对预后的担忧及对家庭和社交的负面影响有关。

2. 知识缺乏 与对病情、治疗、传染方式、复发等知识不了解有关。

3. 社交障碍 与害怕传染他人及环境改变有关。

【护理措施】

1. 隔离预防 患者卫生洁具要专用,被污染物品包括被褥、衣服等生活日常用品应及时消毒处理;禁止与儿童,特别是幼女同床、共用浴盆和浴巾等。患有淋病孕妇的新生儿,出生后应立即给予硝酸银滴眼液以预防淋菌性结膜炎。

2. 强制治疗 发现患者要积极彻底进行治疗,对已治愈的淋病患者要定期进行追踪复查和必要的复治,以求根治,防止复发。为防止无症状性淋病传播,导致晚期病变,在必要时应进行预防性治疗。注意性伴侣同时进行治疗。

3. 用药护理 询问患者有无药物过敏史,熟悉药物治疗方案,密切观察病情及药物疗效、不良反应等情况,出现药物反应及时报告医生,以便及时处理。

4. 心理护理　尊重患者,告知患者只要积极配合治疗,治愈后可正常生活。

【健康指导】

1. 加强性健康及性道德教育,坚持一夫一妻的性关系。夫妻一方一旦感染性病,应及时治疗,治愈后再过性生活,患病期间使用避孕套。

2. 告知患者早诊断、早治疗对本病治愈的重要性,鼓励患者及时彻底治疗。

3. 告知患者本病病因、预防传播的措施等知识。

 临床案例分析

李先生,36 岁,因旅游劳累后尿频、尿急、尿痛前来就诊,但李先生不知应该到哪个科室就诊,如果你是门诊导诊护士,李先生向你咨询。

请问:①你应向李先生了解哪些情况? ②怎样指导李先生就诊?

第二节　尖锐湿疣

尖锐湿疣(condyloma acuminatum,CA)又称生殖器疣,由人类乳头瘤病毒(HPV)感染引起的一种性传播疾病。主要通过性行为传染,少数通过间接接触传染。在常见的性传播疾病中,尖锐湿疣最难治。

【病因】

1. 病原体　病原体为人类乳头瘤病毒(HPV),迄今已发现 100 余种亚型,引起尖锐湿疣的病毒主要是 HPV-6、HPV-11、HPV-16、HPV-18 型。此病毒易在温暖潮湿环境中生长繁殖,对冷冻、干燥和乙醚耐受性强。

2. 易感部位　外生殖器及肛门附近的皮肤黏膜湿润区是其最适宜的部位。主要感染上皮组织。

【临床表现】

尖锐湿疣潜伏期为 1~6 个月,平均 3 个月。

1. 症状　大多数尖锐湿疣患者无任何自觉症状,仅少部分有瘙痒、灼痛、白带增多。如继发感染则溢脓且恶臭、疼痛。累及宫颈时,会出现白带增多和性交后出血。波及肛门直肠,则引起疼痛和里急后重感。

2. 皮损　初起为小而柔软淡红色顶端稍尖的赘生物,逐渐增大增多,互相融合形成各种不同的形态,表面凹凸不平,湿润柔软呈乳头状、菜花状及鸡冠状,根部多半有蒂,易发生糜烂、渗液,其间有脓性分泌物淤积,有恶臭。

【辅助检查】

1. 醋酸白试验　用 5% 醋酸液涂抹皮损处 3~5 min 后,病灶局部变成白色则为

2. 皮损活检　有 HPV 感染的特征性空泡细胞的组织病理变化特点。

【诊断要点】

1. 流行病学史　了解患者有无不洁性交史、配偶有无感染史或间接接触史。

2. 临床表现　潜伏期比较长,在不知不觉中逐渐地产生病变。好发于性交外伤之处,初起为赘生物,逐渐增大形成临床表现描述的不同形态的皮损。

3. 辅助检查　醋酸白试验阳性者;皮损活检出现 HPV 感染的特征性空泡细胞。

【治疗要点】

治疗以局部治疗为主,坚持正规治疗,避免重复或交叉感染。

1. 局部药物治疗　① 0.5% 鬼臼毒素酊:外用,2 次/d,连用 3 d,停药 4 d,为 1 个疗程;可用 1～3 个疗程;本品有致畸作用,孕妇禁用。②10%～25% 足叶草酯酊:外用,每周 1 次,擦药 2～4 h 后洗去;本品有致畸作用,孕妇禁用;③50% 三氯醋酸溶液或氟尿嘧啶软膏:外用,1 次/d,注意保护损害周围的正常皮肤黏膜,用药 6 次未愈则应改用其他疗法,孕妇禁用。

2. 物理疗法　①激光治疗:用于多发性疣及尿道内疣;②液氮冷冻:治愈率为63%～88%;③电灼治疗:有效率约94%,复发率约22%。

3. 手术治疗　适用于单发或巨大尖锐湿疣。

4. 内用药物治疗　可用干扰素、IL-2 和抗病毒药物。

【护理评估】

1. 健康史　了解患者有无不洁性交史、配偶有无感染史或间接接触史,询问发病经过及其进展情况和既往治疗、愈合情况等。

2. 身体状况　评估患者的体征。

3. 辅助检查　醋酸白试验阳性者;皮损活检出现 HPV 的特征性空泡细胞。

【护理诊断/问题】

1. 舒适度改变　与疣状物皮损有关。

2. 有感染的危险　与皮损不利暴露,细菌易繁殖有关。

3. 焦虑　与患者对疾病认知缺乏及本病根治困难易复发有关。

4. 知识缺乏　与缺乏尖锐湿疣的相关知识有关。

【护理措施】

1. 严格消毒隔离　诊疗护理使用一次性臀垫、窥阴器等用品,患者用过的敷料等予以销毁。治疗室定时定期紫外线消毒。

2. 休息　嘱注意休息,少活动,穿宽柔、吸水透气的棉质内裤。

3. 局部护理　观察皮损有无红肿破溃等感染征象;注意液氮冷冻或使用外用药后的

局部皮损变化,及时观察治疗效果。

4.心理护理 尊重患者人格与隐私权,普及尖锐湿疣的相关防治知识。

【健康指导】

1.性伴同治 动员患者带家属(或性伴侣)同时检查,争取得到他们的配合,发现问题早日就诊,男女同治,防止该病传播和再感染。

2.防止交叉感染 未治愈前应避免性生活,卫生洁具要专用,不要共用浴盆,防止交叉感染。

3.复查指导 定期返院复查,坚持正确用药、正规治疗。

第三节 梅 毒

梅毒(syphilis)是由梅毒螺旋体(Treponema pallidum)引起的全身性慢性传染病。早期侵犯皮肤黏膜,晚期主要侵犯心血管和神经系统以及全身其他组织和器官,甚至危及生命。梅毒属乙类传染病,需严格管理。

【病因及发病机制】

1.病原菌 梅毒的病原体是梅毒螺旋体,菌体细长,有排列均匀的 6 ~ 12 个螺旋,运动较缓慢而规律。实验室常用染料不易着色,可用暗视野显微镜或相差显微镜观察菌体。在−78 ℃以下保存数年。

2.传播途径 梅毒患者是唯一传染源,易复发是梅毒的特点之一。途径有 3 种,分别为:性接触传播、母婴传播、其他传播。其中性接触传播为梅毒的主要传播途径,约占95%以上。

3.发病机制 梅毒的发病机制尚未完全阐明,目前认为与梅毒螺旋体在体内大量繁殖及引起宿主免疫反应密切相关。

【临床表现】

潜伏期 2 ~ 4 周,梅毒的分类:

1.根据感染途径分为 先天梅毒(胎传梅毒)、后天梅毒(获得梅毒)。

2.根据临床特点分为 潜伏梅毒(无临床表现)、显性梅毒(有临床表现)。

3.根据病程分为 早期梅毒(感染 2 年以内)、晚期梅毒(感染 2 年以上),早期梅毒又分为一期梅毒(感染 3 个月内)、二期梅毒(感染 3 个月至 2 年)。三期梅毒即晚期梅毒。

(一)显性梅毒

显性梅毒分三期,一期梅毒、二期梅毒病程往往在 2 年以内,即早期梅毒;三期梅毒病程往往在 2 年以上,即晚期梅毒。

1.一期梅毒 一般无全身症状,主要表现为局部有硬下疳。硬下疳指在病原体接触部位出现不痛不痒、圆形或椭圆形、边缘清晰、高出皮肤、创面较清洁的溃疡。出现硬下疳1~2周后,部分患者有硬下疳附近淋巴结肿大。硬下疳持续3~8周后可自愈,不留痕迹。

2. 二期梅毒 一般发生在硬下疳消退后3~4周,以皮肤黏膜损害为主。

(1)全身症状 如咽痛、全身不适、头痛、体重减轻、不规则发烧、关节痛等。

(2)皮肤黏膜损害 其特征是广泛性、对称性皮肤黏膜损害、传染性较强。①玫瑰疹:是最早出现的皮疹,分布于躯干、四肢、掌跖等处,2~3周消退。②丘疹性梅毒疹:分布于躯干、四肢、掌跖等处,大丘疹又称"扁平湿疣",小丘疹又称为"毛囊丘疹性梅毒",若发生在发际又称为"额梅毒疹"。③黏膜斑:是最典型的损害。分布于唇、颊、舌、齿龈、咽、扁桃体、喉,为稍隆起的圆形或椭圆形光滑斑疹,淡红色或表面糜烂覆以灰白色薄膜,无痛。④其他皮肤黏膜损害:梅毒性脓疱疹、梅毒性白斑、梅毒性秃发等。

(3)其他 组织损害梅毒性骨膜炎、关节炎、眼梅毒、二期神经梅毒、二期复发梅毒、甲床炎、甲沟炎等。

3. 三期梅毒 此期传染性低,但破坏性强。①晚期皮肤黏膜损害:如结节性梅毒疹、梅毒性树胶样肿(三期梅毒的特征性损害)。树胶样肿表现为皮下结节溃破排出分泌物似胶冻样,可发生在身体多处,若发生在面部,可因侵犯骨质而毁容。②近关节结节:常对称性发生于大关节附近皮下,呈直径1~2 cm的硬结。③心血管梅毒:好发于主动脉和心脏。④神经梅毒:脑脊液RPR试验阳性,分为无症状神经梅毒、脑膜神经梅毒、脑膜血管梅毒、脑实质梅毒。

(二)隐性梅毒

无明显临床表现,或临床表现已消失,但梅毒血清抗体试验阳性(提示感染时间较长,不是潜伏期)。

(三)先天梅毒

多发生在怀孕4个月后,所以若在此之前及时治疗母亲的梅毒,将有助于保护胎儿免受感染。先天梅毒表现多种多样,如脐带有红、白、蓝等颜色改变、马鞍鼻、楔状齿、斑丘疹、眼部损害等。

【辅助检查】

(一)病原学检查

1. 暗视野显微镜检查 对早期梅毒诊断有十分重要的意义。在暗视野显微镜下,皮损分泌物中可发现折光强、运动活泼的梅毒螺旋体。

2. 直接荧光抗体法(DFA-TP) 将分泌物用荧光染色后进行梅毒螺旋体检查。对确诊一、二期梅毒及复发梅毒十分重要。但阴性结果也不能排除梅毒。

3. 银染色检查 梅毒螺旋体被银溶液染成棕黑色,可在普通高倍显微镜下检查病原体。

4.其他 用 PCR 技术检测特异性核酸,用 ELISA 检测特异性抗原。

(二)抗体检测

抗体检测又称血清学检测。

1.非梅毒螺旋体试验 又称为康氏试验。用正常牛心肌的心脂质为抗原,检测患者血清中抗体。康氏试验中的定量试验可用于疗效观察、判定复发及再感染;定性试验适用于筛查,如普查、婚检、产前检查及其他健康体检。

2.梅毒螺旋体试验 用活的或死的梅毒螺旋体或其成分作为抗原,检查血清抗梅毒螺旋体抗体。梅毒螺旋体试验常用于证实是否曾被梅毒螺旋体感染。

3.梅毒螺旋体 IgM 抗体检测 具有早期诊断、判定胎儿是否感染梅毒螺旋体等优点。但该方法的敏感性不够理想。

(三)脑脊液检查

它是确诊神经梅毒的主要依据。神经梅毒患者脑脊液白细胞计数常增高,RPR 试验阳性或 TRUST 试验阳性。

(四)放射线检查

有利于心血管梅毒及骨梅毒诊断。

【诊断要点】

1.流行病学史 了解有不安全性行为史,或性伴侣感染史,或间接接触梅毒患者史,或新生儿母亲有孕、产期梅毒感染史,或血液及血制品使用史。

2.临床表现 一期梅毒:主要表现为硬下疳及周围淋巴结炎。二期梅毒:以皮肤黏膜损害为主,可伴有全身表现及组织损害。三期梅毒:结节性梅毒疹、皮肤有树胶样肿、多个系统改变。

3.辅助检查 梅毒病原学检测阳性有确诊意义。梅毒血清抗体阳性有辅助诊断意义。

【治疗要点】

1.治疗原则 早期、足量、规则用药。

2.常用药物

(1)首选青霉素,常用普鲁卡因青霉素或长效苄星青霉素。

(2)神经梅毒、心血管梅毒等用青霉素 G 治疗。

(3)头孢曲松可作为青霉素过敏者的首选替代治疗药物。

3.注意事项

(1)从小剂量开始,逐渐过渡到治疗剂量。初用青霉素时要警惕赫氏反应。

(2)治疗后追踪观察 3 年。

(3)对传染源的性接触者应同时进行检查和治疗。

【护理评估】

1.健康史　了解患者近期是否有不安全性行为,是否有性伴侣感染史,是否有与梅毒患者间接接触史,母亲是否有孕、产期梅毒感染史,是否有血液及血制品使用史。

2.身体状况　患病后患者的主要临床表现,如一期硬下疳及周围淋巴结炎、二期皮肤黏膜损害、三期树胶样肿等,目前治疗和用药情况,注意观察有无多个系统病变表现。

3.辅助检查　梅毒螺旋体试验用于证实梅毒螺旋体感染;暗视野显微镜检查诊断早期梅毒有重要意义;直接荧光抗体法对确诊一、二期梅毒及复发梅毒十分重要;康氏试验的定性实验适用于筛查,如普查、婚检、产前检查及其他健康体检;康氏试验的定量实验适用于疗效观察、判定复发及再感染。

【护理诊断/问题】

1.有感染的危险　与梅毒螺旋体经接触传播有关。
2.皮肤完整性受损　与梅毒螺旋体所致的皮肤黏膜破损有关。
3.焦虑　与疾病久治不愈及担心传染他人有关。
4.知识缺乏　与梅毒相关知识缺乏有关。

【护理措施】

1.隔离防护　是本病护理重点,管理传染源,切断传播途径保护易感者。
2.指导休息　提供良好的休息环境。急性期及晚期卧床休息,恢复期可适当活动,以不感到疲劳为宜。
3.饮食护理　给予清淡、易消化、高热量、高蛋白、高维生素食物,晚期患者酌情加强肠外营养,增强机体抵抗力。部分患者使用大量抗生素时,可能有食欲缺乏、胃肠道不适等情况,可根据患者喜好给予色香味俱全的食物,增加食欲。避免进食过冷、过热及过硬食物,避免辛辣刺激性食物。
4.用药护理　主要是预防及抢救赫氏反应,亦是本病护理重点
5.严密观察　①观察生命体征;②观察皮肤黏膜:如硬下疳的消退情况,是否有梅毒疹、扁平湿疣、梅毒性树胶样肿等;③观察骨关节损害、局部淋巴结等情况;④观察器官损害情况,如眼损害、神经损害等;⑤了解患者营养状况。

梅毒的隔离
防护措施

6.对症护理　对症护理亦是本病护理的重点。
7.心理护理　加强心理沟通,使其了解病情的发展和治疗,减轻焦虑与自卑。

【健康指导】

向大众尤其是患者及家属宣传、指导有关梅毒的预防、护理、治疗知识。指导患者定期随访检查:①常规治疗后随访2~3年。第1年每3个月复查1次,以后每半年复查1次,第3年末最后复查1次。②若有复发,调整治疗剂量,进行复治。③神经梅毒要随访脑脊液,每半年一次,至脑脊液完全转为正常。④病程1年以上、复发或伴有视力、听力异常的患者,需接受脑脊液检查,以了解是否存在神经梅毒。

临床案例分析

王先生,曾在外出旅游途中有过不安全性生活史,近半月来皮肤出现红色皮疹,掌跖部见暗红斑及脱屑性斑丘疹,口腔黏膜破溃,腋下淋巴结肿大,到医院检查显示梅毒感染。得知病情后,王先生感到恐惧,有自卑感,向门诊护士进行咨询。

请问:①门诊护士应如何对王先生进行梅毒方面的健康宣教?②医护人员在进行检查治疗时如何做好职业防护?③如何保护王先生的家人?

(邱 静)

 章节练习

1. 关于淋病的治疗,下列说法不正确的是( )
   A. 治疗原则是尽早、彻底、及时、足量、规范用药
   B. 首选药物以第三代头孢菌素为主
   C. 性伴侣需同时治疗
   D. 淋病产妇所娩新生儿应及时应用红霉素眼药膏以防淋菌性结膜炎
   E. 治疗结束后检查淋菌阴性即可确定为治愈

2. 针对尖锐湿疣不合适的处理措施是( )
   A. 局部用药为主
   B. 孕妇无须治疗,选择剖宫产终止妊娠即可
   C. 大的尖锐湿疣可行手术切除
   D. 治疗期间禁止性生活
   E. 可用冷冻治疗,CO_2激光治疗

3. 梅毒确诊诊断需符合( )
   A. 有流行病学史、初筛阳性   B. 初筛阳性
   C. 有流行病学史、初筛阳性、确认试验   D. 确认试验阳性
   E. 有流行病史

4. 急性淋病的首选治疗药物是( )
   A. 大观霉素   B. 红霉素
   C. 青霉素   D. 甲硝唑
   E. 丙磺舒

5. 一期梅毒的典型损害是( )
   A. 扁平湿疣   B. 树胶肿
   C. 软下疳   D. 硬下疳
   E. 掌跖角化斑

6. 男性,36岁,已婚,因龟头部赘生物1周就诊,在其龟头及冠状沟部可见数个乳头瘤样小丘疹,表面潮湿柔软,呈污灰色,承认不洁性接触史,醋酸白试验阳性,其最可能的

诊断为(　　)

  A.尖锐湿疣   B.扁平湿疣

  C.假性湿疣   D.生殖器鲍温样丘疹病

  E.阴茎珍珠状丘疹病

  答案:1.E 2.B 3.C 4.C 5.D 6.A

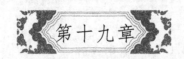

第十九章

感染性疾病患者的护理

学习目标

　　1.掌握病毒性肝炎、艾滋病、狂犬病的流行病学、临床表现、护理诊断、护理措施、健康指导及预防的相关知识。

　　2.熟悉病毒性肝炎、艾滋病、狂犬病的概念、病原学及发病机制。

　　3.了解病毒性肝炎、艾滋病、狂犬病的辅助检查、诊断要点及治疗要点。

　　4.运用所学知识,结合病情及病史对病毒性肝炎、艾滋病、狂犬病患者进行护理评估制,制订护理计划。

第一节　病毒性疾病

一、病毒性肝炎

　　病毒性肝炎(viral hepatitis)简称肝炎,是由多种肝炎病毒引起的,以肝脏损害为主的一组全身性传染病,是我国法定乙类传染病,在我国各类传染病中发病率最高,流行最广,危害极大,目前该传染病按病原学明确分类的有甲型、乙型、丙型、丁型及戊型五型肝炎病毒。各型病毒性肝炎临床表现基本相似,主要以疲乏、厌油、食欲减退、肝大、肝功能异常为主要表现,部分病例伴有黄疸,其中,甲型及戊型主要表现为急性肝炎,经粪-口途径传播;乙型、丙型及丁型肝炎主要表现为慢性感染,少数病例可发展为肝硬化或肝细胞癌,主要经血液体液等胃肠外途径传播。

　　我国是病毒性肝炎的高发区,全世界约有 3.5 亿 HBsAg 携带者,其中我国约有1.2 亿,由于目前对病毒性肝炎的治疗尚缺乏特效治疗方法,近 25% 患者最终死于重症慢性肝炎、肝硬化及肝癌。甲型和乙型肝炎可以通过注射疫苗预防。

【病原学】

(一)甲型肝炎病毒

HAV(hepatitis A virus)是 1973 年由 Feinstone 等应用免疫电镜方法在急性肝炎患者的粪便中发现的,属于微小 RNA 病毒科的嗜肝病毒属,直径为 27～32 cm,外观呈球形,无包膜,电镜下可见充实或中空两种球形颗粒,前者是完整的 HAV,含 RNA 基因,具有感染性,后者为病毒的缺陷型,不含 RNA 颗粒,具有抗原性,但无传染性。HAV 感染后早期产生 IgM 型抗体,是近期感染的标志,一般持续 8～12 周,少数可延续 6 个月,IgG 型抗体则是过去感染的标志,可长期存在。

HAV 对外界抵抗力较强,耐酸碱,对紫外线、氯、甲醛等敏感。

(二)乙型肝炎病毒

HBV(hepatitis B virus)属于嗜肝 DNA 病毒科。在电镜下可见 3 种病毒颗粒。Dane 颗粒. 又称大球形颗粒,是完整的 HBV 颗粒,直径 42 nm,由胞膜和核心两部分,包膜内含乙型肝炎表面抗原(HBsAg)、糖蛋白与细胞脂肪。核心部分含环状双股 DNA、DNA 聚合酶(DNAP)和核心抗原(HBcAg),是病毒复制的主体。HBV 基因组易突变,影响血清学指标的检测,并与肝炎慢性化、重型肝炎、原发性肝细胞癌的发生密切相关。

(三)丙型肝炎病毒

HCV(hepatitis C virus)属于黄病毒科丙型肝炎病毒属,为球形病毒颗粒,直径 50 nm,外有脂质的外壳、囊膜和棘突结构,内由核心蛋白及核酸组成核衣壳。HCV 基因组为线状单股正链 RNA。HCV 是一种多变异的病毒,也是 5 种肝炎病毒中最易发生变异的一种。在同一患者血中的 HCV 相隔数月即可出现变异。HCV 对有机溶剂敏感,10%～20% 三氯甲烷、1:1 000 甲醛 6 h 及 60 ℃ 10 h 可杀灭 HCV。煮沸、紫外线等亦可使 HCV 灭活。

(四)丁型肝炎病毒

HDV(hepatitis D virus)为直径 35～37 nm 的球形颗粒,在血液中由 HBsAg 包被,是一种缺损 RNA 病毒,必须有 HBV 或其他嗜肝 DNA 病毒辅助才能复制、表达。

(五)戊型肝炎病毒

HEV(hepatitis E virus)属萼状病毒科,在电镜下为球形颗粒,直径 27～34 nm,无包膜。基因组为单股正链 RNA。HEV 主要在肝细胞内复制,通过胆道排出。HEV 对高热、氯仿、氯化铯敏感。

随着对肝炎研究的进展,除上述已确定的病原,近年还发现了新的肝炎病毒,如庚型肝炎病毒、输血传播病毒等。

【流行病学】

(一)甲型肝炎

1.传染源　主要是急性期患者和隐性感染者,后者是最重要的传染源,量较前者多。甲型肝炎无病毒携带状态。无黄疸型病例占50%~90%,儿童多见。粪便排毒期为起病前2周至血清丙氨酸氨基转移酶(ALT)高峰期后1周,少数达病后30日。血清抗-HAV出现时,粪便排毒基本停止。

2.传播途径　主要由粪-口途径传播。污染水源、食物、玩具等引起流行。水源或食物污染可暴发流行,如1988年上海暴发甲型肝炎流行,是中华人民共和国成立以来最大的一次甲肝流行,4个月内发生31万例,由食用受粪便污染的未煮熟毛蚶引起,日常生活接触多为散发性感染。

3.易感人群　抗-HAV阴性者普遍易感。在我国以隐性感染为主,成年HAV-IgG的检出率为80%,感染后可产生持久免疫。甲型肝炎的流行率与居住条件、卫生习惯及教育程度有密切关系,农村高于城市,发展中国家高于发达国家。随着社会发展和卫生条件改善,感染年龄有后移的趋势。

(二)乙型肝炎

1.传染源　为急性、慢性乙型肝炎患者和病毒携带者,后两者作为传染源意义更大。

2.传播途径

(1)血液、体液传播　是主要的传播方式,HBV血液中含量很高,微量的污染血液进入人体即可造成感染,如不卫生注射(如静脉药物依赖者共用注射器),针刺、输注含肝炎病毒的血液和血制品,共用牙刷剃刀等。

(2)母婴传播　围生期传播或分娩过程传播是母婴传播的主要方式。

3.易感人群　抗-HBs阴性者均为易感人群。新生儿一般不具有来自母体的先天性抗-HBs,因而普遍易感。

(三)丙型肝炎

1.传染源　急慢性患者和病毒携带者。病毒携带者传染源意义最大。

2.传播途径　类似乙型肝炎,由于体液中HCV含量较少,外界抵抗力较弱,其传播较乙型肝炎局限。包括输注血制品、使用污染医疗、生活密切接触者、性接触、母婴传播等。

3.易感人群　普遍易感患者。

(四)丁型肝炎

传染源和传播途径与乙型肝炎相似。与HBV以重叠感染或同时感染形式存在,以前者为主。丁型肝炎以南美洲、中东等地为高发区,我国西南地区感染率较高,约为3%。人类对HDV普遍易感。抗-HDV不是保护性抗体。

（五）戊型肝炎

传染源和传播途径与甲型肝炎相似。隐性感染较多，显性感染主要发生于成年人；暴发流行均由于粪便污染水源所致。

【病因及发病机制】

各型病毒性肝炎的发病机制目前尚未完全明了。

（一）甲型肝炎

HAV 经口侵入体内后引起短暂的病毒血症，约 1 周后侵入肝脏，在肝细胞内复制，2 周后由胆汁排出体外。病毒的大量增殖并不直接引起细胞病变，肝细胞损伤机制可能是通过免疫介导引起，激活特异性 T 淋巴细胞，通过直接作用和分泌细胞因子（如 γ 干扰素）使肝细胞变性、坏死。在感染后期体液免疫亦参与其中。

（二）乙型肝炎

临床上 HBV 感染包括从症状不明显的肝炎到急性有症状的肝炎，甚至急性暴发性肝炎，从非活动性 HBsAg 携带状态到慢性肝炎，肝硬化等各种状况，15% ~ 40% 的慢性 HBV 感染者会发展为肝硬化和晚期肝病。

（三）丙型肝炎

HCV 引起肝细胞损伤的机制与 HCV 的直接致病作用及免疫损伤有关，HCV 的直接致病作用可能是急性丙型肝炎中肝细胞损伤的主要原因，而慢性丙型肝炎则以免疫损伤为主要原因。

丙型肝炎慢性化的可能机制：①HCV 高度变异，从而逃避机体免疫；②HCV 在血中的滴度很低，容易产生免疫耐受，造成病毒持续感染；③HCV 具有泛嗜性，不易清除；④免疫细胞可被 HCV 感染，导致免疫紊乱。

（四）丁型肝炎

HDV 的外壳是 HBsAg 成分，其发病机制类似乙型肝炎，但一般认为 HDV 对肝细胞有直接致病性。

（五）戊型肝炎

除甲型和戊型肝炎无慢性肝炎的病理改变以外，各型肝炎的病理改变基本相同。其基本病变为肝细胞肿胀、气球样变性或嗜酸性变性，可有点灶状或融合性坏死或凋亡小体，炎症细胞浸润及库普弗细胞增生肥大。慢性病例可见肝纤维增生形成纤维间隔，导致肝小叶结构紊乱或破坏。重型肝炎可见肝细胞大量坏死。

【病理生理】

当肝功能受损时，大多可表现为黄疸、肝性脑病、出血、腹水、肝肾综合征-急性肾功能不全及肝肺综合征等病理表现。

【临床表现】

不同类型肝炎的潜伏期不同,甲型肝炎 2～6 周,平均 4 周;乙型肝炎 1～6 个月,平均 3 个月;丙型肝炎 2 周至 6 个月,平均 40 天;丁型肝炎 24～20 周;戊型肝炎 2～9 周,平均 6 周。

甲型和戊型肝炎主要表现为急性肝炎。乙、丙、丁型肝炎除了表现为急性肝炎外,慢性肝炎更常见。5 种肝炎病毒之间可出现重叠感染或协同感染,而导致病情加重。

(一)急性肝炎

急性肝炎分为两型:急性黄疸型肝炎和急性无黄疸型肝炎。

1.急性黄疸型肝炎　典型的临床表现有阶段性,分三期。

(1)黄疸前期　主要表现为:发热、疲乏及全身不适、食欲减退等;肝功能改变主要为 ALT 升高。

(2)黄疸期　患者自觉症状好转,发热消退,尿黄加深浓茶样,巩膜和皮肤黄染,而黄疸前期的症状好转。黄疸可逐渐加深,1～3 周内黄疸达到高峰。部分患者可有一过性粪变颜色变浅、皮肤瘙痒、心动过缓等肝内阻塞性黄疸的表现。肝功能检查 ALT 和胆红素升高,尿胆红素阳性。本期持续 2～6 周。体检常见肝大,质地软,有轻度压痛及叩击痛。部分患者有轻度脾大。

(3)恢复期　上述症状消失,黄疸逐渐消退,肝脾回缩,肝功能逐渐恢复正常。本期平均持续 4 周。

2.急性无黄疸型肝炎　较黄疸型肝炎多见。主要表现为消化道症状,多较黄疸型肝炎轻。因不易被发现而成为重要的传染源。病程多在 3 个月以内。

(二)慢性肝炎

病程超过半年者,称为慢性肝炎。见于乙、丙、丁型肝炎。通常无发热,症状类似急性肝炎,如疲乏、全身不适、食欲减退、厌油、腹胀等。体检见慢性肝炎体征:面色灰暗、蜘蛛痣、肝掌或肝脾大。实验室检查血清丙氨酸氨基转移酶(ALT)反复或持续升高,清蛋白(A)降低,球蛋白(G)增高,AG 比值异常;血清胆红素升高。根据病情轻重可分为轻、中、重度。乙型肝炎又可根据 HBeAg 阳性与否,分为 HBeAg 阳性及 HBeAg 阴性慢性乙型肝炎。

(三)重型肝炎(肝衰竭)

重型肝炎是最为严重的临床类型,占全部病例 0.2%～0.5%,病死率可高达 80%～90%。随着治疗水平不断提高,病死率有所下降。各型肝炎均可引起重型肝炎。

1.临床表现　重型肝炎的主要临床表现为肝衰竭,表现为:①黄疸迅速加深,血清胆红素高于 171 μmol/L 或每日上升 17.1 μmol/L;②肝脏进行性缩小,出现肝臭;③出血倾向,凝血酶原活动度(PTA)低于 40%;④迅速出现腹水、中毒性鼓肠;⑤精神神经系统症状(肝性脑病):早期可出现极度乏力,严重消化道症状,计算能力下降,定向障碍,精神行为异常,烦躁不安,嗜睡,扑翼样震颤等,晚期可发生昏迷,深反射消失;⑥肝肾综合征:出现少尿甚至无尿,电解质、酸碱平衡紊乱,血尿素氮升高等。

2. 重型肝炎分型　可分为 3 种类型:即急性重型肝炎(暴发型肝炎)、亚急性重型肝炎、慢加急性肝衰竭和慢性肝衰竭。

3. 重型肝炎分期　根据临床表现的严重程度,亚急性肝衰竭和慢加急性肝衰竭可分为早期、中期和晚期。

(四)淤胆型肝炎

以肝内胆汁淤积为主要表现的一种特殊临床类型,又称毛细胆管炎型肝炎。其病程较长,可达 2~4 个月或更长时间。临床表现类似急性黄疸型肝炎,但自觉症状较轻,而黄疸较深,ALT 升高不明显,PTA 下降不明显,伴全身皮肤瘙痒,粪便颜色变浅或灰白色;血清碱性磷酸酶(ALP)、谷氨酰转肽酶(γ-GT)和胆固醇显著升高,尿胆红素增加,尿胆原明显减少或消失。

(五)肝炎

肝硬化根据肝脏炎症情况分为以下几种。①活动性肝炎肝硬化:有慢性肝炎活动的表现如 PTA 升高、乏力、消化道症状等,同时具有门脉高压的表现如腹水、腹壁、食管静脉曲张、脾大、肝缩小变硬等;②静止性肝炎肝硬化:无肝炎活动表现,症状轻无特异性。

【实验室及其他辅助检查】

(一)血常规

急性肝炎初期白细胞总数正常或增高,黄疸期白细胞总数正常或稍低,淋巴细胞相对增多,偶尔见异性淋巴细胞。重型肝炎时白细胞可升高,红细胞及血红蛋白可下降,肝硬化伴脾功能亢进者可有血小板、红细胞、白细胞减少的"三系减少现象"。

(二)尿常规

尿胆红素和尿胆原的检测有助于黄疸的鉴别诊断。肝细胞性黄疸时两者均阳性,溶血性黄疸以尿胆原为主,梗阻性黄疸以尿胆红素为主。深度黄疸或发热患者,尿中除胆红素外,还可出现少量蛋白质、红细胞、白细胞或管型。

(三)肝功能检查

1. 血清酶测定　以血清丙氨酸转移酶(ALT,又称谷丙转氨酶 GPT)为最常用,是判断肝细胞损害的以血重要指标。各型急性肝炎在黄疸出现前 3 周,ALT 即开始升高,直至黄疸消退后 2~4 周才恢复正常;慢性肝炎可持续或反复升高,有时成为肝损害的唯一表现;重型肝炎患者若黄疸迅速加深而 ALT 反而下降(称为胆-酶分离),则表明肝细胞大量坏死。天门冬氨酸转氨酶(AST,又称谷草转氨酶 GOT)的意义与 ALT 相同,但特异性较 ALT 为低。

2. 血清蛋白　白蛋白只在肝脏合成,球蛋白则由浆细胞和单核一吞噬细胞系统合成。慢性肝病可出现白蛋白下降、球蛋白升高和 A/G 比值下降,反映肝功能的显著下降。

3. 胆红素　急性或慢性黄疸型肝炎时血清胆红素升高,活动性肝硬化时可升高且消退缓慢。重型肝炎时 TBil 常超过 171 μmol/L。胆红素含量是反映肝细施损伤严重程度的重要指标。

4. PTA　PTA 高低与肝损伤程度成反比,PTA<40% 是诊断重型肝炎的重要依据,易是判断重型肝炎预后的最敏感的实验室指标。

5. 血氨　肝衰竭时清除氨能力的减退或丧失,导致血氨升高,常见于重型肝炎,肝性脑病患者。

6. 血糖　超过40%的重型肝炎者有血糖降低。临床上应注意低血糖昏迷与肝性脑病的鉴别。

7. 血浆胆固醇　肝细胞严重损伤时,胆固醇在肝内合成减少,故血浆胆固醇明显下降,胆固醇越低,预后越险恶。梗阻性黄疸时胆固醇升高。

(四)甲胎蛋白

肝炎活动和肝细胞修复是 AFP 有不同程度的升高,应动态观察。急性重症肝炎 AFP 升高时,提示有肝细胞再生,对判断预后有帮助。

(五)肝纤维化指标

对肝纤维化的诊断有一定参考意义,但缺乏特异性。

(六)病原学检查

1. 甲型肝炎　血清抗 HAV-IgM 是 HAV 近期感染的指标,是确诊甲型肝炎最主要的标志物;血清抗 HAV-IgG 为保护性抗体,见于甲型肝炎疫苗接种后或既往感染 HAV 的患者。

2. 乙型肝炎

(1)表面抗原(HBsAg)与表面抗体(抗-HBs)　HBsAg 阳性见于 HBV 感染者。抗-HBs 阳性主要见于预防接种乙型肝炎疫苗后或过去感染 HBV 并产生免疫力的恢复者。

(2)e 抗原(HBeAg)与 e 抗体(抗-HBe)　HBeAg 一般只出现在 HBsAg 阳性的血清中,HBeAg 是在 HBV 复制过程中产生的一种可溶性蛋白抗原,因此 HBeAg 阳性提示 HBV 复制活跃,传染性较强,抗-HBe 在 HBeAg 消失后出现,抗-HBe 阳性临床上有两种可能性:是 HBV 复制的减少或停止,此时患者的病情趋于稳定,ALT 多正常且传染性较弱;二是 HBV 前 C 区基因发生变异此时 HBV 仍然复制活跃,有较强的传染性,甚至病情加重。

(3)核心抗原(HBcAg)与其抗体(抗-HBc)　HBcAg 主要存在于受感染的肝细胞核内,也存在于血液中 Dane 颗粒的核心部分。如检测到 HBcAg,表明 HBV 有复制,抗-HBc 出现于 HBsAg 出现后的 3~5 周。当 HBsAg 已消失,抗-HBs 尚未出现,只检出抗-HBc,

此阶段称为窗口期。IgM 型抗-HBc 存在于急性期或慢性乙型肝炎急性发作期；IgG 型抗-HBc 是过去感染的标志，可保持多年。

（4）乙型肝炎病毒脱氧核糖核酸（HBV DNA）和 DNAP 均位于 HBV 的核心部分，是反映 HBV 感染最直接、最特异和最灵敏的指标。两者阳性提示 HBV 的存在、复制，传染性强。HBV DNA 定量检测有助于抗病毒治疗病例选择及判断疗效。

3.丙型肝炎

（1）丙型肝炎病毒核糖核酸（HCV RNA） 在病程早期即可出现，而于治愈后很快消失，因此可作为抗病毒治疗及判断疗效的重要指标。

（2）丙型肝炎病毒抗体（抗-HCV） 是 HCV 感染的标记而不是保护性抗体。抗 HCV-IgM 见于丙型肝炎急性期，治愈后可消失。高效价的抗 HCV-IgG 常提示 HCV 的现症感染，而低效价的抗 HCV-IgG 可见于丙型肝炎恢复期，甚至治愈后仍可持续存在。

4.丁型肝炎 血清或肝组织中的 HDAg 和（或）HDV RNA 阳性有确诊意义。急性 HDV 感染时，HDAg 仅在血中出现数天，继之出现抗 HDV-IgM，持续时间也较短。而抗 HDV-IgG 效价增高见于慢性丁型肝炎。

5.戊型肝炎 常检测抗 HEV-IgM 及抗 HEV-IgG。由于抗 HEV-IgG 持续时间不超过 1 年，两者均可作为近期感染的指标。但因检测方法仍不理想，需结合临床进行判断。发病早期采用 RT-PCR 可在粪便和血中检测 HEV RNA，但 HEV 存在时间短，临床少用。

（七）影像学检查

B 超有助于对肝硬化、脾脏肿大和腹水等判断。

（八）肝组织病理检查

为明确诊断、衡量炎症活动度、纤维化程度及评估疗效具有重要价值。

【诊断要点】

1.流行病学资料 有进食未煮熟的海产品，尤其是贝壳类食物等，或饮用受污染的水和食用其他不洁食物史，有助于甲、戊型肝炎的诊断；有不洁注射史、手术史及输血和血制品、肝炎密切接触史等，有助于乙、丙、丁型肝炎的诊断。

2.临床表现 常见食欲减退、恶心、呕吐等消化症状，黄疸，肝脾大，肝功能损害者应考虑本病。

3.实验室及其他辅助检查 确诊有赖于肝炎病原学的检查。

【治疗要点】

病毒性肝炎目前仍无特效治疗。治疗原则为综合性治疗，以休息、营养为主，辅以适当药物治疗；避免饮酒、过度劳累和避免使用损害肝脏的药物。

（一）急性肝炎

1.一般及支持疗法 强调卧床休息；减少饮食中的蛋白，以减少肠道内氮的来源，静

脉输注清蛋白、血浆;保持水和电解质平衡,防止和纠正低血钾。静脉滴注葡萄糖,补充 B
族维生素、维生素 C、维生素 K。

2.护肝药物　病情轻者口服维生素类、葡醛内酯(肝泰乐)等。进食少或胃肠道症状
明显者,如出现呕吐、腹泻,可静脉补充葡萄糖及维生素 C 等。

3.抗病毒治疗　急性甲、戊型肝炎为自限性疾病,不需要抗病毒治疗。成人乙型肝
炎多数可以恢复,故不需抗病毒治疗。急性丙型肝炎应早期应用干扰素,其近期疗效可
达70%。用法:干扰素 300 万 U,皮下注射,隔天 1 次,疗程 3~6 个月。

4.中医中药治疗　中医认为黄疸肝炎由湿热引起,可用清热利湿辨证施治。

(二)慢性肝炎

根据患者个体情况啊其休息和营养外,还需要保肝、抗病毒和对症治疗等。根据慢
性肝炎临床分度,有无黄疸,有无病毒复制及肝功能受损、肝纤维化的程度等进行治疗。

1.一般治疗　保肝药物和支持疗法。

2.降转氨酶的药物　具有非特异性的降转氨酶作用。

3.免疫调控药物　特异性免疫增强剂可试用抗-HBV 免疫 RNA,非特异性免疫增强
剂可选用胸腺肽、猪苓多糖等。

4.抗病毒药物

(1)干扰素　能抑制 HBV DNA 及 HCV RNA 的复制。干扰素一般用于 10~65 岁患
者,有严重心、肾功能不全、肝硬化失代偿期禁用。

(2)核苷类药物　对 HBV DNA 复制有强力抑制作用,无明显不良反应,是目前乙型
肝炎抗病毒治疗研究的热点之一。拉米夫定(lamivudine)最先用于临床,用法为:100 mg
1 次/d;缺点:易诱发 HBV 变异产生耐药,且使用不当,停药后病毒大量复制可诱发重型
肝炎。其他核苷类药物如阿的福韦,恩替卡韦亦已用于慢性乙型肝炎抗病毒治疗,目前
未发现其与拉米夫定交叉耐药。

(3)中草药　山豆根制剂如肝炎灵注射液等。

5.中医中药治疗

(1)活血化瘀药物　丹参、赤芍、毛冬青等。

(2)抗纤维化治疗　丹参等。

(三)重型肝炎

1.一般治疗及支持疗法　同本节急性肝炎一般治疗和支持疗法。

2.促进肝细胞再生　可选用肝细胞生长因子或胰高血糖素-胰岛素(G-I)疗法等。

3.并发症的防治

(1)出血防治　①使用止血药物;②给予新鲜血浆或凝血因子复合物补充凝血因子;
③H$_2$ 受体拮抗剂:如雷尼替丁、法莫替丁等防治消化道出血;④必要时,使用环状十四氨
基酸或八肽合成类似物的生长抑素;⑤出现 DIC 时,根据情况进行凝血成分补充,慎用
肝素。

(2)肝性脑病的防治　①氨中毒的防治:低蛋白饮食;口服诺氟沙星抑制肠道细菌;

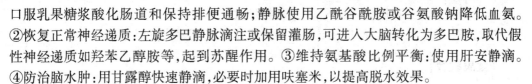

口服乳果糖浆酸化肠道和保持排便通畅；静脉使用乙酰谷酰胺或谷氨酸钠降低血氨。②恢复正常神经递质：左旋多巴静脉滴注或保留灌肠，可进入大脑转化为多巴胺，取代假性神经递质如羟苯乙醇胺等，起到苏醒作用。③维持氨基酸比例平衡：使用肝安静滴。④防治脑水肿：用甘露醇快速静滴，必要时加用呋塞米，以提高脱水效果。

（3）继发感染的防治　重症肝炎常伴多菌种多部位感染，以肝胆系感染、原发性腹膜炎、革兰氏阴性菌感染为多。当使用杀菌力强的广谱抗生素时间过长，易出现二重感染，以真菌感染最为常见。治疗可选用半合成青霉素、二或三代头孢霉素等。有厌氧菌感染时可用甲硝唑。并发真菌感染，应加用氟康唑等抗真菌药物。有条件者可加用丙种球蛋白或胸腺素提高机体免疫力。

（4）肝肾综合征的防治　避免引起血容量降低的各种因素。避免使用损害肾脏的药物。少尿时应扩张血容量，可选用低分子右旋糖酐、血浆或清蛋白。使用扩张肾血管药物，如小剂量多巴胺以增加肾血流量。应用利尿剂如呋塞米等。

（5）肝移植　目前主要用于晚期肝硬化及重型肝炎患者。

（6）中医中药　可用茵栀黄注射液辅助治疗。

【护理评估】

1.病史　询问患者的病史及伴随症状，病情进展与演变。

2.身体状态　评估患者体征、病情情况及其生活自理能力。

【护理诊断/问题】

1.有皮肤完整性受损的危险　与胆盐沉着刺激皮肤神经末梢引起瘙痒，重型肝炎大量腹水形成、长期卧床有关。

2.有感染的危险　与免疫功能低下有关。

3.焦虑　与病情反复、担心疾病的预后有关。

4.潜在并发症　消化道出血、肝性脑病、肾衰竭。

5.知识缺乏　缺乏疾病相关饮食、活动、用药、随访、疫苗接种、预后等知识。

【护理措施】

1.休息与活动　卧床休息可增加肝脏血流量，有利于肝细胞修复。急性肝炎症状明显或病情较重者应强调卧床休息，病情轻者以活动后不觉疲乏为度。慢性肝炎急性期应进行隔离，症状明显及有黄疸者应卧床休息，恢复期可逐渐增加活动量，但要避免过度劳累。

2.饮食护理　要避免油腻，宜清淡易消化、富含维生素的流质。对患者食欲极差，热量摄入不足，可遵医嘱静脉补充营养支持治疗。

3.病情观察　观察患者的生命体征及其相应的症状体征，防止潜在并发症如消化道出血、肝性脑病、肾衰竭的发生，及时做相应处理。

4.隔离预防　加强病房环境消毒，减少陪住和探视，避免交叉感染。注意饮食卫生及餐具的清洁消毒，防治肠道感染，加强无菌操作，防止医源性感染。

5. 用药护理　遵医嘱使用药物,观察药物疗效及不良反应。

6. 心理护理　心理疏导,应指导患者保持乐观心情,增强战胜疾病的信心。

【健康教育】

1. 对患者的指导　慢性乙型和丙型肝炎可反复发作,诱因常为过度劳累、暴饮暴食、醋酒、不合理用药、感染、不良情绪等。应向患者及家属宣传病毒性肝炎的家庭护理和自我保健知识。

2. 预防疾病指导　甲型和戊型肝炎应预防消化道传播,重点在于加强粪便管理,保护水源,严格饮用水的消毒,加强食品卫生和食具消毒。乙、丙、丁型肝炎预防重点则在于防止通过血液和体液传播。

3. 预防接种　甲型肝炎,易感者可接种甲型肝炎疫苗,对接触者可接种人血清免疫球蛋白以防止发病。如果若是母亲 HBsAg 阳性者,新生儿应在出生后立即注射高滴度抗HBV-IgG(HBIG)及乙肝疫苗。HBIG 对暴露于 HBV 的易感者也适用。医务人员、保育员以及与 HBsAg 阳性者密切接触者,亦应考虑给予乙型肝炎疫苗接种。完成疫苗接种程序后 1～3 月,如抗-HBs>10 IU/L,显示已有保护作用。

4. 疾病预后相关指导甲型、戊型肝炎不会发展为慢性肝炎,其余各型均可反复发作,发展为慢性肝炎、肝硬化,甚至肝癌。妊娠合并戊型肝炎、年龄较大、有并发症的重型肝炎患者病死率高。慢性淤胆型肝炎易转变为胆汁性肝硬化,预后较差。

二、艾滋病

艾滋病又称获得性免疫缺陷综合征,是由人免疫缺陷病毒所引起的慢性致命性传染病,主要通过性接触、血液和母婴传播。HIV 主要侵犯并破坏辅助性 T 淋巴细胞(CD4$^+$T 淋巴细胞),导致机体细胞免疫功能受损甚至缺陷,最终并发各种严重的机会性感染和恶性肿瘤。本病特点是发展缓慢、传播迅速、病死率高。

【病原学】

HIV 为单链 RNA 病毒,属于反转录病毒科慢病毒亚科。HIV 具有广泛的组织和细胞嗜性,主要感染 CD4$^+$T 淋巴细胞、单核-巨噬细胞、B 淋巴细胞、小神经胶质细胞和骨髓干细胞等,其分布遍及骨髓、胸腺、脑、心、肺、肠、眼、肾、皮肤和性腺等。

根据 HIV 基因的差异,目前可将 HIV 分为两型,即 HIV-1 和 HHV-2 型。包括我国在内,全球流行的主要毒株是 HIV-1。HIV 是一种变异性很强的病毒。

HIV 在外界的抵抗力弱,对热较为敏感,56 ℃ 30 min 能使 HIV 在体外对人的 T 淋巴细胞失去感染性,但不能完全灭活,100 ℃ 2 min 能将其完全灭活。75% 乙醇、0.2% 次氯酸钠和漂白粉也能将其灭活,但对 0.1% 甲醛、紫外线、γ 射线均不敏感。

【流行病学】

(一)传染源

本病的传染源主要是艾滋病患者和 HIV 感染者。无症状而血清 HIV 抗体阳性的 HIV 感染者具有重要意义;血清 HIV 抗体阴性的窗口期感染者也是重要的传染源,窗口期一般为 2~6 周。

(二)传播途径

1. 性接触传播　为艾滋病的主要传播途径。HIV 主要存在于血液、精液和阴道分泌物中,唾液、眼泪和乳汁中也有少量。性接触摩擦所致细微破损即可侵入机本致病。与发病率有关的因素包括性伴侣数量、性伴侣的感染阶段、性交方式和性交保护措施。

2. 经血液和血制品传播　共用针具静脉吸毒,输入被 HIV 污染的血液和血制品及介入性医疗操作等均可受感染。

3. 母婴传播　HIV 的孕妇可通过胎盘、分娩过程及产后血性分泌物和哺乳传给婴儿。

4. 其他　途径用 HIV 感染者的器官移植或人工授精,被污染的针头刺伤或破损皮肤意外受感染等。

(三)易感人群

人群普遍易感,15~49 岁发病者占 80%,儿童和妇女感染率逐年上升。高危人群为:静脉药物依赖者、多个性伴侣者、男同性恋者、血友病患者、多次接受输血或血制品者。

(四)流行概况

近年调查显示,HIV 感染及艾滋病发病地区由原来的北美、西欧为主转向亚、非、拉人口众多地区流行蔓延,全球艾装病累积发病数超过 4 000 万例。我国 1985 年发现第一例艾滋病患者,日前 HIV 感染率呈上升趋势,局部地区和重点人群已经呈现向流行,疫情正在从高危人群向一般人群扩散。

【发病机制及病理改变】

HIV 侵入人体后,可通过直接侵犯辅助性 T 淋巴细胞及单核-吞噬细胞或间接作用于 B 淋巴细胞和 NK 细胞等,使多种免疫细胞受损,细胞免疫及体液免疫均受到不同程度的受损甚至缺陷,易发生各种严重的脸性感染和肿瘤。

(一)HIV 感染引起的免疫抑制

HIV 对 $CD4^+$ 细胞(包括淋巴细胞、单核细胞及吞噬细胞等)有特殊的亲嗜性。

（二）CD4+T 淋巴细胞受损伤的方式及表现

1.病毒直接损伤　HIV 大量复制引起细胞溶解或破坏。

2.非感染细胞受损　受感染 CD4+T 淋巴细胞表达 gp120,与未感染 CD4+T 淋巴细胞的 CD4 分子结合,形成融合细胞,发生溶解破坏。

3.HIV 感染　干细胞 HIV 感染骨髓干细胞,使 CD4+T 淋巴细胞产生减少。

4.免疫损伤　游离的 gp120 使 CD4+T 淋巴细胞成为机体免疫攻击的靶细胞而发生数量减少和功能损伤。

（三）HIV 抗原变异及毒力变异的影响

在感染过程中,HIV 易发生抗原及毒力的变异。

（四）HIV 感染中协同因子的作用

HIV 感染常潜伏多年而不发展成 AIDS,却可能在某个时候病情迅速进展。

（五）病理变化

病理变化呈多样性、非特异性病变。主要表现为机会感染、免疫器官病变和中枢神经系统病变。

【临床表现】

本病潜伏期长,平均为 9 年,短至数月,长达 15 年。根据我国有关艾滋病的诊疗标准和指南,艾滋病分为急性感染期(I 期)、无症状感染期(II 期)和艾滋病期(III 期)。

（一）急性感染期(I 期)

通常发生在初次感染 HIV 的 2 ~ 4 周,部分患者出现 HIV 病毒血症和免疫系统急性损伤所产生的临床症状。大多数患者临床症状轻微,持续 1 ~ 3 周后缓解。临床以发热最多见,伴有全身不适、头痛,畏食、肌肉关节疼痛以及淋巴结肿大等。

（二）无症状感染期(II 期)

此期一般持续 6 ~ 8 年,其时间长短与感染病毒的数量、病毒型别、感染途径,机体免疫状况的个体差异,营养及卫生条件及生活习惯等因素有关。此期 HIV 病毒在感染者体内不断复制,CD4+T 淋巴细胞计数逐渐下降,此期具有传染性。

（三）艾滋病期(III 期)

为感染 HIV 后的最终阶段。患者 CD4+T 淋巴细胞计数明显下降,少于 $200/mm^3$,HIV 血浆病毒载量明显升高。此期主要临床表现为 HIV 相关症状、各种机会性感染及肿瘤。

HIV 相关症状:主要是持续 1 个月以上的发热、盗汗、腹泻、体重减轻 10% 以上。也可出现神经精神症状,如记忆力减退、神志淡漠、性格改变等。还可出现持续性全身淋巴结肿大,其特点为多部位的淋巴结肿大;淋巴结直径=1 cm,无压痛,无粘连;持续时间3个月以上。各系统的临床表现如下:

1.肺部　以肺孢子菌肺炎最为常见,且是本病机会性感染死亡的主要原因,表现为间质性肺炎。念珠菌、疱疹和巨细胞病毒、结核杆菌、卡波西肉瘤均可侵犯肺部。

2.消化系统　念珠菌、疱疹和巨细胞病毒引起口腔和食管炎症或溃疡最为常见,表现为吞咽中痛和胸骨后烧灼感。

3.中枢神经系统　临床可表现为头晕、头痛、癫痫、进行性痴呆、脑神经炎等。

4.皮肤黏膜　肿瘤性病变,如卡波西肉瘤可引起紫红色或深蓝色浸润或结节。机会性感染可有白念珠菌或疱疹病毒所致口腔感染等。外阴疱疹病毒感染、尖锐湿疣均较常见。

5.眼部　巨细胞病毒、弓形虫引起视网膜炎,眼部卡波西肉瘤等。

【实验室及其他辅助检查】

1.血常规检查　可有不同程度贫血,白细胞计数低,血小板减少,红细胞沉降率加快。

2.免疫学检查　T细胞绝对值下降,$CD4^+T$淋巴细胞计数下降,CD4/CD8比值<1.0。

3.血清学检查

(1)HIV-1抗体检查　p24和gp120抗体,用ELISA法连续两次阳性,经免班印海法(Westren blot)或固相放射免疫沉淀法(SRIP)证实阳性可确诊。

(2)HIV抗原检查　可用ELISA检测p24抗原。

4.HIV RNA的检测　可用免疫印迹法或用RT-PCR法。定量检测既有助于诊断,又可判断治疗效果及预后。

5.蛋白质选片法　近年来蛋白质芯片技术发展较快,能同时检测HIV、HBV、HCV联合感染者血中HIV、HBV、HCV核酸和相应的抗体,有较好的应用前景。

【诊断要点】

急性感染期可根据高危因素及血清病样表现做出诊断。慢性感染期结合高危人群、严重机会性感染或机会性肿瘤、CD4/CD8倒置应考虑诊断本病。高危人群伴有以下两项或两项以上者为疑似病例:近期体重下降10%以上;慢性咳嗽或腹泻1个月以上;间歇或持续发热1个月以上;全身淋巴结肿大;反复出现带状疱疹或慢性播散性单纯疱疹,口咽念珠菌感染;肺孢子菌肺炎;反复发作的细菌性肺炎;活动性结核或非结分枝杆菌病;深部真菌感染;中枢神经系统占位性病变;中青年人出现痴呆巨细胞病毒感染;弓形虫病;反复发生的败血症;皮肤黏膜或内脏的卡波西肉瘤、淋巴瘤。

HIV抗体阳性,如无以上症状,但$CD4^+<200\ mm^3$,也可诊断。

【治疗要点】

目前认为早期抗病毒是治疗的关键,它既可缓解病情,又能预防和延缓艾滋病相关疾病的出现,减少机会性感染和肿瘤的发生。

(一)抗病毒治疗

抗病毒治疗至今无特效药,现有药物只能抑制病毒复制,停药后病毒可恢复复制。目前抗 HN 的药物可分为三大类。

1. 核苷类似物反转录酶抑制剂 此类药物能选择性与 HIV 反转录酶结合,并掺入正在延长的链中,使 DNA 链中止,起到抑制 HIV 复制和转录的作用。此类药物包括齐多夫定(zidovudine,ZDV)500 mg/d、双脱氧胞苷(dideoxycytidine,DDC)0.75 mg/kg,3 次/d、双脱氧肌苷(dideoxyinosine,DDI)200~400 mg/d 和拉米夫定(lamivudine,LAM)150 mg/d。

2. 非核苷类似物反转录酶抑制剂 其主要作用于 HIV 反转录酶,使其失去活性,从而抑制 HIV 复制抗病毒作用迅速,但易产生耐药株。常用药物有奈非雷平 400 mg/d。

3. 蛋白酶抑制剂 抑制蛋白酶,阻断 HIV 复制和成熟过程中所必需的蛋白合成,从而抑制 HIV 的复制。此类制剂包括利托那韦 200 mg/d、沙奎那韦 800 mg/d、英地那伟1 600 mg/d 等。

HIV 在抗病毒治疗过程中易发生突变,从而产生耐药性,因而主张联合用药。通常采用三联或四联,即三类药物的联合或使用两种不同的核苷类似物反转录酶抑制剂加上一种或两种蛋白酶抑制剂,配伍组成复方让患者服用。

(二)并发症的治疗

1. 肺孢子菌肺炎 可用戊烷脒或复方磺胺甲噁唑。

2. 卡波西肉瘤 抗病毒治疗同时使用 α-INF 治疗,或应用博来霉素、长春新碱、阿霉素联合治疗。

3. 隐孢子虫感染和弓形虫病 可用螺旋霉素或克林霉素。

4. 巨细胞病毒感染 可用更昔洛韦或阿昔洛韦(无环鸟苷)。

5. 隐球菌脑膜炎 应用氟康唑或两性霉素 B。

(三)对症支持治疗

输血、补充维生素及营养物质,明显消瘦者可给予乙酸甲地孕酮改善食欲。

(四)预防性治疗

结核菌素试验阳性者,异烟肼治疗 1 个月。CD4$^+$T 淋巴细胞<0.2×10^9/L 者可用戊烷脒或复方磺胺甲噁唑预防肺孢子菌肺炎。针刺或实验室意外感染应 2 h 内用 ZDV 等治疗,疗程 4~6 周。

【护理评估】

1. 病史 了解患者的病史、诊治经过及患者是否为同性恋者或者多个性伴侣者;性伴但是否为艾滋病患者或者 HIV 病毒携带者。

2. 身体评估 全面评估各大系统,便于诊断。

3.实验室及其他辅助检查内容　见前述相关内容。

【护理诊断/问题】

1.体温过高　与机体免疫功能受损继发感染有关。

2.有感染的危险　与机体免疫功能受损有关。

3.恐惧　与艾滋病预后不良、疾病折磨、担心受到歧视关。

4.营养失调:低于机体需要量　与食欲缺乏、慢性腹泻及艾滋病期并发各种机会性感染和肿瘤消耗有关。

【护理措施】

1.隔离　艾滋病期患者应在执行接触隔离的同时实施保护性隔离。

2.病情观察　密切观察有无肺部、胃肠道、中枢神经系统、皮肤黏膜等机会性感染的发生,以便及早发现、及时治疗。

3.休息与活动　在急性感染期和艾滋病期应卧床休息,以减轻症状;无症状感染期可以正常工作,但应避免劳累。

4.饮食护理　应给予高热量、高蛋白、高维生素、易消化饮食,以保证营养供给,增强机体抗病能力。同时根据患者的饮食习惯,注意食物的色香味,少量多餐,设法促进患者食欲。

5.用药护理　早期抗病毒治疗可减少机会性感染。

【健康指导】

1.对患者的指导　教育患者,使其充分认识本病的基本知识、传播方式、预防措施及保护他人和自我健康监控的方法。

2.预防疾病指导　广泛开展宣传教育和综合治理,应通过传媒、社区教育等多种途径使群众了解艾滋病的病因和感染途径,采取自我防护措施进行预防,尤其应加强性道德教育。

三、狂犬病

狂犬病又名恐水症是由狂犬病病毒所致,以侵犯中枢神经系统为主的急性人兽共患传染病。人狂犬病通常由病兽以咬伤方式传给人。临床表现为特有的恐水、怕风、咽肌痉挛、恐惧不安、进行性瘫痪等症状。其病死率高达100%。

【病原学】

狂犬病病毒属弹状病毒科拉沙病毒属,形似子弹,大小约为 75 nm×180 nm,为单股负链 RNA 病毒。易被紫外线、苯扎溴铵(新洁尔灭)、高锰酸钾、碘酒、甲醛等灭活,加热 100 ℃,2 min 可灭活。

狂犬病毒含 5 个结构基因,其中的糖蛋白能与乙酰胆碱受体结合,决定了狂犬病病毒的嗜神经性,并能刺激抗体产生保护性免疫反应。结构基因中的核蛋白是荧光免疫法检测的靶抗原,具有诊断意义。

【流行病学】

1.传染源　本病的传染源是带狂犬病病毒的动物。我国狂犬病的主要传染源是患者,其次为猫、猪、牛、马等家畜,而发达国家和狂犬病基本控制地区主要是野生动物,如蝙蝠、狼、狐狸等。有些貌似健康的犬或其他动物的唾液中可能带有病毒,可传播狂犬病病毒。而人与人之间不会传染,因其唾液中所含病毒量较少,故狂犬患者不是传染源。

2.传播途径　狂犬病病毒主要通过咬伤传播,也可由带病毒的唾液传播,多数经各种伤口和抓伤、舔伤的黏膜和皮肤侵入,少数可在宰杀病犬、剥皮、切割等过程中受感染。蝙蝠群居洞穴中的含病毒气溶胶也可经呼吸道传播。病毒通过咬伤传播是非咬伤传播的50倍以上。

3.易感人群　人群普遍易感,尤其是兽医与动物饲养员。人被犬咬伤后狂犬病的发生率为15%～30%。

【发病机制】

狂犬病毒自皮肤和黏膜破损处侵入人体后,对神经组织具有强大的亲和力,致病过程可分3个阶段。

(一)病毒侵入外周神经

病毒先在伤口部位的肌细胞小量繁殖,并在局部停留3 d或更久,然后侵入机体近处的末梢神经。

(二)侵入中枢神经

主要侵犯脑干、小脑等处的神经细胞,病毒沿神经的轴突向中枢神经做向心性扩展,至脊髓的背根神经节大量繁殖,入侵脊髓病很快到达脑部。

(三)向各器官扩展

病毒由中枢神经向周围神经扩展,侵入各器官组织,尤以唾液腺、舌部味蕾、嗅神经上皮等处病毒量较多。因迷走、舌咽及舌下脑神经核受损,导致吞咽肌及呼吸肌痉挛,出现恐水、吞咽和呼吸困难等症状。交感神经受累时出现唾液分泌和出汗增多。迷走神经节、交感神经节和心脏神经节受损时,导致患者心血管功能紊乱或猝死。

病理变化主要为急性弥漫性脑脊髓炎,尤以大脑基底面海马回和脑干部位(中脑、脑桥和延髓)及小脑损害最为明显。

【临床表现】

潜伏起长短不一,大多在3个月内发病,最长可达十多年以上,潜伏期长短与年龄、伤口部位、伤口深浅、入侵病毒数量和毒力以及机体免疫力等因素有关。典型临床经过分为 3 期:前驱期、兴奋期和麻痹期。

(一)前驱期

本期通常持续 2 ~ 4 d。主要表现为低热、倦怠、头痛、恶心、全身不适,继而可出现恐惧不安,烦躁失眠,对声、风、光等刺激敏感并有喉头紧缩感。早期症状如在愈合的伤口和其神经支配区有痒、痛、麻及蚁走等异样感觉,具有临床诊断意义,约 70% 的病例有上述症状。

(二)兴奋期

主要表现为高度兴奋、极度恐怖、恐水、怕风、怕光。体温高达 38 ~ 40 ℃。恐水为本病的特征,但不一定每例都有。典型患者虽极度口渴而不敢饮水,见水、闻流水声、饮水,或仅提及饮水均可引起咽喉肌严重痉挛。

(三)麻痹期

主要表现为肌肉痉挛停止,全身弛缓性瘫痪、由安静进入昏迷状态。最终因呼吸、循环衰竭而死亡。该期持续时间较短暂,一般为 6 ~ 18 h。

该病全程一般不超过 6 d。除上述躁狂型表现外,还有以脊髓或延髓受损为主的麻痹期型(静型)。该型患者无兴奋期和典型的恐水表现,常见高热、头痛、呕吐、四肢软弱无力、腱反射消失、共济失调和大小便失禁等,呈横断性脊髓炎或上行性麻痹等症状,最终因瘫痪而死亡。

【实验室及其他辅助检查】

(一)血、尿常规及脑脊液

外周血白细胞总数可增多,以中性粒细胞为主,一般在 80% 以上。尿常规可见轻度蛋白尿,偶有透明管型。脑脊液压力轻度增高,细胞数轻度增多,以淋巴细胞为主,蛋白轻度增高,糖及氯化物正常。

(二)病原学检查

1.抗原检查　可取患者的脑脊液或唾液直接涂片、角膜印片或咬伤部位皮肤组织或脑组织通过免疫荧光法检测抗原,阳性率高达 98%。此外,还可通过快速狂犬病酶联免疫吸附法检测抗原。

2.病毒分离　取患者的唾液、脑脊液、皮肤或脑组织进行细胞培养,或用乳小白鼠接种法分离病毒。

3.内格里小体检查　动物或死者的脑组织做切片染色,镜检找内格里小体,阳性率为 70% ~ 80%。

4.核酸测定抗体检查　采用反转录-聚合酶链反应(RT-PCR)法测定狂犬病毒 RNA。

狂犬病是否
发病的因素

（三）抗体检查

存活 1 周以上者可做血清中和试验或补体结合试验检测抗体,效价上升者具有诊断意义。

【诊断要点】

曾被狂犬或病兽咬伤或抓伤史,并有典型症状如恐水、怕风、咽喉痉挛或怕光、怕声、多汗、流涎以及咬伤处出现麻木、感觉异常等。

实验室检查病毒抗原阳性或尸检脑组织中的内基小体。

【治疗要点】

狂犬病一般无特殊药物治疗,以对症综合治疗为主。

1. 隔离患者　患者采用单室严格隔离,防止唾液污染,尽量保持患者安静,避免光、风、声等外界环境的刺激。

2. 对症治疗　包括加强监测生命体征,保持其镇静,予以解除痉挛,供给氧气,必要时气管切开,纠正酸中毒,补充体液维持水、电解质平衡,处理心律失常,稳定血压,出现脑水肿时给予脱水剂等。

3. 抗病毒治疗　目前抗病毒治疗效果不好,还需进一步研究有效的抗病毒治疗药物。

【护理评估】

1. 病史　询问患者有无被动物咬伤、抓伤史,有无饲养宠物史,发病后主要的症状及伴随症状,病情进展与演变,是否服用药物进行治疗及用药效果。

2. 身体评估　评估患者生命体征、伤口情况,观察有无伤人或自伤情况。

【护理诊断/问题】

1. 皮肤完整性受损　与病犬、病猫等动物咬伤或抓伤有关。

2. 有受伤的危险　与患者兴奋、狂躁、出现幻觉等精神异常有关。

3. 有窒息的危险　与病毒损害中枢神经系统导致呼吸机痉挛有关。

4. 营养失调:低于机体需要量　与吞咽困难、不能进食饮水有关。

5. 低效型呼吸形态　与病变损害中枢神经系统导致呼吸肌痉挛有关。

【护理措施】

1. 局部皮肤处理　被咬伤后迅速彻底清洗伤口能降低狂犬病的发病率。①尽快用 20% 肥皂水或 0.1% 苯扎溴铵(季铵类消毒液)反复冲洗(不可与肥皂水合用)至少 30 min,尽量彻底除去狗涎和污血,冲洗后,局部用 70% 乙醇和 2% 碘酊消毒;②伤口较深者,彻底清创后应在伤口底部和周围行抗狂犬病免疫球蛋白或抗狂犬病免疫血清局部浸润注射,抗狂犬病病毒免疫血清可降低血清和血中游离狂犬病病毒,防止发病或减轻临床症状,使用前应进行皮肤过敏试验,皮试阳性者要进行脱敏疗法;③伤口一般不宜缝合或包扎,便于引流;④需注意同时预防破伤风和细菌感染。

2. 严密观察病情变化　观察患者有无高度兴奋、恐水症、怕风表现,密切观察生命体征、避免刺激,密切观察病情变化情况。保持呼吸道通畅,备好各种急救药品和器械,应配合医生行气管插管或气管切开,进行机械辅助呼吸

3. 用药护理　抗狂犬病免疫球蛋白或抗狂犬病免疫血清局部浸润注射,进行全程预防接种,接种期间戒酒,多休息。

【健康教育】

1. 宣教　向患者及家属宣教狂犬病的基本知识,指导其配合治疗。

2. 对家犬进行登记与兽用狂犬病病毒疫苗预防接种　对病死犬、猫等给予焚毁或深埋;进口动物必须检疫。

3. 预防接种　若被犬、猫(尤其是野犬、野猫)等动物咬伤或抓伤应立即进行彻底的伤口处理,并进行全程预防接种,接种期间戒酒,多休息;高危人群如接触狂犬病的工作人员,也做疫苗注射。

4. 向社会人员宣传接种方法　包括:①凡被猫、犬抓、咬伤后,或皮肤破损处被狂犬病患者唾液污染时,均应注射疫苗。国内多采用地鼠肾疫苗 5 针免疫方案,即咬伤当日、3 d、7 d、14 d 和 30 d 各肌内注射 1 次,每次 2 mL。严重咬伤者,疫苗可加至全程 10 针。即当日至第 6 日每日 1 针,然后于第 10、14、30、90 日各注射一针。②免疫球蛋白注射:常用人抗狂犬病病毒免疫球蛋白和抗狂犬病马血清两种,以人抗狂犬免疫球蛋白为佳。抗狂犬病马血清使用前应做皮肤过敏试验。

传染性非典型肺炎、高致病性人禽流感病毒肺炎的护理

（裘晓华）

第二节　细菌性疾病

一、伤寒

伤寒是由伤寒杆菌引起的急性全身性肠道传染病,典型临床表现有持续性发热、相对缓脉、神经系统与消化道中毒症状、肝脾大、玫瑰疹和白细胞减少等。主要严重并发症有肠出血、肠穿孔等。

【病原学】

伤寒杆菌属于肠道杆菌沙门菌属 D 群,菌体是短杆状,革兰氏染色阴性。不形成芽孢,无荚膜,有鞭毛,能运动。本菌在自然界中生命力强。在水中可存活 2~3 周,在粪便中可存活 1~2 个月,耐低温,冰冻环境可维持数月,但对阳光、热、干燥抵抗力差,加热至 60 ℃ 30 min 或煮沸后即可杀灭,消毒饮用水余氯达 0.2~0.4 mg/L 时迅速杀灭。

伤寒沙门菌主要含有菌体 O 抗原、鞭毛 H 抗原和表面 Vi 抗原,感染机体后诱导产生相应

的抗体。O抗原和H抗原抗原性强,常用于血清凝集试验(肥达反应)以辅助临床诊断。

【流行病学】

1.传染源　患者与带菌者。慢性带菌者是本病不断传播或流行的传染源。

2.传播途径　主要通过消化道传播。食物被污染是主要的传播途径,食物和水源的污染常造成暴发流行。

3.人群易感性　普遍易感,病后可产生持久免疫力,第二次发病者少见,伤寒与副伤寒之间无交叉免疫力。

4.流行特征　伤寒在世界各地均有发病,以热带、亚热带地区多见。主要发生在卫生条件较差的国家和地区。本病终年可见,以夏秋季最多。患者一般以儿童和青壮年居多。

【发病机制】

伤寒杆菌进入人体后是否发病取决于伤寒杆菌的数量、致病性以及人体的免疫能力。当胃酸 pH 值<2 时,伤寒杆菌很快被杀灭。伤寒杆菌摄入量在 10^5 以上才能引起发病,超过 10^7 时引起伤寒的典型疾病经过。未被胃酸杀灭的细菌进入小肠,到达回肠下段,侵入部回肠集合淋巴结的单核吞噬细胞内繁殖,再由胸导管释放入血,引起第一次菌血症。细菌随血流进入肝、脾、胆囊、骨髓等组织器官内继续大量繁殖后,再次释放入血并释放内毒素,形成第二次菌血症。

【临床表现】

潜伏期长短与感染细菌量以及机体免疫状态有关,范围为 3~60 d,一般为 7~4 d。典型伤寒的自然病程为 4~5 周。

(一)典型伤寒

临床经过可分为4期:

1.初期　为病程第1周,大多起病缓慢,发热是最早出现的症状。发热前可有畏寒,但少有寒战,出汗不多。随病情加重,体温呈阶梯形上升,5~7 d 内达 39~40 ℃,伴全身不适、头痛、乏力、食欲减退、腹部不适、咽痛、咳嗽等症状。右下腹可有轻压痛。

2.极期　为病程第2~3周,出现伤寒特征性表现。

(1)持续发热　以稽留热型为主,一般持续半个月。

(2)消化道症状　腹部不适、腹胀,多数患者有便秘,少数患者表现为腹泻。右下腹可有轻压痛。

(3)神经系统症状　与疾病的严重程度成正比。患者出现精神恍惚、表情淡漠、呆滞、反应迟钝、耳鸣、听力减退,重者可出现谵妄、昏迷。

(4)循环系统症状　常有相对缓脉或重脉。并发中毒性心肌炎时,则相对缓脉不显著。

(5)肝脾大　多数患者在病程1周前后有脾大,质软有压痛。部分患者亦有肝大,并发中毒性肝炎时可见黄疸和肝功能异常。

（6）玫瑰疹　在病程第 7~14 天，部分患者在胸、腹、肩背等部位的皮肤分批出现直径 2~4 nm 的淡红色小斑丘疹，称为玫瑰疹，压之褪色，多在 10 个以下，2~4 d 内消退。

3. 缓解期　为病程第 3~4 周，体温逐渐下降，各种症状逐渐减轻，肿大的肝脾开始回缩。由于本期小肠病理改变仍处于溃疡期，仍可能出现各种肠道并发症。

4. 恢复期　为病程第 5 周，体温恢复正常，临床症状消失，约 1 个月完全康复。

（二）其他类型

其他临床类型除上述典型表现外，伤寒可有轻型、暴发型、迁延型、逍遥型、小儿型和老年型等多种临床类型。

（三）复发和再燃

少数患者热退后 1~2 周，临床症状再现，血培养再度阳性，称为复发。复发与胆囊或网状内皮系统中潜伏的病菌大量繁殖、再度侵入血循环有关，见于抗菌治疗不彻底、机体抵抗力低小的患者。部分缓解期患者体温下降还未恢复正常时，又重新上升，血培养阳性，持续 5~7 d 后退热，称再燃，可能与菌血症仍未被完全控制有关。

（四）并发症

1. 肠出血　是伤寒较常见的肠道并发症，多发生于病程第 2~4 周。可有粪便隐血试验阳性至大便血。大量失血时可出现失血性休克的表现。常因饮食不当、用力排便、腹泻等所致。

2. 肠穿孔　是最严重的并发症，多见于病程第 2~4 周好发于回肠末段，多为饮食不当所致。表现为患者突然出现右下腹持续剧烈疼痛，伴恶心、呕吐，体温下降后再升，脉快，腹膜刺激征阳性等。X 射线检查膈下有游离气体。

3. 其他并发症　在伤寒疾病进程中还可发生中毒性肝炎、中毒性心肌炎、支气管炎和肺炎、胆囊炎、溶血性尿毒综合征等。

【实验室及其他辅助查】

1. 血常规检查　白细胞数降低到 $(3~5)×10^9$/L，中性粒细胞减少。嗜酸性粒细胞减少或消失。

2. 细菌学检查　血培养是本病最常用的确诊方法，第 1~2 周，血培养阳性率最高，可达 80%~90%，以后逐渐下降。骨髓培养阳性率高于血培养，阳性持续时间长，对已用抗生素治疗、血培养阴性的患者尤为适用。粪便培养在第 3~4 周阳性率最高，可达 75%，对早期诊断价值不高，常用于判断带菌情况。

3. 肥达反应　又称肥达试验，伤寒杆菌血清凝集反应，该试验应用伤寒杆菌 O 抗原和 H 抗原和副伤寒甲、乙、丙的 H 抗原，通过凝集反应检测患者血清中相应抗体的凝集效价，对伤寒有辅助诊断价值。

【诊断要点】

根据流行病学资料、临床症状和体征、实验室检查结果等做出临床诊断,但确诊伤寒应以检出致病菌为依据。

1.临床诊断标准 在伤寒流行季节和地区有持续性高热1周以上,伴中毒面容,相对缓脉,玫瑰疹,肝大,外周血常规白细胞计数低,嗜酸性粒细胞减少或消失,骨髓象中有伤寒细胞,临床可诊断为伤寒。

2.确诊标准 从患者血、骨髓、尿、粪便、玫瑰疹刮取物中,任一种标本分离到伤寒杆菌或血清特异性抗体阳性,肥达反应的O抗体凝集效价=1:80,H抗体效价=1:160,恢复期效价增高4倍以上者均可作为确诊依据。

【治疗要点】

(一)病原治疗

1.第三代喹诺酮类药物 是目前治疗伤寒的首选药物,具有抗菌谱广,杀菌作用强,常用药物有诺氟沙星、氧氟沙星、左氧氟沙星、环丙沙星等。因其影响骨骼发育,孕妇、儿童、哺乳期妇女不宜应用。

2.第三代头孢菌菌素 第三代头孢菌素在体外有强大的抗伤寒杆菌作用,临床应用效果良好,儿童和孕妇外常作为首选药。可选用头孢曲松、头孢噻肟、头孢呱酮、头孢他啶等。

3.氯霉素 因其不良反应大,现已少用。

4.其他 还可选用氨苄西林、复方磺胺甲噁唑等。

(二)并发症治疗

1.肠出血 禁食,静卧,注射镇静剂及止血剂;大出血者酌情多次输新鲜血,注意水、电解质平衡;大量出血经内科积极治疗无效时,可考虑手术处理。

2.肠穿孔 及早确诊,及早处理。禁食,胃肠减压,加用对肠道菌敏感的抗生素,以加强腹膜炎的控制,视患者具体情况,尽快手术治疗。

3.中毒性心肌炎 严格卧床休息,使用保护心肌药物,必要时加用糖皮质激素。如出现心力衰竭,应给予洋地黄和利尿剂维持至症状消失。

4.溶血性尿毒综合征 使用足量有效的抗菌药控制原发感染,必要时使用糖皮质激素输血碱化尿液,抗凝,必要时行血液透析。

5.其他并发症 肺炎、中毒性肝炎、胆囊炎和DIC等采取相应的内科治疗措施。

【护理评估】

1.病史 了解患者发病及治疗经过,有无到过疫区与伤寒患者接触史病史。

2.身体评估 评估患者的体征。

3.实验室及其他辅助检查 详见以上辅助检查。

【护理诊断/问题】

1 体温过高　与伤寒杆菌感染、释放大量内源性致热原有关。

2.营养失调:低于机体需要量　与高热、食欲缺乏、腹胀、腹泻有关。

3.潜在并发症　肠出血、肠穿孔。

【护理措施】

（一）体温过高

1.隔离　按肠道传染病的方法进行隔离,监测体温变化,观察发热程度及热型。

2.采取有效的降温措施　常用物理降温方法,如头部冰敷、温水擦浴或乙醇擦浴等,尽量避免应用发汗退热药,以防体温骤降,大汗虚脱。擦浴时避免在腹部加压用力,以免引起肠出血或肠穿孔。

3.保证液体摄入量　充足的水分可使尿量增加,有利于伤寒杆菌内毒素的排出,从而减轻毒血症状。因此鼓励患者少量、多次饮水,成人液体入量 2 000 ~3 000 mL、儿童 60 ~80 mL/（kg·d）,口服量不足可静脉补充。

4.加强口腔、皮肤护理　指导患者保持口腔清洁和皮肤干燥,及时更换内衣裤等。

（二）营养失调:低于机体需要量

1.介绍饮食控制的重要性　在疾病进展期,进食生冷、过硬、刺激性强、多渣的食物或进食过饱等,易诱发肠道并发症。故应向患者及家属说明饮食控制的重要性。

2.饮食原则　极期患者应给予营养丰富、清淡的流质饮食,少量多餐,避免过饱。有肠出血时应禁食,静脉补充营养。缓解期,可给予易消化的高热量、高蛋白、高维生素、少渣或无渣的流质或半流饮食,避免刺激性和产气的食物,并观察进食后胃肠道反应。恢复期患者食欲好转,可逐渐恢复至正常饮食,但此时仍可能发生肠道并发症,应节制饮食,密切观察进食后反应。腹胀者给予少糖低脂食物,禁食牛奶,注意补充钾盐。

3.营养状况监测　定期监测体重,血红蛋白血清蛋白的变化。

（三）潜在并发症:肠出血、肠穿孔

1.避免诱因　常见诱因包括病程中过早下床活动或随意起床,过量饮食中含固体及纤维渣滓较多、排便时用力过度、腹胀、腹泻、治疗性灌肠或用药不当。因此,除了保证休息、注意饮食和合理用药外,还应注意避免便秘腹泻和腹胀的发生。

2.观察并发症的征象　密切监测生命体征,及早识别肠道并发症的,如血压下降脉搏增快,出冷汗、便血、腹部压痛、腹肌紧张等,发现异常时,及时医生并配合处理。

3.便秘、腹泻和腹胀的护理　便秘患者排便时切忌过分用力,以减轻充血,但用开塞露或生理盐水低压灌肠,忌用泻药。腹泻患者腹部血液充盈,可施行腹部或生理盐水低避免腹部施压。腹胀者除调节饮食外,可用松节油腹部热敷、压灌肠,但禁用新斯的明,因为新斯的明可引起剧烈肠蠕动,诱发肠出血或肠穿孔。

【健康指导】

1.注意隔离　对患者和带菌者撕了消化道隔离。至体温降至正常后 15 d 或间隔 5~7 d 大便培养 1 次,连续 2 次阴性,方可解除隔离。

2.对患者的指导教育　患者养成良好卫生与饮食习惯,坚持饭前、便后洗手。不饮生水、不吃不洁食物等。伤寒的恢复过程很慢,痊愈后仍需检查其粪便,以防成为带菌者。若有发热等不适,应及时随诊,以防止复发。若粪便或尿液培养呈阳性持续 1 年或 1 年以上者,不可从事饮食服务业,且仍需用抗生素治疗,对居家治疗的病家和临时隔离治疗点中被污染的厕所、地面、食具、衣物、用品等实施随时消毒,患者排池的粪、尿等要严格消毒。

3.预防疾病指导　加强公共饮食卫生的管理、水源的保护和粪便的管理,注意个人卫生,消灭苍蝇、蟑螂,搞好"三管一灭"。高危人群应定期普查、普治。与带菌者一起生活,或在进入伤寒流行区之前,可以接受伤寒疫苗注射,增加对伤寒的抵抗力或应急性的预防服药,可服用复方磺胺甲唑 2 片,2 次/d,服用 3~5 d。易感人群可用伤寒,副伤寒甲、三联菌苗进行预防接种。

二、细菌性痢疾

细菌性痢疾简称菌痢,是由痢疾杆菌(志贺菌属)引起的急性肠道传染病,又称志贺菌病。本病以直肠、乙状结肠的化脓性炎症为主要病变,主要临床表现有腹痛、腹泻、里急后重和黏液脓血便,可伴有发热及全身毒血症状严重者可有感染性休克和(或)中毒性脑病。

【病原学】

痢疾杆菌属肠杆菌科志贺菌属,为革兰氏染色阴性杆菌,无鞭毛及荚膜、有菌毛,志贺菌为换性厌氧菌,但最适宜需氧生长。根据抗原结构不同,本菌可分为 4 群 47 个血清型。4 群分别为:A 群痢疾志贺菌、B 群福氏志贺菌、C 群鲍氏志贺菌、D 群宋内志贸菌。

【流行病学】

1.传染源　传染源包括患者和带菌者。急性菌痢早期患者排菌量大、传染性强,而非典型患者、慢性患者及带菌者易被忽略,故流行病学意义更大。

2.传播途径　经消化道传播。食物或水源被污染可引起食物型暴发流行或水型暴发流行。

3.人群易感性　普遍易感。但有两个年龄发病高峰,即以学龄前儿童和青壮年多见。病后可获得一定的免疫力,但短暂而不稳定,且不同群、型之间无交叉保护性免疫,故易复发和重复感染。

4.流行特征　主要集中在温带和亚热带国家,多见于卫生条件较差地区。在我国各地区全年均有发生,但以夏秋季多发,与苍蝇活动、气候条件、夏季饮食习惯、机体抵抗力等因素有关。

【发病机制及病理】

痢疾杆菌侵入机体后是否发病,取决于细菌数量、致病力和人体抵抗力。

本病的基本病变:急性期细菌性菌痢可累及整个结肠,尤以乙状结肠和直肠显著,呈弥漫性纤维蛋白渗出性炎症、充血、水肿、出血点。

【临床表现】

潜伏期一般为 1~2 d,发病前多有不洁饮食史。临床上依据病程和病情分为急性与慢性 2 期及 7 种临床类型。

(一)急性细菌性痢疾

可分为 4 种类型:普通型、轻型、重型、中毒型。

1. 普通型(典型)　起病急,畏寒,发热,多为 38~39 ℃以上,伴头晕、头痛、恶心等全身中毒症状,并出现腹痛、腹泻,粪便开始呈稀泥糊状或稀水样,1~2 d 后呈黏液或黏液脓血便,量不多,每日排便 10 次至数十次不等,伴里急后重。左下腹压痛明显,可触及痉挛的肠索。自然病程 1~2 周,多数可自行恢复,少数转为慢性。

2. 轻型(非典型)　一般不发热或有低热,表现为急性腹泻,腹泻次数少,3~5 次/d,黏液多,一般肉眼脓血便,无里急后重,腹痛轻。病程一般 4~5 d,少数可转为慢性。

3. 重型　多见于年老、体弱、营养不良患者,急起发热,有严重的腹泻和呕吐。每日腹泻 30 次以上,为稀水脓血便,偶排出片状假膜,甚至大便失禁,里急后重明显。可因呕吐和腹泻严重,补液不及时发生严重脱水、酸中毒、电解质紊乱甚至休克。少数患者可出现心、肾功能不全。

4. 中毒型　多见于 2~7 岁体质较好的儿童。起病急骤,突然发热,体温高达 39 ℃以上,病势凶险,有严重的全身毒血症状,精神萎靡、频发惊厥,迅速发生循环和呼吸衰竭。而肠道症状较轻,可无腹泻和脓血便。根据其主要临床表现可分为 3 型。

(1)休克型(周围循环衰竭型)　较多见,以感染性休克为主要表现。患者面色灰白、四肢厥冷、心率加快、血压下降、尿量减少或无尿及伴不同程度意识障碍等症状,严重者可致多器官衰竭而危及生命。

(2)脑型(呼吸衰竭型)　主要表现为中枢神经系统症状。早期出现剧烈头痛、频繁呕吐,呈典型的喷射状呕吐等颅内压增高的表现,并出现中枢性呼吸衰竭,瞳孔大小不等,对光反应迟钝或消失。呼吸节律不齐,深浅不匀(双吸气、叹息样呼吸或呼吸停止)。

(3)混合型　预后最为凶险。常先出现惊厥,未能及时抢救则迅速发展为呼吸衰竭和循环衰竭。

(二)慢性菌痢

病程反复发作或迁延不愈达 2 个月以上,即为慢性菌痢。

1. 急性发作型　常因进食生冷食物或受凉、过度劳累等因素诱发急性发作,可出现腹痛、腹泻、脓血便,发热常不明显。

2. 慢性迁延型　最为多见。急性菌痢发作后,迁延不愈,常有腹痛、长期腹泻或腹泻与便秘交替,稀黏液便或脓血便。长期腹泻导致营养不良、贫血、乏力等。

3. 慢性隐匿型　较少见。1 年内有痢疾史,而无临床症状。粪便培养可检出志贺菌,乙状结肠镜检查可有异常发现。

【实验室及其他辅助检查】

1. 血常规检查　急性期白细胞数可增高,多在(10 ~ 20)×10^9/L,以中性粒细胞升高为主。慢性菌痢患者一般有贫血。

2. 大便常规　为黏液脓血便。镜检可见白细胞、脓细胞和少量红细胞。

3. 病原学检查　确诊依据为粪便培养出痢疾杆菌。粪便培养同时可做药物敏感试验以指导临床合理选用抗菌药物。

与细菌培养比较具有早期快速诊断的优点。但由于粪便中抗原成分复杂,易出现假阳性反应,故目前临床上尚未广泛应用。

【诊断要点】

1. 流行病学资料　当地流行情况、夏秋季、有进食不洁食物史、与菌痢患者接触史等。

2. 临床表现　典型病例急性期发热、腹痛、腹泻、黏液脓血便、里急后重等症状。中毒性菌痢以儿童多见,急性高热、惊厥、意识障碍及呼吸衰竭,而胃肠道症状轻微。慢性菌痢患者有急性菌痢史,病程超过 2 个月而病情未愈者。

3. 粪便检查　肉眼见黏液脓血便,镜检有大量脓细胞、白细胞以及红细胞即可临床诊断,确诊依赖于粪便培养发现痢疾杆菌。

【治疗要点】

(一)急性菌痢

1. 一般治疗　执行接触隔离措施至临床症状消失、粪便培养连续 2 次阴性,方可解除隔离。注意饮食,补充水分,维持水、电解质、酸碱平衡。

2. 病原治疗　根据药敏试验选择敏感的抗生素。首选药物为喹诺酮类。也可选复方磺胺甲噁唑。

3. 对症治疗　高热可用退热药及物理降温,腹痛剧烈可用解痉药如阿托品、颠茄合剂。毒血症状严重者,可酌情使用小剂量糖皮质激素。

(二)慢性菌痢

1. 病原治疗　根据药敏试验联合应用 2 种不同类型的抗菌药物,疗程延长到 10 ~ 14 d 重复 1 ~ 3 个疗程。亦可应用药物保留灌肠疗法,灌肠液内加用小量糖皮质激素。

以增加其渗透作用而提高疗效。

2.对症治疗　肠功能紊乱者可用镇静、解痉药物。出现肠道菌群失调,可用微生态制剂如乳酸杆菌或双歧杆菌制剂。

3.中毒性菌痢　本病病势凶险,应早期诊断,及时采用综合急救措施。

(1)病原治疗　应用有效抗菌药物,如环内沙星或氧氟沙星,或第三代头孢菌素如头孢噻肟,亦可两类药物联合应用,病情好转后改为口服用药。

(2)对症治疗

1)降温、镇静　高热给予退热药及物理降温,如高热伴躁动不安及反复惊厥者,可用亚冬眠疗法,争取短时间内使体温降至36~37℃,反复惊厥者可给予地西泮。

2)休克型　快速静滴低分子右旋糖酐葡萄糖盐水,给予碱性液纠正酸中毒。在扩充血容量的基础上,应用山莨菪碱或阿托品解除微血管痉挛;如血压仍不回升,则可加用升压药;保护重要脏器功能。短期应用糖皮质激素。

3)脑型　脑水肿可用20%甘露醇脱水,及时应用血管扩张剂以改善脑血管痉挛,亦可应用糖皮质激素;防治呼吸衰竭:吸氧,如出现呼吸衰竭,可用呼吸兴奋剂,必要时气管切开及应用机械辅助通气。

【护理评估】

1.病史　询问患者有无不洁饮食史,发病情况及治疗及用药效果。

2.身体评估　评估患者的体征。

【护理诊断/问题】

1.体温过高　与痢疾杆菌激活细胞释放内源性致热原致体温升高有关。

2.腹泻　与肠道炎症、广泛性浅表溃疡导致肠蠕动增强肠痉挛有关。

3.有体液不足的危险　与高热、腹泻、摄入不足有关。

4.腹痛　与细胞毒素作用于肠壁自主神经,引起肠痉挛有关。

5.潜在并发症　中枢性呼吸衰竭、惊厥、脑疝。

【护理措施】

1.休息及体位　急性期卧床休息,好转后可适当活动。慢病患者规律生活、适当锻炼,避免过度疲劳、紧张。

2.病情观察　密切观察排便次数、量、性状及伴随症状,采集含脓血、黏液的新鲜粪便送检。评估患者的疼痛程度和伴随症状。严密监测休克型患者的生命体征、神志、尿量变化,通知医生,配合抢救。

3.皮肤护理　每次排便后清洗肛周,并涂以润滑剂保护皮肤。每天用温水或1:5 000高锰酸钾溶液坐浴,防止感染。伴明显里急后重者,嘱不要过度用力排便,以免脱肛。发生脱肛时可戴橡胶手套助其回纳。

4.饮食护理　严重腹泻伴呕吐者可暂时禁食,静脉补充所需营养。能进食者,给予高热量高蛋白、高维生素、少渣、少纤维素、易消化、清淡流质或半流饮食。

5.用药护理　遵医嘱使用抗生素控制原发感染外,还可使用阿托品、山莨菪碱等缓解肠痉挛,密切观察用药后效果。

6.保持水、电解质平衡　根据每天出入量情况及血液生化检查结果补充水及电解质,避免发生脱水及电解质紊乱。轻者可口服补液盐溶液,严重者静脉补液。

【健康指导】

(一)对患者的指导

粪便消毒对传染源的控制极为重要,指导其及时隔离、治疗。强调遵医嘱按时、按量、按疗程坚持服药、争取急性期彻底治愈,以防转变为慢性菌痢。注意避免诱发因素,养成良好的个人卫生习惯,加强体育锻炼,及时治疗。

(二)疾病预防

做好饮水、食品、粪便的卫生管理及防蝇灭蝇工作,改善环境卫生条件,严格执行食品卫生管理法及有关制度。

三、细菌性食物中毒

细菌性食物中毒是由于食用被细菌或细菌毒素污染的食物后,引起的急性感染性中毒性疾病,包括细菌感染与细菌毒素的中毒过程。按临床表现可分为胃肠型与神经型两大类。胃肠型食物中毒在临床上最为多见,本章节主要阐述此型。

【病原学】

(一)沙门菌属

沙门菌属是引起胃肠型食物中毒最常见的病原体之一,其中以猪霍乱沙门菌、鼠伤寒沙门菌、肠炎沙门菌、鸭沙门菌等较为常见。革兰氏染色阴性,在自然环境中抵抗力较强。在水、牛奶、蛋及肉类食品中可存活数月;在适宜的温度下能在食物中大量繁殖。不耐热,煮沸立即死亡。广泛存在于猪、牛、鸡、鸭等家畜、家禽的肠道中,动物内脏、肌肉、乳、蛋等极易受到污染。致病食物以肉、奶、内脏和蛋类为主。

(二)副溶血性弧菌

副溶血性弧菌为革兰氏染色阴性多形球杆菌及稍弯曲弧菌,广泛存在于海鱼、海虾、墨鱼等海产品以及含盐较高的咸菜、咸肉、咸蛋等腌制品中。本菌抵抗力较强,在抹布和砧板上能生存1个月以上,但对热和酸十分敏感,在食醋中1 min即死亡。

(三)金黄色葡萄球菌

金黄色葡萄球菌简称金葡菌,革兰氏染色阳性球菌。引起食物中毒的金葡菌只限于能产生肠毒素的菌株广泛存在于外界环境、人体的皮肤、鼻咽部黏膜、指甲下及各种皮肤化脓性感染灶内。能污染牛奶、蛋类、淀粉类食物等,在适宜的温度下能量繁殖并产生肠毒素,是致病的主要原因。此菌污染食物后,经繁殖而产生肠毒素,此毒素耐高温,煮沸30 s仍保持毒性,能致病。

(四)大肠杆菌

大肠杆菌是肠道正常存在的菌群,一般不致病。对外界抵抗力较强,在水和土壤中发展中能存活数月。

【流行病学】

1.传染源 主要是致病菌感染的动物和人。副溶血性弧菌主要附着在海洋生物体表生长繁殖,主要传染源为海产品。

2.传播途径 经消化道传播,通过进食被细菌或其毒素污染的食物而致病。

3.人群易感性 普遍易感,病后免疫短暂,易重复感染。

4.流行特征 本病有明显的季节性,多发生于夏秋季。有共同的传染源,发病者往往食用被细菌或毒素污染的同一食物,未食者不发病。发病比较集中,多以暴发和集体发病的形式出现。

【发病机制和病理改变】

细菌性食物中毒根据发病机制可分为毒素型、感染型和混合型。细菌或毒素随受污染的食物进入人体,是否发病和病情轻重与食物受细菌和毒素污染的程度、进食量(即进食的活菌数和毒素量)、机体抵抗力等因素有关。肠毒素抑制肠上皮细胞对钠和水的吸收、促进肠液和氯离子的分泌,导致水样腹泻。细菌内毒素可引起发热等全身中毒症状和胃肠道症状,而重症病例可有胃肠黏膜糜烂、出血,肺、肝、肾等器官中毒性病变。

【临床表现】

临床特征是潜伏期及病程短。以先吐后泻的急性胃肠炎症状为主要表现,为自限性疾病。潜伏期短,多为数小时,甚至1 h内,一般不超过1～3 d。各种细菌引起的中毒及感染症状基本相似,主要表现为腹痛、呕吐、腹泻等胃肠炎症状。一般起病急,先有腹部不适,继而出现上腹部、脐周疼痛,呈持续性或阵发性绞痛,随后出现恶心、呕吐、腹泻等。少数可出现血水样大便,严重者周围循环衰竭。病程短,多在1～3 d内恢复,预后良好。

【实验室及其他辅助检查】

对可疑食物、患者呕吐物、粪便等做细菌培养,如分离到同一病原菌即可确诊。

【诊断要点】

根据临床表现(同食者在短期内出现相似胃肠炎症状)和进食可疑被污染食物史,可诊断。实验室检查对可疑食物、患者呕吐物及粪便做细菌培养,各种标本获得相同病原

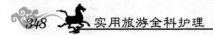
菌,有助于确定诊断共餐者在短期内集体发病有重要的诊断参考价值。

【治疗要点】

由于病原菌和肠毒素多于短期内排出体外,病程短,故以对症治疗为主,适当休息,执行消化道隔离措施。有酸中毒者酌情补充5%碳酸氢钠或11.2%乳酸钠溶液。休克者给予抗休克治疗。腹痛剧烈者可用解痉剂阿托品0.5 mg肌内注射或口服普鲁本辛等。病情严重伴有高热或排黏液脓血便者,可根据不同病原菌选用敏感抗生素。

【护理评估】

1.病史　评估患者的病史及诊治经过。

2.身体评估　评估患者的体征。

【护理诊断/问题】

1.有体液不足的危险　与细菌及其毒素作用于胃肠道黏膜,导致呕吐、腹泻引起大量体液丢失有关。

2.疼痛:腹痛　与胃肠道炎症及痉挛有关。

3.潜在并发症　酸中毒、电解质紊乱、休克。

【护理措施】

1.休息　急性期卧床休息,以减少体力消耗。

2.病情观察　严密观察呕吐和腹泻性质、量、次数,及时协助将呕吐物和粪便送检。注意观察伴随症状,严重患者定时监测生命体征,严格记录出入量,及时发现脱水、酸中毒、周围循环衰竭等征象,积极配合处理。

3.对症护理

(1)因呕吐有助于清除胃肠道内残留的毒素,故呕吐者一般不予止吐处理。但应帮助患者清理呕吐物、清水漱口,保持口腔清洁和床单位整洁。

(2)呕吐严重者应暂时禁食,待呕吐停止后给予易消化、清淡流质或半流质饮食。

(3)腹痛者应注意腹部保暖,禁食冷饮。剧烈吐泻、腹痛者遵医嘱口服颠茄合剂或肌内注射阿托品,以缓解疼痛。腹泻有助于清除胃肠道内毒素,故早期不用止泻剂。

(4)鼓励患者多饮水或淡盐水,以补充丢失的水分及电解质。呕吐明显者应少量多次饮水,有脱水者应及时口服补液盐或遵医嘱静脉滴注生理盐水和葡萄糖盐水。休克者迅速协助抗休克处理。

4.用药护理　使用敏感抗生素者,要注意观察疗效和不良反应。

【健康指导】

1.通过各种渠道宣传细菌性食物中毒的卫生知识。指导不要暴饮暴食,不食用不洁和腐败、变质食物。消灭蟑螂、苍蝇、老鼠等传播媒介,防止食品被污染。出现症状,及时就诊。

霍乱

2.加强食品加工、生产、贮存、运输、销售等相关部门的监督和管理,对相关人员定期做健康体检,及时发现治疗带菌者,确保食品安全。

第三节　寄生虫感染性疾病

一、疟疾

【病因及发病机制】

疟疾(malaria)是由雌性按蚊叮咬人体时将其体内寄生的人类疟原虫传入人体而引起的寄生虫病。根据疟原虫种类不同,疟疾可分为间日疟、卵形疟、三日疟、恶性疟4种。疟疾属乙类传染病,需严格管理。疟原虫生活史包括在人体内和在按蚊体内两个阶段。

1.在人体内无性繁殖阶段　可分为肝细胞内的发育(红细胞外期)和红细胞内的发育(红细胞内期)两个时期。

2.在蚊体内的有性繁殖阶段　当蚊在叮咬人时,子孢子随唾液侵入人体,继续其无性繁殖。

【临床表现】

临床特点为患者周期性发作寒战、高热,随即大汗后缓解,反复发作者可伴有贫血和脾大。疟疾可分为间日疟、卵形疟、三日疟、恶性疟4种,间日疟和卵形疟可以复发;恶性疟发热常不规则,病情往往较重,易引起脑型疟等凶险发作,病死率较高。典型临床表现可分为潜伏期、发冷期、发热期、出汗期。

1.潜伏期　从人体感染疟原虫到发病(口腔温度超过37.8℃),称潜伏期。潜伏期包括整个红外期和红内期的第一个繁殖周期。一般间日疟、卵形疟14 d,恶性疟12 d,三日疟30 d。感染原虫量、株的不一,人体免疫力的差异,感染方式的不同均可造成不同的潜伏期。温带地区有所谓长潜伏期虫株,可长达8~14个月。输血感染潜伏期7~10 d。胎传疟疾,潜伏期就更短。有一定免疫力的人或服过预防药的人,潜伏期可延长。

2.发冷期　骤感畏寒,先为四肢末端发凉,迅觉背部、全身发冷。皮肤起鸡皮疙瘩,口唇、指甲发绀,颜面苍白,全身肌肉关节酸痛。进而全身发抖,牙齿打战,有的人盖几床被子不能制止,持续约10 min,乃至1 h许,寒战自然停止,体温上升。此期患者常有重病感。

3.发热期　冷感消失以后,面色转红,发绀消失,体温迅速上升,通常发冷越显著,则体温就愈高,可达40℃以上。高热患者痛苦难忍。有的辗转不安,呻吟不止;有的谵妄、撮空,甚至抽搐或不省人事;有的剧烈头痛、顽固呕吐。患者面赤、气促;结膜充血;皮灼热而干燥;脉洪而速;尿短而色深。多诉说心悸,口渴,欲冷饮。持续2~6 h,个别达10余小时。发作数次后唇鼻常见疱疹。

4.出汗期　高热后期,颜面手心微汗,随后遍及全身,大汗淋漓,衣服湿透,2~3 h体温降低,常至 35.5 ℃。患者感觉舒适,但十分困倦,常安然入睡。一觉醒来,精神轻快,食欲恢复,又可照常工作。此刻进入间歇期。

【辅助检查】

1.血常规检查　红细胞和血红蛋白在多次发作后下降,恶性疟尤重;白细胞总数初发时可稍增,白细胞分类单核细胞常增多,并见吞噬有疟色素颗粒。

2.疟原虫检查　血液涂片(薄片或厚片)染色查疟原虫,并可鉴别疟原虫种类。骨髓涂片染色查疟原虫,阳性率较血片高。

3.血清学检查　抗疟抗体一般在感染后 2～3 周出现,4～8 周达高峰,以后逐渐下降。现已应用的有间接免疫荧光、间接血凝与酶联免疫吸附试验等,阳性率可达 90%。一般用于流行病学检查。

【诊断要点】

1.流行病学　有在疟疾流行区居住或旅行史,近年有疟疾发作史或近期曾接受过输血的发热患者都应被怀疑。

2.临床表现　典型的周期性寒战、发热、出汗可初步诊断。不规律发热,而伴脾、肝大及贫血,应想到疟疾的可能。凶险型多发生在流行期中,多急起,高热寒战,昏迷与抽搐等。流行区婴幼儿突然高热、寒战、昏迷,也应考虑本病。

3.实验室检查　主要是查找疟原虫,通常找到即可确诊。血片找疟原虫应当在寒战发作时采血,此时原虫数多、易找。需要时应多次重复查找,并一定要做厚血片寻找。

4.分子生物学技术诊断法

(1)聚合酶链反应(PCR)检测　灵敏性和特异性均较高。

(2)DNA 探针检测　具有良好的特异性和稳定性。

5.治疗性诊断　临床表现很像疟疾,但经多次检查未找到疟原虫。可试用杀灭红内期原虫的药物(如氯喹),治疗 48 h 发热控制者,可能为疟疾。但注意耐氯喹虫株。

【治疗要点】

1.病原治疗　目的是既要杀灭红内期的疟原虫以控制发作,又要杀灭红外期的疟原虫以防止复发,并要杀灭配子体以防止传播。根据疟原虫种类、对药物的敏感性及时药性、机体的免疫状态等方面选择抗疟药。

(1)间日疟、三日疟和卵形疟治疗　包括现症病例和间日疟复发病例,须用血内裂殖体杀灭药如氯喹,杀灭红内期的原虫,迅速退热,并用组织期裂殖体杀灭药亦称根治药或抗复发药进行根治或称抗复发治疗,杀灭红外期的原虫。常用氯喹与伯氨喹联合治疗。

(2)恶性疟治疗　对氯喹尚未产生抗性地区,仍可用氯喹杀灭红细胞内期的原虫,同时须加用配子体杀灭药。成人口服氯喹加伯氨喹。

2.对症治疗

(1)脑型疟对症治疗　脑水肿时给予甘露醇脱水治疗,必要时同时用呋塞米加强利尿效果。低分子右旋糖酐用于改善脑循环。

（2）黑尿热处理　立即停用奎宁和伯氨喹等可能诱发溶血的抗疟药物,按急性溶血处理。少尿或无尿者按急性肾衰竭处理。

（3）循环功能障碍者　按感染性休克处理,给予皮质激素、莨菪类药、肝素等,低分右旋糖酐。

（4）高热惊厥者　给予物理、药物降温及镇静止惊。

【护理评估】

1. 健康史　了解患者的病史、诊治经过及流行病学资料。
2. 身体状况　观察评估患者的体征。

【护理诊断/问题】

1. 有感染的危险　与疟原虫主要经接触传播（蚊虫叮咬）有关。
2. 体温过高　与感染疟原虫后大量致热源释放入血有关。
3. 活动无耐力　与发热、贫血有关。

【护理措施】

（一）隔离防护

隔离防护是本病护理重点,管理传染源,切断传播途径,保护易感者。

1. 管理传染源

（1）早发现、早报告、早诊断　疟疾确诊后要按有关规定登记,24 h 内上报。

（2）早隔离　按接触隔离（主要是蚊虫隔离）,隔离至症状消失后。

（3）早治疗　及时根治患者及带疟原虫者。

（4）执行相关规定　根据我国有关部门明文规定疟疾病愈未满 3 年者不能献血。疟疾高发地区要检测献血者血液是否有疟原虫。

2. 切断传播途径　防蚊、灭蚊是预防疟原虫传播的重要措施。消灭蚊虫滋生地、改善居住地卫生环境、清除积水。夏天注意喷洒杀蚊剂,防止按蚊繁殖再生。采用蚊帐、纱窗、蚊香、驱蚊剂等方法防止蚊虫叮咬。黄昏后穿长袖衣裤,裸露的皮肤上涂抹驱蚊剂。注意谨慎输血。及时治疗妊娠期疟疾患者,避免母婴传播。

3. 保护易感者　目前尚无理想的抗疟疾疫苗,对疟疾高发区的健康人群及外来人群酌情选用氯喹、乙胺嘧啶等药物预防。孕妇、婴儿宜用氯喹预防。2 年内有疟疾发作史或血中查到疟原虫的感染者,应在流行季节前 1 个月开始给予抗复发治疗,以后每 3 个月随访 1 次,直至 2 年内无复发为止。

（二）指导休息

发作期卧床休息,减少机体能量消耗。

（三）饮食护理

给予高热量、高蛋白、高维生素的流质或半流质饮食。有呕吐、不能进食者,予以静脉补充液体。

（四）用药护理

1. 指导用药　要求连续完成整个疗程，以便彻底治愈。鼓励患者多饮水或静脉补充液体，加速药物排泄。饭后服用氯喹，减少对胃肠刺激；嘱多饮水或静脉补液促进药物排泄。

2. 观察药物不良反应　使用奎宁和伯氨喹时注意有无溶血反应。仍用伯氨喹时注意有无头晕、恶心、呕吐。静脉滴注氯喹过快可导致心脏传导阻滞，甚至死亡，使用时应严格控制滴速，禁忌静脉推注。静脉用抗疟药时，要严密监测血压、脉搏，必要时进行心电监护。

（五）严密观察

严密观察是本病护理的重点要监测生命体征，尤其注意热型，做好记录。特别对恶性疟、初次在疫区感染者、婴儿应予以监护。注意有无神志改变，有无脑膜刺激征、有无头痛、呕吐、抽搐等颅内高压的表现，有无呼吸抑制，有无低血糖等。监测脑型疟者血糖情况，以便及时纠正低血糖。观察患者生命体征、倾听患者的主诉，警惕有无并发症。

（六）对症护理

1. 发热护理　观察生命体征和热型，注意卧床休息。发冷期注意保暖，发热期可予物理降温或药物降温，出汗后用温水擦浴，更换衣服，避免吹风受凉。

2. 脑型疟护理　立即建立静脉通道，快速给予脱水剂甘露醇静滴，降低颅内压。静脉应用治疗脑型疟的药物。严密观察生命体征、神志、瞳孔、尿量、颅高压等病情变化。进行颅内高压护理、意识障碍护理、呼吸衰竭护理、惊厥护理具体措施。

（七）心理护理

让患者了解治疗的进展，从而消除焦虑恐惧的心理，让患者树立战胜疾病的信心。

【健康指导】

1. 加强疾病知识教育，如传染过程、主要症状、治疗方法、药物不良反应、复发原因等，指导患者坚持服药，以求彻底治愈。

2. 治疗后定期随访，有反复发作时，应立即到医院复查。

3. 1～2 年内有疟疾发作史及血中查到疟原虫的患者，在流行季节前 1 个月，给予抗复发治疗。

4. 治疗未满 3 年者，不可献血。

二、钩虫病

钩虫病（hookworm disease）是钩虫寄生于人体小肠所引起的寄生虫病，俗称"懒黄病"。临床以贫血、营养不良、胃肠功能紊乱等为主要表现。轻者可无症状,仅粪便中找到钩虫卵,称钩虫感染。目前,钩虫病尚未被列入我国法定传染病。

【病因】

钩虫病病原体是钩虫,属于蠕虫类。当人体皮肤或黏膜接触时,随血液进入心脏,再到肺脏,穿破肺血管进入肺泡,再到气管、再到咽喉、再到食管,进入小肠(幼虫阶段)。在小肠内经3~4周发育为成虫(成虫阶段),附着于肠黏膜,寄生、成熟并产卵(虫卵阶段)。

【临床表现】

钩虫病的症状主要由钩蚴及成虫所致,但成虫所致的症状较为长久和严重。

1. 钩蚴虫所致的症状　侵入处皮肤引起的皮炎和呼吸系统受侵时咳嗽等。

(1)皮炎　钩蚴侵入处皮肤,初有奇痒和烧灼感,继而出现小出血点、丘疹和小疱疹。皮炎多发生在手指或足趾间、足背、踝部等,数日内可消失。抓痒可继发细菌感染,局部淋巴结肿大,偶可出现一过性荨麻疹。

(2)呼吸系统症状　受染后3~5 d,患者常有咳嗽、喉痒、声哑等;重者呈剧烈干咳和哮喘发作,表现为嗜酸性粒细胞增多性哮喘,痰内可出现血丝。X射线检查可见肺纹理增加或肺门阴影增生,偶可发现短暂的肺浸润性病变。

2. 成虫引起的症状　粪便中有钩虫卵而无明显症状者称"钩虫感染",粪便中有钩虫卵又有慢性临床症状者称"钩虫病"。

(1)消化系统的症状　患者大多于感染后1~2个月逐渐出现上腹部不适或疼痛、食欲减退、腹泻、乏力、消瘦等。

(2)血液循环系统症状　以贫血及心功能损害为主。①贫血:重度感染后3~5个月逐渐出现进行性贫血,表现为头晕、耳鸣、心悸、气促等。长期严重贫血可发生贫血性心脏病,表现为心脏扩大、心率加快等。严重贫血常伴有低蛋白血症,出现下肢或全身水肿。②循环系统症状:贫血的程度直接影响循环系统,特别是心脏代谢功能。患者皮肤黏膜苍白、心悸,四肢无力、耳鸣、眼花、头昏等。

3. 其他　儿童重症患者,可有生长发育障碍、智力减退、性发育不全、侏儒症等表现。成年患者也常有闭经、阳痿、性欲减退、不育等;严重感染的孕妇易引起妊娠中毒症、早产、死胎等。

【辅助检查】

1. 血常规　可有不同程度的小细胞低色素性贫血。血清铁浓度明显降低。

2. 粪常规　隐血阳性。直接涂片法、饱和盐水浮聚法或加藤法查出虫卵或粪便培养出钩蚴可明确诊断。

【诊断要点】

1. 临床诊断　在钩虫病流行区,有接触史、钩蚴性皮炎和轻重不一的贫血、营养不良、胃肠功能紊乱、上腹隐痛等可考虑本病的可能性。

2.病原学诊断 要确诊钩虫病必须找到病原体。

（1）虫卵检查 取大便用直涂法在显微镜下找虫卵。

（2）成虫鉴定 如发现虫体可放在70%的乙醇中送检鉴定。

【治疗要点】

1.局部治疗 用噻苯咪唑配制15%软膏局部涂敷,可治疗钩蚴性皮炎。若同时辅以透热疗法,效果更佳。

2.驱虫治疗 常用驱虫药物有甲苯咪唑、丙硫咪唑、噻苯咪唑等药。

3.其他 加强营养,纠正贫血。

【护理评估】

1.健康史 了解患者的病史、诊治经过及评估流行病学资料。

2.身体状况 评估患者体征。

【护理诊断/问题】

1.有感染的危险 与钩虫主要经皮肤接触传播存关。

2.营养失调:低于机体需要量 与慢性失血、胃肠功能紊乱有关。

3.活动无耐力 与钩虫导致贫血、营养吸收障碍有关。

4.皮肤完整性受损 与钩蚴引起局部皮肤损伤有关。

5.潜在并发症 消化道出血、心力衰竭、儿童生长发育障碍。

【护理措施】

1.隔离防护 隔离防护是本病护理重点,管理传染源,切断传播途径,保护易感者。

（1）管理传染源

1）早发现、早报告、早诊断:钩虫病是传染病,但尚未列入《中华人民共和国传染病防治法》中的法定上报传染病。为了防止疾病传播,仍需要早发现、早报告、早诊断,并及时登记。在钩虫病高感染率地区,大力开展普查、普治工作。尤其是赤足劳动后有症状者,要定期检查,以便及早发现,及时治疗。

2）早隔离主要按接触隔离。

3）早治疗尽早对钩虫病患者进行及时治疗。在钩虫病高感染率地区,每年开展集体驱虫治疗,效果较好。

（2）切断传播途径

1）加强粪便管理,禁止鲜粪施肥,推广粪便无害化处理是预防本病的关键。

2）避免皮肤与污土接触,尽量使用机械劳动代替人工操作,避免赤足与污染土壤密切接触。不吃不洁蔬果。

3）执行相关规定:患者在患病期间不可从事易扩散疾病的职业,如保育员、浴室工作等。

（3）保护易感者 目前暂无有效疫苗。宣传钩虫病的预防知识,勿在施肥不久、雨过天晴、久晴初雨、展露未干前赤手裸足操作。加强个人防护,提倡穿鞋下田,暴露皮肤局部涂药加以保护。

2.指导休息　贫血较重者应卧床休息。

3.饮食护理　给予高蛋白、高维生素、高热量、富含铁质的易消化饮食。驱虫治疗时,宜给半流质饮食忌油类及粗纤维食物。

4.用药护理　指导患者和家属配合驱虫治疗。鼓励坚持服药,注意观察用药后的反应。指导患者正确服用铁制。

5.严密观察　密切观察重症患者生命体征及病情变化情况。观察局部皮疹及呼吸系统情况。观察患者食欲和进食情况,注意有无消化不良、腹泻、消化道出血等情况。严重贫血者注意观察心功能情况及贫血程度。

6.对症护理　保持皮肤清洁干燥,剪短指甲,避免抓、挠,遵医嘱局部涂抹药物止痒。

7.心理护理　护理人员应帮助患者了解治疗的进展,从而消除焦虑恐惧的心理,让患者树立战胜疾病的信心。

【健康指导】

向大众尤其是患者及家属宣传、指导有关钩虫病的预防、护理、治疗知识。告知患者及感染者接受治疗后需2个月内复查,未治愈者需重复治疗。

临床案例分析

肖先生从非洲旅游回来,2周后出现头痛、呕吐、发热、寒战和肌肉绞痛,自行用药无效。于是到医院看病,医生怀疑他患了疟疾,经检查确诊。

请问:①医生根据什么怀疑肖先生得了疟疾?②疟疾主要通过什么途径传播?③如何预防疟疾发生?

(王思思)

章节练习

一、单项选择题

1.传染病的流行过程必须具备哪3个基本环节(　　　)
　A.病原体、环境、易感人群　　　　　　　B.病原体、环境、传染源
　C.传染源、传播途径、易感人群　　　　　D.病原体、传播途径、易感人群
　E.传染源、传播途径、环境

2.我国规定管理的传染病分为(　　　)
　A.甲类1种、乙类23种、丙类11种　　　B.甲类2种、乙类26种、丙类11种
　C.甲类3种、乙类28种、丙类9种　　　　D.甲类3种、乙类24种、丙类9种
　E.甲类2种、乙类22种、丙类11种

3. 熟悉各种传染病的潜伏期,最重要的意义是( )

A. 有助于诊断 B. 预测疫情

C. 确定检疫期 D. 估计病情严重程度

E. 推测预后

4. 病原携带者按病原体种类不同可分为( )

A. 潜伏期、急性、病后病原携带者 B. 急性、慢性、"健康"病原携带者

C. 慢性、潜伏期、病后病原携带者 D. 病后、慢性、急性病原携带者

E. 带病毒者、带菌者、带虫者

5. 传染病感染后最易识别的是( )

A. 潜在性感染 B. 亚临床感染

C. 慢性病原携带者 D. 隐性感染

E. 显性感染

6. 狂犬病的病原为( )

A. 狂犬病毒 B. 狂犬细菌

C. 狂犬双球菌 D. 以上都是

E. 以上都不是

7. 下面除哪项外,均系艾滋病的易感者( )

A. 男性同性恋者 B. 有多个性伴侣者

C. 静脉吸毒者 D. 血友病患者

E. 病毒性肝炎患者

8. 目前认为艾滋病的传播途径不包括( )

A. 性传播 B. 静脉滥用毒品传播

C. 输血及血制品 D. 母婴垂直传播

E. 昆虫叮咬传播

9. 伤寒的传播途径是( )

A. 日常生活接触水和食物 B. 呼吸道

C. 虫媒叮咬 D. 血液

E. 皮肤黏膜感染

10. 引起我国肝硬化的最常见病因是( )

A. 甲型肝炎病毒 B. 乙型肝炎病毒

C. 酗酒 D. 药物性中毒

E. 胆汁淤积

11. 患者,女性,24岁。重症肝炎,为减轻其肝脏负担,应采用( )

A. 无盐饮食 B. 少渣饮食

C. 低脂肪饮食 D. 高蛋白饮食

E. 高膳食纤维饮食

二、名词解释

1. Dane 颗粒 2. 复燃 3. AIDS

三、简答题

1. 简述乙型肝炎的流行病学特征及如何进行健康宣教。

2. 简述艾滋病的传播途径。

答案:1.C　2.B　3.C　4.E　5.E　6.A　7.E　8.E　9.A　10.B　11.C

参考文献

[1]尤黎明,吴瑛.内科护理学[M].6版.北京:人民卫生出版社,2017.

[2]陈灏珠,林果为,王吉耀.实用内科学[M].14版.北京:人民卫生出版社,2013.

[3]曹维新,李乐之.外科护理学[M].4版.北京:人民卫生出版社,2006.

[4]李小寒,尚少梅.基础护理学[M].6版.北京:人民卫生出版社,2017.